湖北省二、三级综合医院评审评价指南

结合三级医院评审标准2020年版实施细则

主编　王海和　何　辉　杜士明　董四平

主审　罗　杰　唐以军

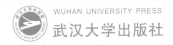

武汉大学出版社

图书在版编目(CIP)数据

湖北省二、三级综合医院评审评价指南:结合三级医院评审标准2020年版实施细则/王海和等主编.—武汉:武汉大学出版社,2022.8(2023.4 重印)
ISBN 978-7-307-23172-6

Ⅰ.湖… Ⅱ.王… Ⅲ.医院—评定—湖北—指南 Ⅳ.R197.32

中国版本图书馆 CIP 数据核字(2022)第 126194 号

责任编辑:谢文涛　　　责任校对:李孟潇　　　版式设计:马　佳

出版发行:**武汉大学出版社**　　(430072　武昌　珞珈山)
　　　　　(电子邮箱:cbs22@whu.edu.cn 网址:www.wdp.com.cn)
印刷:武汉邮科印务有限公司
开本:880×1230　1/16　　印张:15.25　　字数:562 千字　　插页:1
版次:2022 年 8 月第 1 版　　2023 年 4 月第 2 次印刷
ISBN 978-7-307-23172-6　　　定价:49.00 元

版权所有,不得翻印;凡购买我社的图书,如有质量问题,请与当地图书销售部门联系调换。

编 委 会

主　编：王海和　何　辉　杜士明　董四平
主　审：罗　杰　唐以军
副主编：谢　谨　夏云金　宋亚峰　王启昕　詹　艳　胡　菽　蔡　华
编　委：李秀云　成于珈　梁　辰　柯贤柱　丁玉峰　彭　力　严　彬
　　　　郭公孙　童　强　涂自良　付　锐　沈竹均　冷卫东　曾少波
　　　　李龙倜　段梦圆　酒鹏飞　简　钢　雷　攀　陈霞平　马天羽
　　　　王传成　程修兵　李兴伟　董　霞　姚　旋　魏　伟　樊　霞
　　　　曹　通　高玉宝

编者单位

董四平　国家卫生健康委员会医院管理研究所
何　辉　湖北省卫生健康委员会医政医管处
罗　杰　十堰市太和医院
唐以军　十堰市太和医院
王海和　十堰市太和医院
杜士明　十堰市太和医院
谢　谨　十堰市太和医院
夏云金　十堰市太和医院
宋亚峰　十堰市太和医院
王启昕　萨塞克斯大学（英）
詹　艳　十堰市太和医院
胡　莜　十堰市太和医院
蔡　华　十堰市太和医院
李秀云　华中科技大学同济医学院附属同济医院
成于珈　武汉大学人民医院
梁　辰　武汉大学中南医院
柯贤柱　湖北省肿瘤医院
丁玉峰　华中科技大学同济医学院附属同济医院
彭　力　十堰市卫生健康委员会
严　彬　十堰市卫生健康委员会
郭公孙　十堰市卫生健康委员会
童　强　十堰市太和医院
涂自良　十堰市太和医院
付　锐　十堰市太和医院
沈竹均　十堰市太和医院
冷卫东　十堰市太和医院
曾少波　十堰市太和医院
李龙倜　十堰市太和医院
段梦圆　十堰市卫生健康委员会

酒鹏飞　十堰市太和医院
简　钢　佛山市和祐国际医院
雷　攀　十堰市太和医院
陈霞平　十堰市太和医院
马天羽　十堰市太和医院
王传成　十堰市郧西县人民医院
程修兵　十堰市郧西县人民医院
李兴伟　十堰市房县人民医院
董　霞　十堰市太和医院郧阳区分院
姚　旋　十堰市太和医院
魏　伟　十堰市太和医院
樊　霞　湖北应城市人民医院
曹　通　丹江口市第一医院
高玉宝　丹江口市第一医院

前　言

为进一步完善湖北省医院评审评价体系，增强医院自身建设和管理，促进医院高质量发展，2021年7月湖北省卫生健康委员会结合国家卫生健康委员会《三级医院评审标准（2020年版）》制定印发了《三级医院评审标准（2020年版）湖北省实施细则》（以下简称"细则"），该细则不仅适用于三级综合医院，还明确指出，"全省二级医院参照使用，三级专科医院评审时将结合专科特点增加部分评价内容并调整不适用条款使用"。细则从评审的前置要求、医疗服务能力与质量安全监测、坚持医院的公益性、完成政府指令性任务、承担突发公共卫生事件和重大事故灾害的紧急医疗救援与紧急救治、医疗质量管理体系建设、医疗技术管理、医疗安全风险防范、诊疗质量保障、护理质量保障、药事管理与临床药学服务质量保障、检验检查质量保障、中医诊疗质量保障、输血管理、院感管理、决策管理机制、人力资源管理、财务和价格管理、信息管理、医学装备管理、后勤保障管理、应急管理、科研教学管理、行风与文化建设等各方面对医院发展建设与规范管理提出了更高要求。

"工欲善其事，必先利其器"，正确理解和把握评审标准、细则，以及评审方式、方法，是规范管理迎接等级医院评审的前提。为避免对评审标准、细则理解的片面性，各级评审员评审评价的随意性，我们结合国家相关法律法规及国家、省卫生健康委下发的规范性文件，针对细则之第三部分现场检查（第一章医院功能与任务、第二章临床服务质量与安全管理、第三章医院管理）内容共24节183条574款，在评审实践和医院管理实践的基础上，研究编写了《湖北省二、三级综合医院评审评价指南》（结合三级医院评审标准2020年级湖北省实施细则），对即将参评的三级综合医院、二级综合医院、三级专科医院、二级专科医院，正确理解把握评审细则、提升创建准备效率，极具实用性和指导性。也为省、市卫健委开展评审员同质化培训，提供参考教材。

在《湖北省二、三级综合医院评审评价指南》完稿之际，由衷感谢参编人员的辛勤付出与努力！并预祝各级参评医院以优异成绩实现预期目标！

编委会

2021年10月

目 录

第一章 医院功能与任务 1
一、依据医院的功能、任务，确定医院的发展目标和中长期发展规划 1
二、坚持医院的公益性，把社会效益放在首位，履行相应的社会责任和义务 3
三、促进医疗资源下沉，完成政府指令性任务 6

第二章 临床服务质量与安全管理 9
一、医疗质量管理体系和工作机制 9
二、医疗质量安全核心制度 18
三、医疗技术临床应用管理 38
四、医疗安全风险防范 48
五、诊疗质量保障与持续改进 54
六、护理质量保障与持续改进 76
七、药事管理与临床药学服务质量保障与持续改进 87
八、检查检验质量保障与持续改进 94
九、输血管理与持续改进 99
十、医院感染管理与持续改进 104
十一、中医诊疗质量保障与持续改进 111

第三章 医院管理 114
一、管理职责与决策执行机制 114
二、人力资源管理 118
三、财务和价格管理 124
四、信息管理 127
五、医学装备管理 131
六、后勤保障管理 136
七、应急管理 144
八、科研教学与图书管理 146
九、行风与文化建设管理 149

附录一 评审有关说明 153

附录二 三级医院评审标准（2020 年版）湖北省实施细则 156

第一章 医院功能与任务

A、B 的赋分方法说明：A 设 1 分、0.5 分、0 分三个评分档次；B 设 0.5 分、0.25 分、0 分三个评分档次，并结合现场评价情况给分。

一、依据医院的功能、任务，确定医院的发展目标和中长期发展规划

评审标准（条）	赋分方法	细则(款)	信息采集点	评审方法	访谈要点
（一）医院的功能与任务，符合本区域卫生发展规划。	B	1.1 医院的宗旨、愿景、目标、功能与任务符合区域卫生发展规划。	院办	【文件查阅】 1. 医院的宗旨、愿景、目标、核心价值观、功能与任务。 2. 医疗机构执业许可证中的相关诊疗科目，上级卫生健康部门批复的机构名称、级别、床位设置数等。 3. 本区域卫生发展规划。	医院的宗旨、愿景、目标、核心价值观是否凝练？医院的功能与任务是否符合本区域卫生发展规划？
	B	1.2 医院宗旨、愿景与目标的内涵被患者感受和认可，员工知晓度≥90%；各项工作围绕功能任务开展，并取得成效。	院办	【现场检查】 宗旨、愿景、目标、核心价值观等相关内容的公示情况。 【文件查阅】 医院年度工作计划与总结。	员工访谈，医院宗旨、愿景与目标、核心价值观的知晓情况。
（二）制定医院中长期规划与年度计划，医院规模和发展目标与医院的功能任务一致。	B	2.1 医院广泛征求意见，各部门参与制定年度计划及中长期规划，并经职代会或院长办公会讨论通过后实施。	院办1、2 工会2	【文件查阅】 1. 医院中长期规划及年度计划。 【记录查看】 2. 医院中长期规划及年度计划经院长办公会讨论的记录，或经职代会通过的相关议程、决议。	医院有无中长期发展规划及年度计划？是否经院长办公会或职代会讨论通过后实施？
	B	2.2 医院规模和发展目标与医院的功能任务一致，实施年度计划过程监管，分析总结阶段性实施效果，有反馈、改进。	院办	【文件查阅】 医院总体发展规划与发展目标、医院年度计划、半年总结分析、年度总结分析（含监管、反馈与改进资料）。	医院现有的规模和发展目标与功能任务是否一致？对医院年度计划的执行情况有无过程监管？对实施中发现的问题，有无反馈与改进？

续表

评审标准（条）	赋分方法	细则(款)	信息采集点	评审方法	访谈要点
（三）医院有承担服务区域内急危重症和疑难疾病诊疗的设施设备、技术梯队与处置能力。	A	3.1 急诊科独立设置，设施设备齐全、技术梯队合理，承担本区域急危重症的诊疗；开展危重病人的联合查房，重症医学床位占医院总床位数的2%~8%	急诊科1、2 病案科2 重症医学科3、4	【现场检查】 1. 查看医院急诊科是否独立设置，抢救设备设施、车辆配置、人员技术梯队配置是否合理。 【记录查看】 2. 急危重症救治相关记录与病种统计一览表。 3. 危重症患者联合查房记录或多学科会诊记录。 【数据核查】 4. 重症医学科实际开放床位数，以及在医院总床位数中的占比。	医院的急危重症是如何界定的？针对急危重症患者是否开展了联合查房或多学科联合会诊？
	B	3.2 医院提供24小时急危重症诊疗服务，相关部门提供24小时配合支持保障工作。	急诊科 重症医学科 临床各科室 医技各科室 收费窗口 药房 总务科	【记录查看】 急诊科与急诊服务相关保障部门24小时值班表。	对急诊服务提供相关保障的部门有哪些？是否实行24小时值班？
	B	3.3 主管部门对急危重症和疑难疾病诊疗服务有监管，不断提升医院急危重症和疑难疾病诊治服务能力。	门诊部 医务科	【记录查看】 主管部门对急危重症和疑难疾病诊疗服务流程及诊疗质量的监管(含质量监测与分析)记录。	对危重症和疑难疾病病例的诊疗质量有无监管？有无质量监测与分析？

二、坚持医院的公益性，把社会效益放在首位，履行相应的社会责任和义务

评审标准（条）	赋分方法	细则(款)	信息采集点	评审方法	访谈要点
（四）坚持医院的公益性，履行相应的社会责任和义务。	B	4.1 建立保障基本医疗服务的相关制度与规范，以患者为中心优化医疗质量、改进服务、降低成本、控制医疗费用的不合理增长。	医务科1 信息统计科2	【文件查阅】 1. 医院规章制度、各专科诊疗常规和技术操作规程及相关文件。 【数据核查】 2. 依据三级医院评审标准（2020年版）湖北省实施细则第二部分之第二章医院质量指标、第四章单病种（术种）质量控制指标进行数据核实并评价。	评审周期内药占比、料占比的监测值趋势如何？住院和门诊患者平均医疗费用增长趋势如何？
	A	4.2 完成政府指定的公共卫生服务、突发事件紧急医疗救援、援外、国防卫生动员和各类扶贫、防病、促进基层医疗卫生事业等公益性任务项目或活动。	公共卫生科 应急办 医务科 医保办 对口支援办	【文件查阅】 完成政府指定的公共卫生服务、突发事件紧急医疗救援、援外、国防卫生动员和各类扶贫、防病、促进基层医疗卫生事业发展等公益性任务的活动记录或小结。	评审周期内参与完成了哪些政府指令性任务？开展了哪些公益性项目与活动？有无佐证资料？
	B	4.3 医疗机构住院和门诊患者平均医疗费用年均增幅低于本省GDP年均增幅。	信息统计科	【数据核查】 依据卫生资源统计年报及相关报表核实并评价。	住院和门诊患者平均医疗费用年均增幅是否低于本省GDP年均增幅？
（五）根据《中华人民共和国传染病防治法》《中华人民共和国食品安全法》和	A	5.1 成立医院公共卫生工作领导小组，负责领导全院公共卫生工作。独立设置公共卫生科，并具备必备的工作设备设施，人员配置符合要求。管理制度齐全，工作人员熟悉岗位职责。	公共卫生科	【文件查阅】 医院公共卫生工作领导小组及独立设置公共卫生科的文件、科室人员基本情况一览表、公共卫生科管理制度、岗位职责及相关文件。	有无独立设置公共卫生科？科内人员的岗位分工是否明确职责？

评审标准（条）	赋分方法	细则（款）	信息采集点	评审方法	访谈要点
续(五)《突发公共卫生事件应急条例》等相关法律法规承担传染病、食源性疾病的发现、救治、报告、预防等任务。定期对全体医务人员进行传染病、食源性疾病防治知识和技能培训与处置演练。	B	5.2 有专门部门及人员负责传染性疾病、食源性疾病管理工作，建立有效的疾病处置机制、应急预案，并组织培训演练。	公共卫生科	【文件查阅】传染性疾病与食源性疾病专门报告人名单，传染病报告管理制度、食源性疾病报告管理制度；突发公共卫生事件应急预案、群体食源性疾病紧急医疗救援预案等相关文件。【记录查看】传染病、食源性疾病防治知识和技能及相关预案的培训及演练记录。	有无专人负责传染病、食源性疾病上报工作？针对传染病暴发、群体食源性疾病有无救治或应对预案？培训和演练过吗？
	A	5.3 应用信息化手段及时预警发现、报告，并及时开展预防、救治等相关工作。	公共卫生科发热门诊急诊科	【现场检查】查看信息化监测与报告情况，医院相应的预防措施及隔离、救治等场所。	有无信息化手段及时预警、报告上述疾病？
	B	5.4 主管部门履行监管职责，定期监督检查、总结分析，不断提高传染病管理能力。	公共卫生科	【记录查看】职能部门针对传染病管理定期开展监督检查的记录与总结分析材料。	职能部门有无定期针对传染病管理开展监督检查？是否开展传染病漏报率的监测？

二、坚持医院的公益性，把社会效益放在首位，履行相应的社会责任和义务

续表

评审标准（条）	赋分方法	细则(款)	信息采集点	评审方法	访谈要点
（六）按照《国家基本药物临床应用指南》和《中国国家处方集》及医疗机构药品使用管理有关规定，规范医师处方行为，优先合理使用基本药物。	A	6.1 有优先使用国家基本药物的相关规定；信息系统支持优先使用国家基本药物。	药学部	【文件查阅】医院关于优先使用国家基本药物的管理规定。【现场检查】信息系统对优先使用国家基本药物的支持程度。	有无优先使用国家基本药物的管理规定？信息系统的功能是否支持优先使用国家基本药物？
	B	6.2 有实施优先使用国家基本药物的考评和激励机制，定期对基本药物使用情况进行检查、分析和反馈，规范医师处方行为。	药学部	【记录查看】优先使用国家基本药物考评与激励办法、定期对其使用情况的监测统计表、分析及反馈（或通报）资料、考核与奖惩记录。	有无支持优先使用国家基本药物的考评和激励措施？
	A	6.3 配备国家基本药物品种比例和使用国家基本药物金额比例符合国家、省相关规定，保障临床基本用药需求。	药学部	【记录查看】医院定期的药品采购计划表、国家基本药物配比统计表、国家基本药物使用金额比例统计表。	国家基本药物采购比例与使用金额比例是否达到国家、省内相关规定？

三、促进医疗资源下沉,完成政府指令性任务

评审标准(条)	赋分方法	细则(款)	信息采集点	评审方法	访谈要点
（七）加强医联体建设，实行分级诊疗，建立与实施双向转诊制度与相关服务流程，提升医联体内基层医疗机构服务能力，促进优质医疗资源扩容和下沉。	A	7.1 实行分级诊疗，建立有效双向转诊机制，规范开展与基层医疗机构双向转诊工作，医联体工作方案得到有效落实。	医联体工作责任部门	【文件查阅】医联体章程、医联体组建文件及工作方案、定期工作总结；成员单位签订的协议、分级诊疗方案与双向转诊制度。	是否组建有医联体？有无具体的医联体工作方案？实施效果如何？
	B	7.2 有明确的部门负责医联体建设、分级诊疗及双向转诊的管理工作，有分析、反馈与改进。	医联体工作责任部门	【现场检查】医联体工作责任部门的设置。【记录查看】双向转诊记录、分级诊疗与双向转诊实施情况的分析与反馈，针对具体问题制定的改进措施。	由哪个部门具体负责医联体工作？针对分级诊疗与双向转诊实施情况有无定期分析与反馈？针对具体问题有无改进措施？具体问题是否得到改进？
	B	7.3 医联体内基层医疗机构服务能力得到提升，优质医疗资源得到有效扩容和下沉。	医联体工作责任部门	【记录查看】基层医疗机构服务能力得到提升的案例（事例及数据），以及优质医疗资源扩容、下沉的佐证资料。	基层医疗机构服务能力是否得到提升？体现在哪些方面？有无具体案例证实？

三、促进医疗资源下沉，完成政府指令性任务

续表

评审标准（条）	赋分方法	细则（款）	信息采集点	评审方法	访谈要点
（八）将对口支援下级医院和支援社区卫生服务工作、慢性病管理纳入院长目标责任制与医院年度工作计划，有实施方案，由专人负责。	A	8.1 将对口支援和支援社区卫生服务工作、慢性病管理纳入院长目标责任制与医院年度工作计划；措施可行，定期考核结果与支援人员的晋升、聘任、任用、评优等挂钩。	院办 对口支援办 人事科	【文件查阅】与上级卫生健康部门签订的院长目标责任状、医院年度工作计划；对口支援实施方案、下派人员鉴定考核表并与个人晋升、聘任、任用、评优等挂钩的相关材料。	对口支援工作、慢性病管理工作是否纳入院长目标责任制与医院年度工作计划？是否将对口支援工作与下派人员的晋升、聘任、任用、评优挂钩？
	B	8.2 有专人负责对口支援下级医院和支援社区卫生服务工作、慢性病管理工作，对工作开展情况有检查、分析、反馈，实现对口支援责任目标。	对口支援办	【现场检查】查看对口支援具体部门和专人。【记录查看】职能部门对对口支援工作情况的检查记录、分析及反馈、定期的总结材料。	职能部门有无对支援工作开展情况进行监管？定期分析与反馈了吗？是否定期总结？目标是否实现？
（九）承担援疆援藏、健康扶贫、为下级医院培养卫生技术人员等政府指令性任务，制订相关的制度、方案，并有具体措施予以保障。	A	9.1 承担援疆、援藏、健康扶贫、县级骨干医师培训及社区、农村卫生人才培养等政府指令性任务，有制度、方案和经费保障。	对口支援办1 医保办2 医务科3	【文件查阅】1. 完成援疆、援藏的相关材料(派出文件、派出人员鉴定表)；2. 健康扶贫相关材料；3. 承担县级骨干医师培训及社区、农村卫生人才培养及进修材料（含制度、方案、培训与进修资料、经费使用情况等）。	是否承担援疆、援藏任务？请介绍健康扶贫任务完成情况？年度是否承担县级骨干医师培训及社区、农村卫生人才培养？请介绍任务完成情况？
	B	9.2 有专门部门负责此项工作，建立并落实定期考核机制。	对口支援办	【记录查看】职能部门对上述工作开展情况的定期检查与考核记录。	有无针对任务完成情况的监管考核机制？

评审标准（条）	赋分方法	细则（款）	信息采集点	评审方法	访谈要点
（十）遵守国家法律、法规，严格执行各级政府制定的应急预案，按照"平战结合、防治结合"的要求加强建设，承担突发公共卫生事件和重大事故灾害的紧急医疗救援与紧急救治工作。	A	10.1 医院落实各级政府制定的应急预案，成立紧急医疗救援与紧急救治工作领导小组，制定相关的工作制度，并开展培训和演练。	应急办	【文件查阅】医院紧急医疗救援与紧急救治领导小组文件、队伍名单、紧急医疗救援工作制度、参与政府突发公共卫生事件和重大事故灾害的紧急医疗救援预案。【记录查看】上述应急预案培训与演练的记录。	医院是否结合政府制定的各种突发事件应急预案建立了紧急医疗救援与紧急救治队伍？针对各种突发事件的应急预案，有无开展培训与演练？
	A	10.2 配备符合"平战结合、防治结合"需求的建筑设施和人流、物流路线及物资准备，以实现"平战"功能的快速响应、及时转换。	预检分诊处发热门诊肠道门诊隔离病房急诊科应急物资库	【现场检查】现场查看预检分诊的设置、发热门诊、肠道门诊、留观室与隔离病房的建筑设施及通道是否符合院感要求，以及转运车辆、防护物资、应急物资储备情况。	针对突发公共卫生事件与日常疾病诊治，如何满足"平战结合、防治结合"的需要？
	B	10.3 根据流行病学特点，有针对伴有呼吸道传染性疾病或不能排除该疾病患者所需的急诊手术相关管理制度、流程、场所及设施设备等，保障该类患者得到及时救治。	急诊科发热门诊手术室	【文件查阅】呼吸道传染性疾病患者急诊手术管理制度、手术流程。【现场检查】呼吸道传染性疾病患者手术间。	是否有呼吸道传染性疾病患者急诊手术场所？有无专用的设施设备？
	B	10.4 主管部门履行监管职责，定期评价、分析、反馈、整改。	应急办院感办	【记录查看】职能部门定期对紧急医疗救援与救治情况、传染病防治落实情况的督导检查记录，包括评价与分析（含存在问题、改进措施）、整改通知，存在问题的科室整改后反馈的改进清单。	主管部门有无定期对紧急医疗救援情况、传染病防治落实情况开展督导检查？有无定期评价与分析？问题是否得到改进？

第二章 临床服务质量与安全管理

一、医疗质量管理体系和工作机制

评审标准（条）	赋分方法	细则(款)	信息采集点	评审方法	访谈要点
（十一）有医疗质量管理体系，落实医疗质量管理主体责任，实行医疗质量管理院、科两级责任制。	B	11.1 医疗质量管理实行院、科两级责任制。院长是医院医疗质量管理第一责任人，业务科室主要负责人是本科室医疗质量管理的第一责任人。医院质量管理组织架构能体现决策、控制与执行三个层次，并根据实际情况及时调整。	质控办 医务科 护理部 院感办 药学部 病案科 医学装备部 伦理办	【文件查阅】 医院质量管理组织架构图、医院质量管理委员会及其他质量管理委员会文件、临床与医技科室质控小组名单。	院长是否在医院质量管理委员会里任职？是否是医院医疗质量管理第一责任人？临床、医技科室主任是否是本科室医疗质量管理第一责任人？
	A	11.2 医疗质量实行目标管理，医院及各职能部门有明确的管理目标。各职能部门履行本职能领域的质量与安全督导、评价和考核职能，不断提高内涵质量。	质控办 医务科 护理部 院感办 药学部 病案科 医学装备部 伦理办	【文件查阅】 各职能部门、临床与医技科室质量与安全目标，各类质量与安全考评办法等文件。 【记录查看】 定期质量与安全检查记录、质量监测、分析评价记录及考评记录。	职能部门有无设定明确的质量与安全管理目标(监测指标)？有无定期开展质量与安全监测？有无定期进行质量与安全检查与考评？
（十二）设立医院质量管理委员会，人员组成和职责符合《医疗质量管理办法》要求。医疗质量管理委员会负责承接、配合各级质控组织开展工作，并发挥统筹协调作用。	A	12.1 医院设立医院质量管理委员会，院长作为第一责任人，统一领导和协调各委员会工作；各相关委员会包括：医疗质量与安全管理委员会、医学伦理委员会、药事管理与药物治疗学委员会、护理质量与安全管理委员会等委员会；各委员会有明确的职责与人员组成，有工作制度、工作计划、工作记录；委员会定期召开会议，每年不少于2次。	质控办 医务科 护理部 院感办 药学部 病案科 医学装备部 伦理办	【文件查阅】 医院各质量管理委员会组成文件与职责、各委员会工作制度、工作计划、工作记录、会议记录。	各类委员会相关职责是否明确？有无定期召开会议？

备注：书中质控为医院常用词，是质量控制的简称。

续表

评审标准（条）	赋分方法	细则(款)	信息采集点	评审方法	访谈要点
续(十二)	A	12.2 设立医疗质量管理专门部门，负责医院的医疗质量管理工作，配合各级质控组织开展工作，并发挥统筹协调作用，对委员会决定事项有督导、有落实。	质控办 医务科	【现场检查】现场查看质量管理部门的设置情况。【记录查看】委员会会议记录、就会议决定事项落实情况的督导记录。	对委员会决定的事项有无落实情况的监管记录？
(十三)各业务科室成立本科室医疗质量管理工作小组，人员组成和职责符合《医疗质量管理办法》要求。	B	13.1 各业务科室成立由科室主要负责人任组长的医疗质量管理工作小组，职责清晰，有计划和工作记录，可追溯。	临床各科室 医技各科室	【文件查阅】科室医疗质量控制与管理小组人员名单、职责与分工、质量控制工作计划和工作记录。	是否成立科室医疗质控与管理小组？有无明确职责与分工？
	A	13.2 科室定期进行质量与安全管理培训与教育；对科室医疗质量进行分析和评估、整改。按照有关要求报送本科室医疗质量管理相关信息。	临床各科室 医技各科室	【记录查看】科室定期的质量与安全培训或教育记录、月质量控制记录（含监测、分析、评价、整改措施）及报送的本科室相关质量管理信息报表。	科室内部是否定期开展质量与安全培训或教育？是否定期开展质量与安全指标的监测、分析、评价与整改？
(十四)建立健全医疗质量管理人员培训和考核制度，充分发挥专业人员在医疗质量管理工作中的作用。	B	14.1 有相关制度措施调动专业人员参与质量管理的积极性，建立医疗质量管理人员管理技能和管理工具使用的培训、考核制度，并落实，有记录。	质控办	【文件查阅】医疗质量管理人员培训和考核制度，管理知识与技能、质量管理工具使用的培训与考核记录。	是否对各类质量管理人员定期开展管理知识与技能的培训与考核？
	B	14.2 医院有专门部门定期对质量与安全指标进行收集和分析、反馈。运用质量管理方法与工具提高医疗质量与安全管理水平。	质控办 医务科 护理部 院感办 药学部 病案科 医学装备部 伦理办	【文件查阅】各委员会基于质量与安全指标的监测所形成的质控分析、向院内反馈的质控简报（体现质量管理工具运用）。	各委员会下设的管理部门有无定期对质量与安全指标进行收集和分析、反馈？有无运用质量管理方法与工具来提高医疗质量管理？

续表

评审标准（条）	赋分方法	细则(款)	信息采集点	评审方法	访谈要点
（十五）遵循临床诊疗指南、医疗技术操作规范、行业标准和临床路径等有关要求开展诊疗工作。	B	15.1 结合最新版疾病诊疗指南（共识）或规范和医院实际建立各专科常见疾病的临床诊疗规范和技术操作流程，适时更新并培训；并严格遵循规范和流程等有关要求开展诊疗工作，做到合理检查、合理用药、合理治疗。	临床各科室1、2、3 医技各科室1、2	【文件查阅】 1. 专科常见疾病的临床诊疗规范和技术操作规程。 【记录查看】 2. 上述临床诊疗规范和技术操作规程的培训记录。 【病历检查】 3. 抽查运行病历若干份，判定是否遵循临床诊疗规范和技术操作规程进行合理检查、合理用药、合理治疗。	有无专科常见疾病的临床诊疗规范和技术操作规程？是否适时更新并及时培训？科室采取了哪些措施来确保落实合理检查、合理用药、合理治疗？
	A	15.2 有开展临床路径工作所必要的组织体系与明确的职责，建立部门协调机制，将开展临床路径的情况纳入质量考核。	医务科1、2 临床科室1、2、3	【文件查阅】 1. 医院临床路径管理实施方案与考核办法，包括工作目标、组织体系(临床路径管理与评价小组、科室临床路径实施小组)、工作制度、工作计划等。 【记录查看】 2. 定期的临床路径完成情况监测表（如入组率、完成率、变异率、平均住院日、死亡率、重返率、抗菌药物使用率、平均费用情况等）与分析，针对工作目标完成情况的定期考核记录。 【病历检查】 3. 抽查若干临床路径病种的病历，审核判定其遵从既定路径情况。	有无临床路径管理实施方案与考核办法？有无明确的工作目标和实施组织体系？有无对临床路径完成情况和相关指标完成情况定期进行监测？职能部门有无将管理情况纳入质量考核？

评审标准（条）	赋分方法	细则(款)	信息采集点	评审方法	访谈要点
续(十五)	B	15.3 临床医技科室定期或不定期开展自查，主管部门对上述工作进行有效监管。	临床各科室1 医技各科室1 医务科2	【记录查看】 1. 结合临床路径完成情况、诊疗规范和技术操作规程的遵循情况，定期进行的监测、自查记录。 2. 职能部门定期针对临床、医技上述工作情况的督导检查记录，包括存在的问题、整改措施、整改通知，存在问题的科室整改后反馈的改进情况清单。	临床、医技科室有无对临床路径完成情况、诊疗规范和技术操作规程的遵循情况定期开展科内自查？职能部门是否亦针对上述工作情况进行监管？有无监管记录？
(十六)开展诊疗活动应当遵循患者知情同意原则，履行告知义务，尊重患者的自主选择权和隐私权，尊重民族习惯和宗教信仰，并对患者的隐私保密。完善保护患者隐私的设施和管理措施。	A	16.1 医务人员在诊疗活动中应当向患者、其近亲属或授权委托人说明病情、医疗措施的风险及替代治疗方案，并履行书面知情同意手续。	临床各科室	【文件查阅】 保障患者合法权益的相关制度。 【病历检查】 病历中体现病情与风险告的各种知情告知同意书、治疗方案选择同意书，特殊检查、手术知情告知同意书等。	访谈患者，医务人员是否尊重您的知情选择权利？是否告知您健康状况、诊断和治疗方案及医疗风险？是否有不同的诊疗方案供您选择？
	B	16.2 有保护患者隐私权的相关制度和具体措施，并落实。	临床各科室 医技各科室	【文件查阅】 患者隐私保护制度和措施。 【现场检查】 现场查看患者隐私保护设施(诊室、病室隐私隔帘)与措施(患者一览表、病历信息防泄漏、医患谈话环境)的落实情况。	访谈医务人员，科室采取了哪些保护患者隐私的措施？
	B	16.3 有尊重民族习惯和宗教信仰的相关制度和具体措施，并落实。	临床各科室	【文件查阅】 尊重民族习惯和宗教信仰的相关制度。 【现场检查】 尊重民族习惯和宗教信仰具体措施。	访谈医务人员，医院在尊重民族习惯和宗教信仰方面采取了哪些具体措施？

一、医疗质量管理体系和工作机制

续表

评审标准（条）	赋分方法	细则（款）	信息采集点	评审方法	访谈要点
（十七）建立医院全员参与、覆盖临床诊疗服务全过程的医疗质量管理与控制工作制度。	A	17.1 医疗质量管理与控制工作制度能够覆盖本院医疗全过程。	质控办临床各科室医技各科室	【文件查阅】质控工作制度、质控工作流程。【记录查看】日常质量监测指标及质控记录。	质控工作是否覆盖医疗工作全过程？日常质控监测指标有哪些？是否开展了日常监测？
	B	17.2 各岗位人员知晓并执行本岗位的工作职责及相关制度。对制度能够定期修订和及时更新。	全院各科室	【文件查阅】修订或更新后的人员岗位职责、工作制度。	访谈医务人员岗位职责、科室相关制度知晓情况。
（十八）熟练运用医疗质量管理工具开展医疗质量管理与自我评价，完善本院医疗质量管理相关指标体系，掌握本院医疗质量基础数据。	B	18.1 开展管理工具培训，管理人员至少掌握2种以上管理工具的应用，将管理工具运用于日常质量管理活动。	质控办各职能部门	【记录查看】开展质量管理工具培训的记录，运用质量管理工具于日常质量改进活动的记录。	是否开展质量管理工具的培训？质量管理工具是否用于日常质量管理活动？
	A	18.2 完善本院医疗质量管理相关指标体系，包括但不仅限于国家发布的医疗质量控制指标和"国家医疗质量安全改进目标"的相关指标。	质控办医务科护理部院感办药学部病案科医学装备部	【文件查阅】医院医疗质量管理相关指标体系（含医院指标、科室指标、"国家医疗质量安全十大改进目标"）的具体指标设置与监测情况。	是否建立有院、科两级质量管理指标体系？针对"国家医疗质量安全十大改进目标"是否进行任务分解和监测？
	B	18.3 各部门应掌握其部门职责范围内的质量控制指标。职能部门及临床科室能够运用数据库开展质量管理活动。	质控办医务科护理部院感办药学部病案科医学装备部临床各科室医技各科室	【记录查看】各部门针对质控制指标的监测记录，包括分析评价（含存在的问题、改进措施）、整改通知，存在问题的科室整改后反馈的改进情况与改进后的数据等。	部门负责监测的质量控制指标有哪些？是否建立有数据库，并用于日常监测、评价与改进活动？

续表

评审标准（条）	赋分方法	细则(款)	信息采集点	评审方法	访谈要点
（十九）加强临床专科服务能力建设，重视专科协同和中西医共同发展，制订专科建设发展规划并组织实施，推行"以患者为中心、以疾病为链条"的多学科诊疗模式。	B	19.1 重视专科协同和中西医共同发展，加强临床专科服务能力建设，制订专科建设发展规划并组织实施。	医务科1 中医科1、2	【文件查阅】 1. 专科建设发展规划、专科建设实施方案、专科建设情况总结。 【记录查看】 2. 查看中医科外出会诊登记本，中医、西医临床科室间的会诊记录。	医院如何推进中西医共同发展？有无专科建设发展规划和实施方案？实施效果如何？
	A	19.2 建立多学科协作与支持机制，提供专科诊疗支持；推行"以患者为中心、以疾病为链条"的多学科诊疗模式；开展相应MDT工作，制定相应工作流程并落实。	医务科1 多学科综合门诊2、3 临床各科室4	【文件查阅】 1. 医院会诊制度、转诊制度、医院MDT工作制度与流程。 【现场检查】 2. 多学科综合门诊工作情况。 【记录查看】 3. MDT月度开展病种、例数的统计与分析，疑难病历讨论记录。 4. 科室会诊记录、转科记录。	是否开设多学科综合门诊？临床科室间，有无多学科协作与支持机制？
	B	19.3 主管部门履行监管职责，及时分析、评价、反馈、整改。	医务科	【记录查看】 医务科针对科间会诊、转诊及MDT开展情况的定期监管记录，含针对服务流程、服务质量的检查、分析评价(含存在的问题、改进措施)、整改通知，存在问题的科室整改后反馈的改进情况清单。	职能部门有无定期针对科间会诊、转诊及MDT开展情况进行监管？有无改进措施？改进效果如何？

续表

评审标准（条）	赋分方法	细则(款)	信息采集点	评审方法	访谈要点
（二十）加强单病种质量管理与控制工作，建立本院单病种管理的指标和质量参考标准体系，促进医疗质量精细化管理。	B	20.1 建立单病种管理实施方案、病种目录、质量管理指标和质量参考标准体系，组织培训，实施信息化途径上报。	医务科临床各科室	【文件查阅】单病种质量管理实施方案、病种目录、质量管理指标体系和参照目标值体系。【记录查看】上述单病种管理内容培训的记录。【现场检查】单病种质量管理软件与网络上报平台。	医院有无单病种管理实施方案及相关病种目录？有无具体的质量管理指标体系和参照目标值？上述内容培训了吗？有无用信息化手段支持的单病种管理与信息上报？
	A	20.2 院、科两级有专人负责，按照相关要求，及时、全面、准确上报国家单病种质量管理与控制平台数据，可追溯，对指标数据进行分析，不断改进上报质量。	医务科临床各科室	【文件查阅】院、科两级监测记录与上报责任人名单。【记录查看】国家单病种质量管理与控制平台上定期上报的信息记录、科室定期上报的监测信息；院、科两级责任人针对质量指标日常监测发现的缺陷，定期进行的原因分析与制定的改进措施。【数据核查】对51个单病种(术种)选取平均住院日、次均费用、病死率等数据指标进行核查。	单病种质量评价指标具体由哪些人负责监测与统计上报？有无结合指标的日常监测值，定期进行原因分析和改进？
	B	20.3 主管部门对单病种管理与控制、上报质量进行有效过程监管。	医务科	【记录查看】职能部门针对临床各科室就单病种质量管理与控制，以及相关报表上报进行督导检查与审核的记录。	职能部门有无针对单病种质量管理与控制，以及相关报表上报工作进行监管？

评审标准（条）	赋分方法	细则(款)	信息采集点	评审方法	访谈要点
（二十一）制订满意度监测指标并不断完善，定期开展患者和员工满意度监测，改善患者就医体验和员工执业感受。	B	21.1 医院应有指定的部门负责患者和员工满意度监测管理，有相关的制度、流程及适宜的评价内容。	门诊部 护理部 党办	【文件查阅】医院服务满意度调查实施办法（针对门诊患者、住院患者、职工），含日常评价部门、评价指标体系、评价流程、评价结果。	是否有指定的部门负责定期的患者和员工的满意度调查？
	A	21.2 建立医院社会满意度测评指标体系及员工满意度测评指标体系，主动征求患者、员工意见和建议，定期收集院内外对医院服务意见和建议，及时沟通、协商、整改和反馈。	门诊部 护理部 党办	【记录查看】各类型（门诊患者、住院患者、职工）满意度调查表、责任部门定期收集的院内外满意度调查表、统计结论、汇总的意见和建议、向相关部门反馈、协商、整改情况的记录。	收集的意见和建议是否反馈给被评价部门？被评价部门是否制定改进措施？改进效果如何？
	B	21.3 患者就医体验和员工执业感受有提升。	门诊部 护理部 党办	【记录查看】连续的满意度调查及体现满意度持续提升的材料。	经调查，满意度趋势如何？
（二十二）建立本院各科室医疗质量内部现场检查和公示制度。	B	22.1 制定医疗质量督查、内部公示制度，定期开展院、科两级质量督导检查。	医务科 临床医技各科室	【文件查阅】医疗质量督查及内部公示制度。【记录查看】院、科两级质量督导检查记录。	是否定期开展院、科两级质量督导检查？检查覆盖面是否涵盖各临床科室、各医技科室？
	B	22.2 医院对各科室医疗质量关键指标的完成情况定期内部公示，不断改进质量。	医务科	【文件查阅】医务科对各科室医疗质量关键指标完成情况的公示，针对存在的问题制定的改进措施及体现相关指标数据改进效果的资料。	对各科室医疗质量关键指标完成情况是否定期公示？针对存在的问题有无改进？

一、医疗质量管理体系和工作机制

续表

评审标准（条）	赋分方法	细则（款）	信息采集点	评审方法	访谈要点
（二十三）强化基于电子病历的医院信息平台建设，满足医疗质量管理与控制工作需要。	B	23.1 有基于电子病历的医院信息平台，符合国家相关标准和规范。	信息管理部	【现场检查】电子病历系统的基本功能——是否支持医务人员身份识别、且有保存的历次操作痕迹，能准确标记操作时间和操作人信息、归档状态；查阅权限设置及保存时限（门、急诊电子病历保存时间自患者最后一次就诊之日起不少于15年；住院电子病历保存时间自患者最后一次出院之日起不少于30年）。	电子病历系统是否满足国家卫健委关于电子病历应用管理规范（试行）的要求？
	A	23.2 信息系统能准确收集、整理医疗质量控制指标所需的相关数据资料，实现院内互联互通。	信息管理部 医务科	【现场检查】查看基于电子病历系统的医疗质量控制监测软件，功能能否满足医疗质量控制所需的数据收集、整理之需要，院内互联互通程度。	有无医疗质量控制监测软件？功能是否满足医疗质控所需的数据收集、整理之需要？
（二十四）对医疗质量管理要求执行情况进行定期评估，对医疗质量信息数据开展内部验证并及时分析和反馈，	A	24.1 有指定的医院医疗质量信息数据发布部门，职责明确；制定医疗质量信息数据审核与发布制度，信息数据发布前对数据的真实性、准确性、完整性进行内部验证。	信息统计科	【现场检查】明确指定的院内质量信息数据统计和发布部门。【文件查阅】信息统计、审核、上报人员的岗位职责，信息数据审核与发布制度。	是否有指定的部门负责医院质量信息数据的统计与上报？信息数据发布或上报前有无经过内部审核？

17

评审标准（条）	赋分方法	细则(款)	信息采集点	评审方法	访谈要点
续(二十四)对医疗质量问题和医疗安全风险进行预警和干预，对存在的问题及时采取有效干预措施，评估干预效果，促进医疗质量持续改进。	B	24.2 定期对医疗质量问题和医疗安全风险有分析、反馈、预警、干预；促进医疗质量持续改进。	质控办 医务科 护理部 院感办 药学部 病案科 医学装备部 伦理办	【记录查看】职能部门定期针对医疗质量问题和医疗安全风险所做的分析（含质量分析、医疗安全风险分析），并就某类风险即时发布的预警通知、采取的干预措施（改进措施）、整改通知，存在问题的科室反馈的改进情况清单。	是否针对医疗质量问题和医疗安全风险定期进行分析和反馈？针对存在的风险有无及时发布预警信息？有无干预措施？改进效果如何？

二、医疗质量安全核心制度

评审标准（条）	赋分方法	细则(款)	信息采集点	评审方法	访谈要点
(二十五)医院应当落实《医疗质量管理办法》《医疗质量安全核心制度要点》要求，制定发布本院医疗质量安全核心制度，并组织全员培训。	B	25.1 完善符合医院实际的18项医疗质量安全核心制度并及时更新，院内发布后方便查询。	医务科	【文件查阅】及时更新的18项医疗质量安全核心制度。【现场检查】院内网发布的18项医疗质量安全核心制度。	是否及时更新18项医疗质量安全核心制度？是否在院内网发布并随时可以查阅？
	B	25.2 采用多种形式开展核心制度的全员培训，确保核心制度在医疗活动中的正确执行。	医务科1 临床各科室2	【记录查看】1. 院、科两级就18项医疗质量安全核心制度培训的记录。【现场检查】2. 查看18项医疗质量安全核心制度的具体落实情况。	院、科两级有无针对18项医疗质量安全核心制度组织培训？请描述18项医疗质量安全核心制度分别是哪些？
	B	25.3 有针对新员工的专项培训，确保新员工尽快知晓其职责范围相关的医疗质量安全核心制度。	医务科 人事科	【记录查看】针对新员工开展18项医疗质量安全核心制度培训的记录。	有无针对新员工的开展18项医疗质量安全核心制度的专项培训？

释义：十八项医疗质量安全核心制度，是指首诊负责制度、三级查房制度、会诊制度、分级护理制度、值班和交接班制度、疑难病例讨论制度、急危重患者抢救制度、术前讨论制度、死亡病例讨论制度、查对制度、手术安全核查制度、手术分级管理制度、新技术和新项目准入制度、危急值报告制度、病历管理制度、抗菌药物分级管理制度、临床用血审核制度、信息安全管理制度，此处要求及时更新并结合医院实际完善。

续表

评审标准（条）	赋分方法	细则(款)	信息采集点	评审方法	访谈要点
（二十六）建立首诊负责制度。明确在诊疗过程不同阶段的责任主体，保障患者诊疗服务的连续性和医疗行为可追溯性。	B	26.1 建立并落实首诊负责制度，明确在诊疗过程不同阶段的责任主体。	医务科1 临床各科室1、2	【文件查阅】 1. 首诊负责制度。 【现场检查】 2. 首诊负责制的执行情况。	首诊负责制度的要点是什么？如何确保患者诊疗服务的连续性？
	A	26.2 各项诊疗过程、项目有转接机制，保障患者诊疗服务的连续性。医疗行为有记录，可追溯，有督导与整改。	临床各科室1 医务科1、2	【文件查阅】 1. 转诊、转科制度与流程（含相关记录）。 【记录查看】 2. 职能部门定期针对转诊、转科制度与流程落实情况的督导检查记录（包括问题、改进措施）、整改通知，存在问题的科室反馈的改进情况清单。	请描述转诊、转科流程？对急危重症患者的转诊、转科需要注意哪些事项？ 职能部门有无针对转诊、转科制度与流程的落实情况，定期开展督导检查？问题是否得到改进？
（二十七）建立三级查房制度。实行科主任领导下的三个不同级别的医师查房制度，严格明确查房周期。明确各级医师的医疗决策和实施权限。	B	27.1 实行科主任领导下的三级查房制度。	医务科1 临床各科室1、2	【文件查阅】 1. 三级医师查房制度、病区各诊疗小组名单、各级医师职称证书、执业资格证书、执业注册证书（复印件）。 【病历检查】 2. 三级医师查房记录。	病区各诊疗小组是否满足三级医师查房制度的要求？
	B	27.2 依照三级查房制度，明确各级医师查房周期并严格落实。	临床各科室	【病历检查】 抽查若干份运行病历，查看病程记录、书写时间与频次。	针对三级医师查房的频次有何具体要求？
	B	27.3 明确各级医师的医疗决策和实施权限的相关管理规定并落实。	医务科1 临床科室2	【文件查阅】 1. 各级医师医疗决策和实施权限管理规定。 【病历检查】 2. 住院医师、主治医师、副主任级以上医师的相关权限在病历中的体现。	诊疗小组中，三级医师的医疗决策权和实施权有何不同？

续表

评审标准（条）	赋分方法	细则(款)	信息采集点	评审方法	访谈要点
（二十八）建立会诊制度。明确各类会诊的具体流程和时间要求，统一会诊单格式及填写规范。会诊请求人员应当陪同完成会诊，并按规定进行记录。	B	28.1 制定院内、外会诊管理相关制度与流程，明确各类会诊人员的资质和时间要求，并落实。	医务科	【文件查阅】院内会诊制度、医师外出会诊管理规定及上述会诊流程。	会诊医师资质与会诊时限有何要求？对医师出院外会诊有何具体要求？
	B	28.2 医院统一会诊单格式及填写规范，会诊请求人员应当陪同完成会诊，并按规定记录。受邀或邀请院外会诊，应当严格遵照国家有关规定执行。	临床各科室1 医务科2	【记录查看】1. 会诊申请单与会诊记录。2. 外院邀请函与医务科对参加院外会诊的审批意见与登记；邀请院外专家会诊函、院外受邀会诊医师相关执业资格证、执业注册证、职称证复印件。	医师参加院外会诊是否向医务科报批并登记？邀请院外专家来院会诊需注意哪些事项？
	B	28.3 主管部门履行监管职责，定期评价院内、外会诊工作，对存在的问题进行反馈、整改。	医务科	【文件查阅】定期针对院内、外会诊质量的监管与分析评价（如科间沟通、会诊准备、会诊资质、会诊及时性、会诊单书写规范性、会诊有效性等方面的评价）记录；对当事人进行问题反馈，整改情况的记录。	多久进行一次会诊质量分析评价？会诊方面主要存在哪些问题？问题是否得到改进？
（二十九）建立分级护理制度。按照国家分级护理管理相关指导原则和护理服务工作标准，规范各级别护理的内容。	B	29.1 制定分级护理管理制度和工作标准，并组织培训。	护理部1、2 医务科2 临床各科室2	【文件查阅】分级护理管理制度、护理分级标准。【记录查看】查看院、科两级就上述内容的培训记录。	是否制订本院分级护理管理制度？针对制度与护理分级标准是否组织过院、科两级培训？

续表

评审标准（条）	赋分方法	细则(款)	信息采集点	评审方法	访谈要点
续（二十九）合理动态调整护理级别，护理级别应当明确标识。	B	29.2 医护人员知晓分级护理的内容，并能根据分级护理的原则和要求，实施护理措施。	临床各科室	【病历检查】 个案追踪：选择若干份住院患者病历，查阅护理文书中的生活自理能力评估表，并结合病历中的诊断、病情评估，评价医嘱所下达护理级别的准确性；同时追踪相应的病房巡视记录、生命体征及病情记录、健康教育记录，核实分级护理的落实情况。 【现场检查】 患者生活护理落实情况。	如何确定患者的护理级别？各级别护理的主要内容？ 访谈患者，护士多长时间巡视一次？
	B	29.3 医护人员根据患者病情和（或）自理能力变化动态调整护理级别，患者的护理级别与病情相符，护理级别应实时在病历、患者一览表及床头卡有明确标识。	临床各科室	【记录查看】 根据患者病情和自理能力变化动态调整护理级别的相关记录（医嘱、住院患者一览表、床头卡等）。	是否根据患者病情和自理能力，动态调整护理级别？
	B	29.4 临床科室和主管部门对分级护理落实情况有追踪和改进成效评价。	临床各科室 护理部	【记录查看】 临床科室和护理部针对分级护理落实情况的定期检查记录（包括存在问题、改进措施）、整改通知、整改后反馈的改进情况清单、护理部再次追踪核实的记录。	对分级护理落实情况有无定期开展检查？针对存在的问题有无改进措施？护理部有无再次追踪核实，以评价其改进成效？

第二章 临床服务质量与安全管理

续表

评审标准（条）	赋分方法	细则(款)	信息采集点	评审方法	访谈要点
（三十）建立值班与交接班制度。有全院性医疗值班体系，明确值班岗位职责、人员资质和人数并保证常态运行。实行医院总值班制度，总值班人员需接受培训并考核合格。医院及科室值班表应当全院公开，值班表应当涵盖与患者诊疗相关的所有岗位和时间。值班人员资质和值班记录应当符合规定。非本机构执业医务人员不得单独值班。值班期间所有的诊疗活动必须及时记入病历。	B	30.1 制定值班与交接班制度。有全院性医疗值班体系，包括临床、医技、护理部门以及提供诊疗支持的后勤保障部门，明确各值班岗位职责并纳入职责汇编，员工知晓。	医务科 护理部 后勤保障相关部门	【文件查阅】值班制度、交接班制度、各类（临床、医技、护理、后勤保障）值班人员的岗位职责。	医院值班体系是否覆盖临床、医技、护理以及后勤保障相关部门？各类值班人员是否知晓值班岗位的职责？
	B	30.2 值班人数应满足岗位职责需要，并保证常态运行。非本机构执业医务人员不得单独值班。值班期间所有的诊疗活动必须及时记入病历。	临床医技各科室	【记录查看】1. 医、护、药、技等各类岗位值班排班表；2. 值班期间的相关诊疗活动记录。	尚未取得执业资质的人员是否安排独立值班？
	A	30.3 实行医院总值班制度，总值班人员经培训考核合格后方能值班，负责处理及协调总值班期间的应急突发事件。	院办	【文件查阅】医院行政总值班制度、总值班排班表、突发事件应急预案与处置流程。【记录查看】总值班人员培训与考核记录、总值班记录。	总值班人员是否经过培训与考核后再安排值班？总值班室有无突发事件应急预案与处置流程？
	A	30.4 值班表应涵盖与患者诊疗相关的所有岗位和时间，提前在全院公开，职能部门履行监管职责。	门诊部 1 临床各科室 2 医技各科室 3 窗口及药房 4 门诊部 5 医务科 5 护理部 5	【现场检查】1. 门诊公示的出诊信息。2. 病区公示的人员值班信息。3. 医技科室公示的人员值班信息。4. 挂号收费窗口、药房公示的人员值班信息。【记录查看】5. 职能部门针对各科室值班情况的检查记录。	值班表中是否明确了值班岗位与值班时间？各自以何种形式向全院公开？哪个部门具体负责监管值班情况？

评审标准（条）	赋分方法	细则（款）	信息采集点	评审方法	访谈要点
（三十一）交接班内容应当专册记录，并由交班人员和接班人员共同签字确认。四级手术患者手术当日和急危重患者必须床旁交班。	B	31.1 交接班内容专册记录，并由交班人员和接班人员共同签字确认；四级手术当日和急危重患者必须床旁交班。	临床各科室	【文件查阅】医护交接班制度。【记录查看】医师、护士交接班登记本（含人员签名）。【现场检查】床旁交班执行情况。	哪些患者需要执行床旁交接班？值班人员职责是什么？
	B	31.2 主管部门履行监管职责，定期评价、分析、反馈、整改。	医务科护理部	【记录查看】职能部门定期对医、护交接班制度执行情况的督导检查记录，包括评价与分析（含存在问题、改进措施）、整改通知，存在问题的科室整改后反馈的改进情况清单。	是否定期对医、护交接班制度执行情况开展督导检查？有无定期评价与分析？问题是否得到改进？
（三十二）建立疑难病例讨论制度。医院和科室应当确定疑难病例的范围，明确参与讨论人员范围、组成和流程要求。讨论内容专册记录，讨论结论记入病历。	B	32.1 实行院内疑难病例讨论制度，明确讨论范围（包括但不限于出现以下情形的患者：没有明确诊断或诊疗方案难以确定、疾病在应有明确疗效的周期内未能达到预期疗效、非计划再次住院和非计划再次手术、出现可能危及生命或造成器官功能严重损害的并发症等）、主持人、人员组成、流程和记录要求。	临床各科室	【文件查阅】疑难病例讨论制度。【病案检查】个案追踪，选择范围：入院三日内未明确诊断的、无明确诊疗方案的、住院超过30天的、2~31天内重返的、非计划再次手术、急危重症或严重并发症患者；记录患者信息，追踪疑难病例讨论登记本中的讨论记录，判定是否落实"应讨论的尽讨论"。	院内疑难病例讨论范围有哪些？对主持人有无明确的要求与规定？讨论人员组成分别是哪些人？有无讨论记录？

续表

评审标准（条）	赋分方法	细则(款)	信息采集点	评审方法	访谈要点
续（三十二）	B	32.2 讨论内容应专册记录，讨论结论载入病历中，主持人需审核并签字。	临床各科室	【记录查看】查看疑难病例讨论记录的完整性(含主持人、参加人员、讨论内容、讨论结论、主持人的审核签名等)、规范性。【病历检查】个案追踪，选择疑难病例讨论登记本中的患者(随机)信息与讨论结论，追踪其住院病历(或归档病案)，核实疑难病例讨论结论是否载入病历。	疑难病例讨论记录是否经主持人审核并签名？讨论结论是否载入患者病历中？
	B	32.3 主管部门履行监管职责，定期评价、分析、反馈、整改。	医务科	【记录查看】职能部门定期对疑难病例讨论制度执行情况的督导检查记录，包括评价、分析(含存在问题、改进措施)、整改通知、存在问题的科室整改后反馈的改进情况清单。	是否定期对疑难病例讨论制度的执行情况开展督导检查？有无定期评价、分析？问题是否得到改进？
(三十三)建立急危重患者抢救制度。医院和科室应当确定急危重患者的范围，医院建立抢救资源配置与紧急调配	B	33.1 实行急危重患者抢救制度，明确抢救人员资质、急危重患者的范围，包括但不限于出现以下情形的患者：病情危重，不立即处置可能存在危及生命或出现重要脏器功能严重损害；生命体征不稳定并有恶化倾向等。	医务科	【文件查阅】急危重症患者抢救制度(明确抢救人员资质、急危重症患者的范围)、急诊抢救制度。	是否明确界定"急危重"患者的范围？哪些情况，抢救人员不受资质限制？

续表

评审标准（条）	赋分方法	细则(款)	信息采集点	评审方法	访谈要点
续（三十三）机制和绿色通道机制。抢救完成后6小时内应当将抢救记录记入病历。	B	33.2 建立抢救资源配置与紧急调配机制，抢救资源包括但不限于抢救人员、药品、设备和病区抢救区域、抢救床位等。	应急办 医务科 护理部 急诊科 药学部 医学装备部 应急物资库	【文件查阅】 应急抢救设备、药品、物资紧急调配预案；抢救区域、抢救床位应急保障预案；医疗应急救援队伍名单、护士机动库名单(有联系方式)；应急药品、物资、设备、车辆储备清单及紧急调用联系方式。	针对紧急抢救有无相应应急保障资源和紧急调配机制？有无人员、设备、药品、物资保障清单？科室服务能力不足(无床位)时，如何应对？
	B	33.3 抢救记录需6小时内准确记入病历中，时间具体到分钟，主持者审核并签字。	急诊科1 临床各科室2	【记录查看】 1. 急诊抢救记录及主持者签名； 2. 住院患者抢救记录及主持者签名。	抢救记录需在抢救后，几小时内补录到病历中？
	A	33.4 医院建立急危重患者相关绿色通道，明确进入绿色通道情形及绿色通道的运行机制。	医务科 急诊科 1、2	【文件查阅】 1. 急危重症患者绿色通道管理办法(明确允许进入的情形)、办理流程。 【记录查看】 2. 绿色通道审批表、经绿色通道救治的门诊或入院患者的登记记录。	有无急危重症患者绿色通道？哪些患者允许进入？有无办理流程？
	B	33.5 主管部门履行监管职责，定期评价、分析、反馈、整改。	医务科 门诊部	【记录查看】 主管部门针对上述制度、流程落实情况的督导检查记录，包括评价与分析、整改通知(含改进措施)、存在问题的科室整改后反馈的改进情况清单。	职能部门是否定期对急危重患者抢救制度、急危重症患者绿色通道管理办法落实情况开展督导检查？问题是否能得到改进？

第二章 临床服务质量与安全管理

续表

评审标准（条）	赋分方法	细则(款)	信息采集点	评审方法	访谈要点
（三十四）建立术前讨论制度。医院应当明确不同术前讨论形式的参加人员范围和流程。科室应当明确本科室开展的各级手术术前讨论的范围并经医疗管理部门审定。术前讨论的结论记入病历。	B	34.1 医院应当明确不同术前讨论形式的参加人员范围和流程。	医务科	【文件查阅】术前讨论制度(明确不同术前讨论形式的参加人员、流程)。	科室术前讨论是以何种形式是进行的？请描述参加人员的范围和流程？
	A	34.2 科室应当明确本科室开展的各级手术术前讨论的范围并经医疗管理部门审定。	临床各手术科室	【文件查阅】各级手术术前讨论的范围。【记录查看】经医务科审定的各科室1~4级手术术前讨论的范围规定。	科室1~4级手术术前讨论的范围是如何规定的？必要时是否邀请医务科或相关科室参加术前讨论？术前讨论的内容包括哪些？日间手术是如何进行术前讨论的？
	B	34.3 术前讨论完成后，方可开具手术医嘱、签署手术知情同意书，术前讨论的结论记入病历。	临床各手术科室	【病历检查】查看病历，术前讨论记录、手术医嘱、手术知情同意书的完成时间顺序。	术前讨论之前能否开具手术医嘱和签署手术知情同意书？术前讨论的结论是否记入病历？
	B	34.4 主管部门履行监管职责，定期评价、分析、反馈、整改。	医务科	【记录查看】职能部门定期对术前讨论制度执行情况的督导检查记录，包括评价、分析、整改通知(含改进措施)、存在问题的科室整改后反馈的改进情况清单。	是否定期对术前讨论制度的执行情况开展督导检查？有无定期评价、分析？问题是否得到改进？

二、医疗质量安全核心制度

续表

评审标准（条）	赋分方法	细则（款）	信息采集点	评审方法	访谈要点
（三十五）建立死亡病例讨论制度。医院应当监测全院死亡病例并及时进行汇总分析，提出持续改进意见。死亡病例讨论范围、参加人员、时限和记录应当符合规定。	B	35.1 明确死亡病例讨论范围、参加人员、时限和记录要求。	临床各科室	【文件查阅】死亡病例讨论制度（明确讨论范围、参加人员、完成时限、记录要求）。	死亡病例讨论制度中，对讨论范围、参加人员、完成时限、记录有何要求？
	B	35.2 死亡病例讨论应当在本科范围内进行，由科主任或指定负责人主持，原则上应当在患者死亡1周内完成；尸检病例在尸检报告出具后1周内须再次讨论，并载入专册记录。	临床各科室	【记录查看】死亡病例讨论记录本，具体查看讨论范围、参加人员、完成时限、主持人审核签名是否符合要求。	尸检报告出具后是否再次组织死亡病例讨论？再次讨论的完成时限是多久？再次讨论的内容是否载入专册记录？
	A	35.3 讨论内容专册记录，主持人审核并签字，讨论结论载入病历中。	临床各科室	【病案检查】个案追踪，选择死亡病例讨论记录本中的相关信息及讨论结论，追踪死者病案，查阅讨论结论是否载入病历。	死亡病例的讨论结论是否载入病历中？
	B	35.4 医院监测全院死亡病例发生情况并及时进行汇总分析，提出改进意见并落实。	医务科	【记录查看】医院月医疗质量监测（含死亡例数、死亡率）汇总分析，针对医疗缺陷下达的整改通知（含改进措施），存在问题的科室整改后反馈的改进情况清单。	职能部门针对死亡例数、死亡率是否进行月医疗质量监测与汇总分析？针对存在的缺陷有无提出改进措施？问题是否得到改进？

评审标准（条）	赋分方法	细则(款)	信息采集点	评审方法	访谈要点
（三十六）建立查对制度。医院查对制度应当涵盖患者身份识别、临床诊疗行为、设备设施运行和医疗环境安全等方面。医疗器械、设施、药品、标本等查对要求按照国家有关规定和标准执行。	B	36.1 医院建立查对制度，内容涵盖患者身份识别、临床诊疗行为、药品、标本、医疗设备设施运行、医疗环境安全等方面。	护理部	【文件查阅】查对制度（内容涵盖患者身份识别、诊疗行为、药品、标本、设备设施运行、医疗环境安全），各项查对流程。	医院查对制度的内容涵盖哪些方面？有无设备设施运行、医疗环境安全方面的查对要求？
	B	36.2 医疗器械、设施、药品、标本等查对要求按照国家有关规定和标准执行。	临床医技各科室	【现场检查】在涉及患者使用医疗器械、设施、药品、标本等过程中，查对制度与查对流程的落实情况。	患者使用植入类医用耗材时，是否落实查对？科室具体在哪些方面落实了查对制度？
	A	36.3 正确使用"腕带"识别患者身份，在诊疗活动中，至少同时使用姓名、年龄、住院号或病案号等两种以上方式核对患者身份，确保对正确的患者实施正确的操作。	临床各科室	【文件查阅】患者身份识别制度、腕带标识制度。【现场检查】门诊、住院患者身份识别方式及查对制度的落实情况。	访谈医护人员，有无患者身份识别制度？门诊和住院患者如何进行身份识别？有无腕带标识制度？腕带佩戴要求是什么？使用PDA电子信息核查时，是否仍需要口头查对？
	B	36.4 临床科室和主管部门对查对制度执行情况有追踪和成效评价，有持续改进。	临床各科室1 护理部2 医务科2	【记录查看】1. 临床科室对落实查对制度的自查与改进记录；2. 职能部门对临床、医技科室落实查对制度情况的督导检查记录（包括存在问题、整改通知、改进措施），存在问题的科室反馈的改进情况清单。	职能部门对身份识别制度、查对制度的落实情况，有无开展督导检查？多久检查一次？问题是否得到改进？

二、医疗质量安全核心制度

续表

评审标准（条）	赋分方法	细则(款)	信息采集点	评审方法	访谈要点
（三十七）建立手术安全核查制度。建立手术安全核查制度和标准化流程，将产房分娩核查纳入核查内容。手术安全核查过程和内容按国家有关规定执行。手术安全核查表纳入病历管理。	A	37.1 建立手术安全核查制度与流程。实施"三方三步安全核查"，规范填写《手术安全核查表》并纳入病历管理，临床科室开展自查并整改。	手术室 麻醉科 临床各手术科室	【文件查阅】 1. 手术安全核查制度、手术部位标识制度、手术安全核查流程。 【病历检查】 2. 查看手术安全核查表记录的规范性。 【记录查看】 3. 临床科室对手术安全核查表的自查和整改记录。	手术安全核查的三个步骤分别由什么人主导核查？要核查哪些内容？科室有无定期开展自查和整改？
	A	37.2 制定产房分娩安全核查制度与工作流程。实施"确定临产"、"准备接产"及"分娩后2小时"三步安全核查，规范填写《产房分娩安全核查表》，并纳入病历管理。	护理部1 产房2	【文件查阅】 1. 产房分娩安全核查制度、产房分娩安全核查流程。 【病历检查】 2. 产房分娩安全核查表记录的规范性。	产房分娩三步安全核查的内容有哪些？
	A	37.3 主管部门对上述工作进行定期督导、检查、总结与反馈，有改进措施。	护理部 医务处	【记录查看】 职能部门定期对手术安全核查制度与流程、产房分娩安全核查制度与流程落实情况的督导检查记录、总结（含存在的问题、改进措施）、整改通知，存在问题的科室反馈的改进情况清单。	职能部门有无针对手术安全核查制度、产房分娩安全核查制度的落实情况，开展督导检查？有无总结分析和改进措施？问题是否得到改进？

评审标准（条）	赋分方法	细则(款)	信息采集点	评审方法	访谈要点
（三十八）建立手术分级管理制度。建立手术分级管理工作制度和手术分级管理目录。建立手术分级授权管理机制和手术医师技术档案。医院应当对手术医师能力进行定期评估，根据评估结果对手术权限进行动态调整。	A	38.1 建立手术分级管理制度及手术（含麻醉、介入、腔镜）分级管理目录，实施手术医师能力定期评价、授权与再授权的制度与程序。	医务科	【文件查阅】手术分级管理制度、手术分级管理目录、手术医师能力定期评价制度、手术医师授权与再授权管理制度与程序。	有无手术分级管理制度与授权流程？有无手术（含麻醉、介入、腔镜）分级管理目录？有无对手术医师的能力进行定期评价？是否结合能力评价结果进行再授权？
	A	38.2 手术分级授权管理落实到每一位手术医师，手术医师技术档案完整，确保每一位医师的实际能力与其手术资质与授权级别一致。	医务科1 临床各手术科室2	【文件查阅】1. 手术分级授权文件、手术医师技术档案（含手术医师能力定期评价记录、手术资质、授权文件及38.3的内容）。【病历检查】2. 个案追踪：记录手术医师（随机）某一时期完成的手术名称，追踪其授权文件，核实其是否越级开展手术。	手术分级授权是否对应到每一位手术医师？有无越级手术情况发生？针对紧急状态下的越级手术有无具体管理规定？
	A	38.3 建立手术医师技术档案，包括但不限于：医师开展手术的年限、手术数量、手术效果、手术质量与安全指标完成情况，科室对手术医师年度考核结果等。	医务科	【文件查阅】手术医师技术档案。	是否建立手术医师技术档案？有无手术医师所在科室年度考核结论？
	A	38.4 定期对手术医师的手术能力进行再评价，根据手术医师能力评价结果对手术权限进行动态调整并在院内公开手术医师权限。	医务科	【记录查看】1. 手术医师能力定期再评价记录。【文件查阅】2. 根据能力再评价对医师手术权限进行动态调整的文件及公示。	是否根据能力再评价结果对医师手术权限进行动态调整？医师手术权限调整后公示了吗？

二、医疗质量安全核心制度

续表

评审标准（条）	赋分方法	细则（款）	信息采集点	评审方法	访谈要点
（三十九）建立新技术和新项目准入制度。建立本院医疗技术临床应用目录并定期更新。建立新技术和新项目审批流程，所有新技术和新项目必须通过本院医学伦理委员会和医疗技术临床应用管理委员会审核同意后开展临床应用。	B	39.1 建立诊疗新技术和新项目准入管理制度、审批流程，包括立项、论证、风险评估、审批、追踪、评价、转常规技术等内容，相关人员对其均能知晓。	医务科	【文件查阅】新技术、新项目准入管理制度（包括立项、论证、风险评估、审批、追踪、评价、转常规技术等管理流程）。	有无医院的医疗技术临床应用目录？新技术和新项目是否实行准入管理？
	A	39.2 所有新技术和新项目必须通过本院医学伦理委员会和医疗技术临床应用管理委员会审核同意后开展临床应用。	伦理办医务科	【记录查看】医学伦理委员会和医疗技术临床应用管理委员会的审核意见。	对新技术、新项目需要经过哪些审批流程，方能开展？
	B	39.3 建立本院医疗技术临床应用目录，涵盖所有开展的临床诊疗项目并定期更新。	医务科	【记录查看】定期更新的医疗技术临床应用目录。	医疗技术临床应用目录多久更新一次？涵盖所有开展的临床诊疗项目了吗？
（四十）明确开展新技术和新项目临床应用的专业人员范围、论证可能存在的安全隐患或技术风险并制定相应预案。建立新技术和新项目临床应用动态评估制度，	B	40.1 明确开展新技术和新项目临床应用的专业人员范围，所有新技术和新项目实施人均有授权；对可能存在的安全隐患或技术风险开展论证并制定相应预案。	医务科1、2 临床医技各科室2	【文件查阅】1. 新技术和新项目实施人员的授权文件。【记录查看】2. 新技术、新项目准入前的论证、风险评估记录，制定的安全措施和风险防范与处置预案。	新技术和新项目实施人员有无授权文件？新技术、新项目准入时有无制定相应的安全措施和风险防范与处置预案？

续表

评审标准（条）	赋分方法	细则(款)	信息采集点	评审方法	访谈要点
续（四十）对新技术和新项目实施全程追踪管理、质量控制和动态评估。	A	40.2 科室每年不少于两次评估新技术和新项目质量安全情况和技术保证能力。	临床医技各科室医务科	【记录查看】新技术、新项目质量安全情况、技术保证能力评估（每年至少2次）记录。	对新技术、新项目的安全、质量、疗效等有无全程追踪管理？是否均进行了随访与评价？
	A	40.3 主管部门履行监管职责，分析、反馈、整改，及时调整新技术和新项目的开展和授权，按规定落实新技术的中止或转入常规技术。	医务科	【记录查看】职能部门对新技术和新项目开展过程实施监管的记录，包括评价与分析、整改通知（含改进措施）、相关科室整改后反馈的改进情况清单；结合质量安全情况、技术保证能力评估，作出的中止或转入常规技术的意见。【文件查阅】中止某项新技术、新项目或同意转入常规技术的文件。	新技术、新项目准入后，职能部门有无后续的质量安全监管？是否根据质量安全情况评估，中止或转入常规技术？
（四十一）建立危急值报告制度。	B	41.1 建立危急值报告制度和工作流程，临床、医技、主管部门共同制定危急值清单并适时调整，相关人员熟知并遵循上述制度和工作流程。	医务科1临床各科室2医技各科室2	【文件查阅】1. 危急值报告制度和工作流程。2. 临床、医技、医务科共同制定并及时调整后的危急值报告项目表。	有无医技科室危急值报告项目表？请描述住院患者出现危急值后的工作流程？

二、医疗质量安全核心制度

续表

评审标准(条)	赋分方法	细则(款)	信息采集点	评审方法	访谈要点
续（四十一）制定可能危及患者生命的疾病各项检查、检验结果危急值清单并定期调整。分别建立住院和门、急诊患者危急值报告具体管理流程和记录规范，确保危急值信息传递各环节无缝对接和关键要素可追溯。临床危急值信息专册登记。	A	41.2 建立住院和门、急诊患者危急值报告管理规范及管理流程，确保危急值信息传递各环节无缝对接和关键要素可追溯，信息系统能自动识别、提示危急值，专册登记；每个环节都必须详细记录处理情况及处理时间，时间应精确到分钟。	医务科1医技各科室2、3临床各科室2、3、4	【文件查阅】1. 门、急诊患者和住院患者急值报告管理规范及工作流程。【记录查看】2. 医技科室危急值报告登记本、临床科室接获危急值报告登记本。【现场检查】3. 危急值报告系统（含自动识别、提示功能）。【病历检查】4. 医师在接获危急值报告后，在病历中体现相关记录、追踪、处置等。	请描述门、急诊患者出现危急值时的工作流程。如何实现报告流程无缝衔接及可追溯，并保证传递及时？请描述临床科室接到危急值报告后的工作流程？如何报告外送检验或检查项目的危急值？
	B	41.3 主管部门履行监管职责，定期评价、分析、反馈、整改，确保危急值报告制度的正确执行。	医务科	【记录查看】职能部门定期对危急值报告、处置的有效性、及时性开展检查的记录，包括评价、分析、整改通知（含改进措施），相关科室整改后反馈的改进情况清单。	是否定期对"危急值"报告与处置的有效性、及时性进行监管？问题是否得到改进？
（四十二）建立病历管理制度。严格落实国家有关法律法规以及病历书写、分类编码、管理与应用相关规定。	A	42.1 建立病案管理体系，设置病案科，人员配置、设施、设备符合要求，非相关专业的人员＜50%，由高级职称人员负责病案质量管理工作。	病案科	【现场检查】病案科是否独立设置，设施、设备配置情况。【文件查阅】人员配置清单（含专业技术资格证职称证复印件）、负责人的高级职称证书。	病案科负责人是否具有高级职称？专业人员的比例是多少？

评审标准（条）	赋分方法	细则(款)	信息采集点	评审方法	访谈要点
续（四十二）建立门诊、急诊及住院病历规范书写、管理和质量控制制度。医院应当保障病历资料安全，病历内容记录与修改信息可追溯。	A	42.2 建立病历管理制度。病历书写应当做到客观、真实、准确、及时、完整、规范，并明确病历书写的格式、内容和时限，内容记录与修改信息可追溯。严格落实国家有关法律法规以及病历书写、分类编码、管理与应用相关规定。	病案科	【文件查阅】病历管理制度、病案服务管理制度、服务流程、《病历书写基本规范》实施文件。【现场检查】抽查若干份住院病历，判定是否符合《病历书写基本规范》。	病历书写是否遵循《病历书写基本规范》？针对病案首页填写是否开展质量控制？
	A	42.3 建立门、急诊及住院病历规范书写、管理和质量控制制度。建立病历质量检查、评估与反馈机制。	病案科门诊部	【文件查阅】病历书写评价制度及评价标准、病历书写管理和质量控制制度。【记录查看】职能部门定期对门、急诊病历和住院病历书写质量的检查评价记录、通报记录，受检科室改进情况的反馈。	对病历书写规范落实情况有无开展质量控制检查？近期抽样率是多少？近期合格率是多少？有无定期通报？有无改进情况反馈？
	B	42.4 医院应当有保障病历资料安全及病案信息安全的相关制度。	病案科	【文件查阅】病案保护及信息安全管理制度、病案科各类应急预案及演练记录。	有无保护病案及信息安全管理制度？有哪些应急预案？演练过吗？
（四十三）实施电子病历的医院，应当建立电子病历的建立、记录、修改、	B	43.1 建立电子病历的建立、记录、修改、使用、存储、传输、质控、安全等级保护等管理制度，且符合电子病历相关管理规定。	信息管理部	【文件查阅】电子病历信息安全保护制度、电子病历质控制度，信息系统安全保护等级评估结论（公安部门评估等级不低于3级）、各类信息系统应急预案。	电子病历记录修改，后台能否追溯？有哪些信息系统安全保护措施？信息系统安全保护等级是几级？

续表

评审标准（条）	赋分方法	细则(款)	信息采集点	评审方法	访谈要点
续（四十三）使用、存储、传输、质控、安全等级保护等管理制度。	B	43.2 有基于电子病历的临床信息系统（CIS），电子病历系统具备病案质量控制功能，能满足医院病案基本信息的采集，医疗质量指标数据的统计与分析。	信息管理部 医务科	【现场检查】基于电子病历的临床信息系统、演示电子病历系统的病案质量控制功能、医疗质量指标的数据统计功能。	有无病案质量控制功能？相关软件能否满足病案基本信息的采集，质量指标的统计与分析需要？
（四十四）建立抗菌药物分级管理制度，严格按照《抗菌药物临床应用管理办法》等有关规定，建立本院抗菌药物遴选、采购、处方、调剂、临床应用和药物评价的管理制度和具体操作流程，确定抗菌药物分级管理目录、医师抗菌药物处方权限和医师会诊权限，并定期调整。	A	44.1 严格按照《抗菌药物临床应用管理办法》等有关规定，建立本院抗菌药物遴选、采购、处方、调剂、临床应用和药物评价的管理制度和具体操作流程，并组织实施。	药学部	【文件查阅】抗菌药物遴选、采购、处方、调剂、临床应用、药物评价等管理制度及流程。【记录查看】上述制度落实的相关台账或记录。	抗菌药物品种遴选是否经医院抗菌药物临床应用管理组织讨论？遴选并确定的品种有多少个？有无临床用药评价制度？定期开展评价了吗？
	B	44.2 建立抗菌药物临床应用管理制度和具体操作流程，明确职责。	医务科 药学部	【文件查阅】抗菌药物临床应用管理制度、医院抗菌药物临床应用管理组织成立的文件(含职责)、临床科室抗菌药物临床应用管理小组名单(含职责)、监测指标、监测方法、管理办法。	针对抗菌药物使用率、使用强度等指标有无开展监测？监测指标出现超标应如何管理？
	A	44.3 建立抗菌药物分级管理制度，有医师抗菌药物处方权限、会诊权限目录，并定期调整、实施；加强碳青霉烯类和替加环素等重点抗菌药物专档管理。	医务科 药学部	【文件查阅】抗菌药物分级管理制度、抗菌药物分级管理目录及动态调整的目录；抗菌药物临床使用级别授权文件、会诊医师使用权限目录、碳青霉烯类和替加环素等重点抗菌药物授权文件及使用情况的定期统计分析资料。	有无抗菌药物分级管理制度？是否针对医师和药师进行了授权？是否开展细菌耐药情况监测，以支持临床合理使用抗菌药物？

评审标准（条）	赋分方法	细则(款)	信息采集点	评审方法	访谈要点
续（四十四）	A	44.4 严格执行国家有关围手术期（特别是Ⅰ类清洁切口）预防性应用抗菌药物管理的相关规定。	医务科 临床各手术科室 1、2	【文件查阅】 1. 围手术期预防性使用抗菌药物管理规定。 【病历检查】 2. 随机选择Ⅰ类清洁切口手术病历，查阅抗菌药物使用是否合理、规范。	针对Ⅰ类切口，如何规范使用抗菌药物？
（四十五）建立临床用血审核制度。严格落实国家关于医疗机构临床用血的有关规定，设立临床用血管理委员会或工作组，制定本院临床合理用血管理制度，完善管理机制和具体流程。保障急救用血治疗需要。	B	45.1 设立临床用血管理委员会或工作组，成员由医务部门、输血科、麻醉科、开展输血治疗的主要临床科室、护理部门、手术室等部门负责人组成，有职责、工作计划、工作记录。	输血科	【文件查阅】 临床用血管理委员会组成文件、职责、工作计划、各类工作记录。	是否成立临床用血管理委员会？其职责是什么？成员由哪些部门人员组成？有无工作计划？是否独立设置输血科？
	A	45.2 严格落实国家关于医疗机构临床用血的有关规定，制定临床合理用血制度和工作规范，有输血申请审核登记和用血报批登记制度，完善管理机制和具体流程。建立保障急救用血治疗的机制。	输血科 临床各科室	【文件查阅】 临床合理用血管理制度、临床输血技术规范、输血申请审核登记和用血报批登记制度、用血流程、临床输血管理实施细则和考核办法、紧急用血审批流程；紧急抢救配合性输血应急预案、夜间及节假日紧急调血预案。	有无临床输血管理考核办法？有无紧急用血审批流程？紧急用血能否及时保障到位？
	B	45.3 主管部门和科室能按照制度和流程要求检查落实情况，定期总结分析，对存在问题及时整改。	医务科 输血科	【记录查看】 职能部门、输血科定期针对上述制度、流程落实情况的督导检查记录，总结分析（含存在的问题、改进措施）、整改通知，存在问题的科室整改后反馈的改进情况清单。	职能部门和输血科是否定期对用血管理制度、用血流程的落实情况开展督导检查？问题是否得到改进？

续表

评审标准(条)	赋分方法	细则(款)	信息采集点	评审方法	访谈要点
（四十六）建立信息安全管理制度。明确医院主要负责人是患者诊疗信息安全管理第一责任人。依法依规建立覆盖患者诊疗信息管理全流程的制度和技术保障体系。	B	46.1 建立信息安全管理制度。明确医院主要负责人是患者诊疗信息安全管理第一责任人，科主任是本科室患者信息安全管理第一责任人。	信息管理部	【文件查阅】诊疗信息安全管理制度、医院诊疗信息安全管理责任人的职责、科室诊疗信息安全管理责任人职责；	是否建立诊疗信息安全管理制度？第一责任人是谁？
	B	46.2 依法依规建立覆盖患者诊疗信息管理全流程的制度和技术保障体系，完善组织架构、建立责任分工、安全管理范围、信息访问权限、应急处置方法等制度体系，明确管理部门和职责，培训落实信息安全等级保护等有关要求。	信息管理部	【文件查阅+现场检查】国家信息安全等级保护制度及具体措施（实行网络运行监控、防灾备份系统、防病毒、防入侵措施）、职责与分工、权限设置、应急预案；对医护人员开展信息安全等级保护有关培训的记录。	医院目前的信息安全等级是几级？有哪些信息系统安全保护措施？措施的覆盖范围？有无对医护人员开展信息安全等级保护有关要求的培训？
	A	46.3 建立患者诊疗信息安全风险评估和应急工作机制，制定应急预案并定期组织信息安全应急演练。	信息管理部	【文件查阅】信息安全风险评估记录、各种信息系统突发事件应急预案。【记录查看】定期开展演练的记录。	有无各种信息系统突发事件的应急预案？演练过吗？
	B	46.4 建立完整的信息安全技术体系，从信息产生、传输、存储、交换、调阅等各个环节，对用户身份识别、用户鉴权、网络入侵监测等方面进行安全管理。	信息管理部	【现场检查】查看是否实行信息系统操作权限分级管理，信息安全采用身份认证、权限控制（包括数据库和运用系统）、医疗数据的使用控制、网络信息安全保障情况和患者信息隐私保护情况。	信息安全身份认证采用什么方式？采取了哪些措施来保护患者信息隐私？

评审标准（条）	赋分方法	细则（款）	信息采集点	评审方法	访谈要点
（四十七）确保本院患者诊疗信息管理全流程的安全性、真实性、连续性、完整性、稳定性、时效性、溯源性。对员工使用患者诊疗信息实行授权管理，明晰责权，为员工使用患者诊疗信息提供便利和安全保障。	B	47.1 有涵盖本院患者诊疗信息管理全流程的相关制度并培训落实，确保实现本院患者诊疗信息管理全流程的安全性、真实性、连续性、完整性、稳定性、时效性、溯源性。	病案科信息管理部	【文件查阅】诊疗信息安全管理制度，信息安全等级保护有关规定，病案保护及信息安全制度，病案借阅、复印及复制病历的管理规定。【记录查看】上述制度培训的记录。	保护患者诊疗信息的相关制度是否健全？对诊疗信息使用人员落实培训了吗？
	B	47.2 有对员工使用患者诊疗信息实行授权管理的制度与流程，明确责权。实行信息系统操作权限分级管理，为员工使用患者诊疗信息提供便利和安全保障。	信息管理部	【文件查阅】患者诊疗信息使用授权管理制度、使用人的责权。【现场检查】略，同46.4。	是否明确员工在使用患者诊疗信息时的责权？是否实行信息系统操作权限分级？
	B	47.3 主管部门每半年组织开展患者诊疗信息安全自查工作，不断提升患者诊疗信息安全防护水平。	信息管理部	【文件查阅】针对患者诊疗信息安全的自查与改进记录（半年一次）。	是否定期组织开展患者诊疗信息安全自查并不断改进？

三、医疗技术临床应用管理

评审标准（条）	赋分方法	细则（款）	信息采集点	评审方法	访谈要点
（四十八）医院开展医疗技术服务应当与其技术能力相适应。	B	48.1 医疗技术服务项目符合医院执业许可证中诊疗科目范围要求，与其功能任务相适应。包括但不限于对医务人员的技能要求，对相应的药品、设备设施功能要求，对开展该项医疗技术的环境要求。	医务科	【文件查阅】审核医疗技术目录，是否在医疗机构执业许可证准许的诊疗科目范围内。【现场检查】相关医疗技术（高风险、限制类）开展所需的设备、设施、环境是否满足安全要求。	开展的医疗技术是否在医疗机构执业许可证准许的诊疗科目范围内？技术能力、设备、设施、环境是否满足医疗技术开展的需要？

续表

评审标准（条）	赋分方法	细则（款）	信息采集点	评审方法	访谈要点
续（四十八）医疗技术临床应用应当遵循科学、安全、规范、有效、经济、符合伦理的原则。	A	48.2 有指定部门负责医疗技术管理工作，制定与医院技术能力相适应的医疗技术目录。医疗技术临床应用应当遵循科学、安全、规范、有效、经济、符合伦理的原则。	医务科	【文件查阅】医院开展的医疗技术目录（包括手术分级目录、高风险诊疗技术目录、常规类及限制类目录）、医院下发的废止相关医疗技术的文件（或通知）。	医院指定哪个部门负责医疗技术管理工作？医院的医疗技术目录中已开展的技术项目有多少？有无废止的医疗技术？
（四十九）医院在医疗质量管理委员会下设立医疗技术临床应用管理专门组织。人员组成和功能任务符合《医疗技术临床应用管理办法》要求。	A	49.1 医疗质量管理委员会应当下设医疗技术临床应用管理的专门组织，由医务、质量管理、药学、护理、院感、设备等部门负责人和具有高级技术职务任职资格的临床、管理、伦理等相关专业人员组成，由医院主要负责人担任负责人，工作职责明确。	医务科	【文件查阅】医疗技术临床应用管理委员会文件、委员会职责。	是否成立医疗技术临床应用管理领导小组？有无具体职责？
	B	49.2 医务部门负责日常医疗技术临床应用管理工作，有工作计划及工作记录，可追溯。	医务科	【文件查阅】医疗技术临床应用管理制度、医疗技术临床应用管理工作计划及工作记录；医疗技术准入、中止、转入常规技术等过程的审批文件。【记录查看】医疗技术临床应用管理委员会的会议记录、新技术及新项目档案、伦理审核工作会议记录。	有无医疗技术临床应用管理工作计划？有无医疗技术临床应用管理委员会的会议记录？

续表

评审标准（条）	赋分方法	细则(款)	信息采集点	评审方法	访谈要点
（五十）医院开展医疗技术临床应用应当具有符合要求的诊疗科目、人员、设备、设施和质量控制体系，并遵守相关技术临床应用管理规范。	B	50.1 开展医疗技术临床应用应当具有符合要求的诊疗科目，建立质量控制体系，包括：质量指标、管理人员、质控方法等。	医务科	【文件查阅】医疗机构执业许可证，新技术、新项目管理档案(含管理人员、安全措施、风险处置预案、质量指标、质控方法、疗效等)。	开展医疗技术临床应用时，是否建立质量控制体系？
	B	50.2 医疗技术临床应用开展前应审查专业技术人员能力并授权，相应的设备、设施等符合要求。	医务科	【文件查阅】实施人员的能力审查与授权文件，必备的设备、设施、环境等安全评估报告。	新技术或新项目准入后，对实施人员授权了吗？
	B	50.3 建立医疗技术临床应用质量控制体系，有医疗技术实施路径或操作规范，有医疗技术临床应用质量管理的指标，对重点指标定期分析、改进和反馈。	临床医技各科室1、2医务科2、3	【文件查阅】1. 医疗技术实施路径或技术操作规程。【记录查看】2. 院科两级质量控制组织、医疗技术临床应用质量控制指标与质量控制记录。3. 对重点质量管理指标的定期监管(含分析、改进和反馈)记录。	开展的新技术有无实施路径或技术操作规程？有无监测质量管理指标和定期开展质量控制分析？
（五十一）医院开展限制类医疗技术，应当按照《医疗技术临床应用管理办法》履行自我评估和备案程序。	B	51.1 医院开展限制类技术，应当按照《医疗技术临床应用管理办法》进行自我评估，内容包括但不限于对医院开展人员、技术管理、设备设施和环境等方面的基本要求。	临床医技各科室	【文件查阅】限制类医疗技术开展前的自我评估报告。	限制类医疗技术在开展前是否进行自我评估？

三、医疗技术临床应用管理

续表

评审标准（条）	赋分方法	细则(款)	信息采集点	评审方法	访谈要点
续（五十一）	B	51.2 自我评估结果报医疗技术临床应用管理专门组织审核。	医务科	【文件查阅】 医疗技术临床应用管理领导小组对限制类医疗技术自我评估报告的审核记录(审核意见)。	自我评估报告有无经医院医疗技术临床应用管理领导小组审核并同意？
续（五十一）	B	51.3 开展首例临床应用项目之日起15个工作日内，向核发《医疗机构执业许可证》的卫生健康行政部门备案，完成备案后，在《医疗机构执业许可证》副本备注栏予以注明。	医务科	【文件查阅】 向卫生健康部门申报的《开展限制类医疗技术项目备案表》、医疗机构执业许可证副本栏的注明。	开展首例限制类医疗技术项目后，有无在15个工作日内向核发《医疗机构执业许可证》的卫生健康部门申报备案？
（五十二）未经伦理委员会审查通过的医疗技术，特别是限制类医疗技术和存在重大伦理风险的医疗技术，不得应用于临床。	A	52.1 未经医学伦理委员会审查通过和存在重大伦理风险的医疗技术不得应用于临床。	医务科	【文件查阅】 医学伦理管理委员会成立文件，针对限制类医疗技术、新技术新项目伦理审核意见。	存在伦理风险的医疗技术是否经过医学伦理委员会审批？审批的批件是否载入病历？
（五十二）未经伦理委员会审查通过的医疗技术，特别是限制类医疗技术和存在重大伦理风险的医疗技术，不得应用于临床。	B	52.2 主管部门定期对限制类医疗技术进行检索、评价、反馈、整改。	医务科	【记录查看】 职能部门定期对限制类医疗技术进行监管(包括检索、评价报告、反馈、整改)和追踪管理的资料。	职能部门有无定期对限制类医疗技术进行监管？
（五十三）制定本机构医疗技术临床应用管理目录并及时调整，对目录内的手术进行分级管理。	B	53.1 制定医疗技术临床应用管理目录并及时调整，包含手术分级目录、限制类技术目录等。	医务科	【文件查阅】 及时调整的医疗技术临床应用管理目录(含手术分级目录、限制类技术目录)。	医疗技术临床应用目录是否及时调整？
（五十三）制定本机构医疗技术临床应用管理目录并及时调整，对目录内的手术进行分级管理。	A	53.2 根据风险性和难易程度不同，将手术目录中的手术进行分级管理，并及时调整更新。	医务科	【文件查阅】 及时调整、更新的手术分级目录。	手术分级目录是否及时调整更新？

评审标准（条）	赋分方法	细则(款)	信息采集点	评审方法	访谈要点
（五十四）建立医师手术授权与动态管理制度，根据医师的专业能力、临床实践、手术质量安全和培训情况，授予或者取消相应的手术级别和具体手术项目权限。	A	54.1 建立医师手术授权与动态管理制度，完善手术医师能力评价与再授权的制度与程序。	医务科	【文件查阅】手术医师授权与动态管理制度、授权程序、手术医师能力定期评价制度与评价程序。	手术授权的依据是什么？是否建立手术医师能力定期评价制度？是否对应手术病种进行授权？
	A	54.2 根据医师的专业能力、临床实践、手术质量安全和培训情况对医师手术授权进行动态管理，医师手术级别权限具体到手术项目，手术医师按权限开展手术。明确授予或者取消医师手术授权的情形，并有相应调整记录。	医务科	【文件查阅】动态调整手术医师手术级别权限的文件。	是否依据能力变化实施动态授权管理？限制类技术是如何分级和授权的？
	A	54.3 建立医师手术质量监测机制，供定期调整授权时参考、决策。主管部门履行监管职责，无越级手术或未经授权擅自开展手术的案例。	医务科	【文件查阅】医师手术质量监测记录、手术医师能力评价表；职能部门针对越级手术或擅自开展手术情况的监管记录。	有无手术质量监测机制？是否定期开展手术医师能力评价？针对越级手术或擅自开展手术有无监管？
（五十五）医院依法准予医务人员实施与其专业能力相适应的医疗技术，并为医务人员建立医疗技术临床应用管理档案，纳入个人专业技术档案管理。	B	55.1 医院依法准予医、护、技等人员实施与其专业能力相适应的医疗技术项目。	医务科 护理部	【文件查阅】卫技人员授权管理制度、卫技人员医疗技术项目授权申请表、医疗技术项目授权文件。	卫技人员的授权与其专业能力是否相适应？
	A	55.2 建立医、护、技等技术人员的医疗技术临床应用管理档案，纳入个人专业技术档案内管理，并可查阅。	医务科1 护理部1 人力资源处2	【文件查阅】1. 医疗技术临床应用管理档案；2. 卫生专业技术人员档案。	医疗技术临床应用管理档案是否归入卫技人员专业技术档案管理？

续表

评审标准（条）	赋分方法	细则(款)	信息采集点	评审方法	访谈要点
（五十六）建立医疗技术临床应用论证制度。对已证明安全有效，但属本院首次应用的医疗技术，应当组织开展技术能力和安全保障能力论证并进行伦理审查。	B	56.1 建立医疗技术临床应用论证制度，包括准入、申报、审批、反馈、退出等管理流程，对论证需要提供的材料及论证程序有明确规定。	医务科	【文件查阅】医疗技术临床应用论证制度，包括申报、审批、准入、中期督导、终止或退出、转入常规技术、反馈等管理程序。	医疗技术临床应用论证制度包含了哪些管理程序？
	A	56.2 对已证明安全有效，但属本院首次应用的医疗技术，应当组织开展技术能力和安全保障能力论证，且通过伦理审查。	医务科	【文件查阅】开展新业务新技术项目申报表（含技术能力和安全保障能力论证）、医疗技术临床应用管理领导小组审批意见及相关伦理审查意见。	新业务新技术项目开展前，是否对实施人的技术能力、安全保障能力进行评估？
	B	56.3 医务人员熟知上述制度与流程，并认真落实，监管资料完整，无违规擅自开展医疗技术案例。	医务科	【文件查阅】选择近三年新开展的技术项目，追踪该类新业务新技术项目档案，核实监管资料是否完整。	新业务新技术项目监管资料是否完整？有无违规擅自开展的医疗技术？
（五十七）建立医疗技术临床应用评估制度，对限制类技术的质量安全和技术保证能力进行重点评估，并根据评估结果及时调整本院医疗技术	B	57.1 建立医疗技术临床应用评估制度。对开展的医疗技术临床应用进行评估，重点评估限制类技术的质量安全和技术保证能力，评估内容包括但不限于接受该项医疗技术的患者评估（适应证和禁忌证、临床应用效果和患者生存质量、不良反应、死亡、医疗事故）、环境评估和设备设施评估等。	医务科	【文件查阅】医疗技术临床应用评估制度。【记录查看】医疗技术临床应用评估（患者适应证和禁忌证、临床应用效果和患者生存质量、不良反应、死亡、医疗事故、环境和设备、设施评估）记录。	医疗技术临床应用评估制度是否健全？评估的内容包括哪些？

评审标准（条）	赋分方法	细则(款)	信息采集点	评审方法	访谈要点
续（五十七）临床应用管理目录、医师相关技术临床应用权限和有关管理要求。	A	57.2 根据评估结果及时调整本院医疗技术临床应用管理目录、管理要求及医师相关技术临床应用权限。	医务科	【文件查阅】及时调整的医疗技术临床应用目录，新业务新技术准入、中止、转入常规技术的相关文件以及对实施人的权限作出相应变更的文件。	医疗技术临床应用目录是否根据评估结果及时调整？要求"立即中止"的医疗技术，对实施人的授权有无作出相应变更？
（五十八）建立医疗技术临床应用质量控制制度，以限制类技术为重点，制定本院医疗技术质量控制指标，加强信息收集、分析与反馈，持续改进技术临床应用质量。	B	58.1 建立医疗技术临床应用质量控制制度，以限制类技术为重点，制定本院医疗技术质量控制指标，需符合国家和省级管理要求。	医务科	【文件查阅】医疗技术临床应用质量控制制度、制定的医疗技术质量控制指标。	是否制定本院医疗技术质量控制指标？指标是否符合国家、本省管理要求？
	A	58.2 有信息系统为医疗技术质量控制指标数据分析提供保障支持，相关部门对质量控制指标进行数据收集、验证及发布。	信息管理部1 医务科2	【文件查阅】1. 医疗技术质量控制统计与分析软件。【记录查看】2. 职能部门对质控指标数据的监测记录、验证与发布的相关记录。	信息系统是否为医疗技术质量控制指标的监测与分析提供支持？监测的质量信息数据是否经过审核验证？
	B	58.3 临床、医技科室质量与安全管理小组定期对质量控制指标数据进行分析、改进。	临床各科室 医技各科室	【记录查看】医疗技术临床应用质量控制记录(含质控指标定期监测、问题现状、原因分析、制定的改进措施)。	临床、医技科室质量与安全管理小组是否定期对医疗技术临床应用质量控制指标进行分析评价和改进？
	B	58.4 主管部门履行监管职责，定期检查，对指标数据进行评价、反馈，持续改进医疗技术临床应用质量。	医务科	【记录查看】职能部门的监管记录(含质量控制指标的监测、分析评价、改进措施、改进后反馈的相关记录)、体现医疗技术临床应用质量持续改进的案例。	职能部门有无定期对医疗技术临床应用质量控制指标进行监管和评价？有无医疗技术临床应用质量持续改进的案例？

三、医疗技术临床应用管理

续表

评审标准（条）	赋分方法	细则（款）	信息采集点	评审方法	访谈要点
（五十九）建立医疗技术临床应用规范化培训制度。重视医疗技术临床应用管理人才队伍的建设和培养。	B	59.1 建立医疗技术临床应用规范化培训制度，首次在本医疗机构临床应用的医疗技术必须进行规范化培训。	医务科	【文件查阅】医疗技术临床应用规范化培训制度。【记录查看】首次临床应用的医疗技术，相关实施人员的规范化培训记录、考核记录。	首次临床应用的医疗技术实施前，相关实施人员有无经过规范化培训与考核？
	B	59.2 有医疗技术临床应用管理人才队伍的建设方案和培养计划，并落实；医务人员经过规范化培训并考核合格后，才能开展医疗技术临床应用。	医务科	【文件查阅】医疗技术临床应用管理人才队伍建设方案、培养计划、相关经费政策保障措施。	针对医疗技术临床应用管理，有无管理人才队伍建设方案与培养计划？
（六十）医院开展的限制类技术目录、手术分级管理目录和限制类技术临床应用情况应当纳入医院院务公开范围，接受社会监督。	B	60.1 将限制类技术目录、手术分级管理目录和限制类技术临床应用情况纳入院务公开范围，接受社会监督。	医务科	【现场检查】院务公开公示的限制类技术目录、手术分级管理目录、限制类技术临床应用情况。	对限制类技术目录、手术分级管理目录、限制类技术临床应用情况，有无对社会公开？
	B	60.2 采取适当方式进行院务公开，指定部门对院务公开内容进行管理，及时更新。	医务科	【现场检查】查看已公开内容以及维护与更新情况。	关于医师的手术分级权限、科室开展限制类技术的现状，通过何种形式让患者知情？

释义：2018版《医疗技术临床应用管理办法》取消了原医疗技术的三级分类，对医疗技术进行负面清单管理。具有下列情形之一的医疗技术，禁止应用于临床（简称禁止类技术）：A. 临床应用安全性、有效性不确切；B. 存在重大伦理问题；C. 该技术已经被临床淘汰；D. 未经临床研究论证的医疗新技术。禁止类技术目录以外并具有下列情形之一的，作为需要重点加强管理的医疗技术（以下简称限制类技术），由省级以上卫生行政部门严格管理：A. 技术难度大、风险高，对医疗机构的服务能力、人员水平有较高专业要求，需要设置限定条件的；B. 需要消耗稀缺资源的；C. 涉及重大伦理风险的；D. 存在不合理临床应用，需要重点管理的。未纳入禁止类技术和限制类技术目录的医疗技术，医疗机构可以根据自身功能、任务、技术能力等自行决定开展临床应用，并应当对开展的医疗技术临床应用实施严格管理。

评审标准（条）	赋分方法	细则(款)	信息采集点	评审方法	访谈要点
（六十一）医院按照规定停止出现相关情形的医疗技术临床应用，并按规定履行报告程序。	B	61.1 主管部门履行监管职责。出现下列情形之一的，应当立即停止该项医疗技术的临床应用： (1)该医疗技术被国家卫生健康委列为"禁止类技术"； (2)从事该医疗技术的主要专业技术人员或者关键设备、设施及其他辅助条件发生变化，不能满足相关技术临床应用管理规范要求，或者影响临床应用效果； (3)该医疗技术在本院应用过程中出现重大医疗质量、医疗安全或者伦理问题，或者发生与技术相关的严重不良后果； (4)发现该项医疗技术临床应用效果不确切，或者存在重大质量、安全或者伦理缺陷。出现第（2）~（4）项情形时，主管部门应按照规定程序报告。	医务科	【文件查阅】 医院有关中止医疗技术实施的管理规定、中止某医疗技术临床应用的相关文件；针对出现第（2）~（4）项情形的，中止后，向上级卫生健康委提供的书面情况报告。	中止尚在实施中医疗技术需满足哪些条件要求？
	A	61.2 临床科室在医疗技术临床应用过程中如出现不良事件应按规定程序报告，属于规定中需立即停止情形的，应立即停止该项医疗技术的临床应用，并向医院主管部门报告，主动申请撤销备案，并向社会公示。	医务科1、3 临床各科室1、2	【文件查阅】 1.不良事件报告制度与报告流程、不良事件报告表； 2.因发生重大医疗质量安全或者伦理问题、严重不良事件而主动申请立即停止该项医疗技术临床应用的报告； 3.向卫生主管部门申请的撤销某项医疗技术备案的报告及撤销备案后，向社会公示的停止开展某项医疗技术的公告。	医疗技术临床应用过程中如出现不良事件，是否及时报告？实施过程中出现重大质量、安全风险或伦理缺陷，是否立即停止某项医疗技术临床应用？是否主动向上级卫生主管部门申请撤销备案？停止开展技术后，是否及时向社会公示？

三、医疗技术临床应用管理

续表

评审标准（条）	赋分方法	细则(款)	信息采集点	评审方法	访谈要点
（六十二）医院按照要求，及时、准确、完整地向国家和省级医疗技术临床应用信息化管理平台逐例报送限制类技术开展情况的数据信息。	B	62.1 对通过"湖北省卫生计生综合统计信息平台"进行病例上报的16种医疗技术中，已经开展了的医疗技术必须按照规定时间及时、准确、完整地通过平台逐例报送。	临床相关科室 信息统计科	【记录查看】湖北省卫生计生综合统计信息平台上涉及的16种医疗技术相关病例的上报记录。	纳入省卫生计生综合统计信息平台需要上报的16种医疗技术，目前上报了几种？
	B	62.2 主管部门对上报情况定期进行分析反馈，不断改进上报质量。	信息统计科	【记录查看】数据监管部门对临床相关科室的病例上报质量所作的定期分析(含问题、改进措施)与通报。	监管部门对临床相关科室的病例上报质量有无定期分析馈和反馈？上报质量如何？
（六十三）医院承担限制类技术临床应用规范化培训工作的，应当达到国家和省级卫生健康行政部门规定的条件，制定培训方案并向社会公开，同时履行备案程序。	B	63.1 承担培训工作，需具备以下条件： (1)开展相关限制类技术临床应用3年以上且已备案； (2)具备所需的软、硬件条件； (3)有足够的本院培训师资； (4)有相应的管理制度、培训方案、课程设置、考核方案。	医务科	【文件查阅】开展限制类医疗技术项目的备案表、医疗机构执业许可证副本栏的备注；承担限制类技术临床应用规范化培训工作师资人员名单、培训管理制度、课程设置表、考核方案、培训所需的环境、设备、设施清单。 【记录查看】签到、课件、培训记录与考核记录。	是否具有承担限制类医疗技术临床应用规范化培训的师资？软、硬件条件是否满足培训需要？
	B	63.2 承担限制类技术临床应用规范化培训工作，应当制定培训方案，培训内容包括但不限于相关技术的法律法规、规章制度、技术规范、操作技能、伦理道德教育、限制类技术质控指标、病历书写、患者随访等，并以发布招生公告等形式向社会发布。及时履行备案程序。	医务科	【文件查阅】开展限制类医疗技术临床应用规范化培训方案(含相关技术的法律法规、规章制度、技术规范、操作技能、伦理道德教育、限制类技术质控指标、病历书写、患者随访等)，医院发布的招生公告。	是否制定详细的限制类技术临床应用规范化培训工作方案？有无向社会发布招生公告？

续表

评审标准（条）	赋分方法	细则（款）	信息采集点	评审方法	访谈要点
（六十四）医院承担限制类技术临床应用规范化培训工作的，应当建立培训规章制度及流程，明确岗位职责和管理要求，加强学员管理，建立学员培训档案，按照培训方案和计划开展培训工作，保障培训质量。	B	64.1 制定限制类技术临床应用规范化培训规章制度及流程，明确岗位职责和管理要求。	医务科	【文件查阅】限制类医疗技术临床应用规范化培训制度、管理与教学人员岗位职责、培训管理要求。	管理与教学人员岗位职责是否明确？培训管理要求有哪些？
	B	64.2 加强培训导师的管理，严格按照统一的培训大纲和教材制定培训方案与计划并落实；加强学员管理，建立学员培训档案，确保培训质量和效果。档案内容可以包括医师基本信息、培训的起止时间、参加相关技术诊疗工作或手术培训的例数、参与技术应用的质量安全情况、参与相关技术全过程管理的患者例数、考核结果等。	医务科	【文件查阅】培训方案与计划、培训大纲和教材、学员培训档案。	是否按照统一的培训大纲和教材来制定培训方案与计划？有无建立学员培训档案？有无学员培训后的考核结果？

四、医疗安全风险防范

评审标准（条）	赋分方法	细则（款）	信息采集点	评审方法	访谈要点
（六十五）以减少诊疗活动对患者的伤害为目标，建立医疗质量（安全）不良事件信息采集、记录和报告相关制度和激励机制。	A	65.1 建立医疗质量（安全）不良事件信息采集、记录、报告制度；有网络直报等多种途径方便上报，有部门统一收集、核查、统计分析、上报，相关人员知晓制度与流程要求并落实。	质控办不良事件收集的相关部门（医疗、护理、院感、药品、装备、器械、后勤、安保类管理等）	【文件查阅】医疗安全不良事件报告制度及处置流程，职能部门定期针对不良事件的收集、核查、统计分析资料。【现场检查】不良事件网络上报系统及上报记录。	发现不良事件后如何上报？职能部门接到不良事件报告后如何处理？是否有信息化软件支持上报？

评审标准（条）	赋分方法	细则（款）	信息采集点	评审方法	访谈要点
续（六十五）有对本院医疗质量（安全）不良事件及管理缺陷进行统计分析、信息共享和持续改进机制。	A	65.2 对不良事件实施分级、分类管理，科室有开展医疗质量（安全）不良事件根本原因分析、讨论，采取防范措施及持续改进。	临床各科室 医技各科室	【记录查看】不良事件分级分类管理统计表，并针对医疗质量（安全）不良事件的根本原因讨论分析（含根原分析、改进措施）、改进情况记录。	有无对不良事件实施分级、分类管理？针对不良事件，有无组织讨论并作根本原因分析？有无改进措施，防止类似事件发生？
	A	65.3 主管部门定期对不良事件及管理缺陷进行统计分析，建立数据库，做到信息共享；针对存在的系统风险有相应解决方案并实施，持续改进机制运转顺畅。	质控办（或院内指定部门）	【记录查看】职能部门建立的不良事件信息数据库、定期的统计分析、针对存在的问题或风险，制定的改进措施或解决方案。	职能部门接到不良事件报告后，有无跟进调查、定期统计分析？针对存在的问题或风险，有无改进措施或解决方案？
	B	65.4 以减少诊疗活动对患者的伤害为目标，鼓励主动上报医疗质量（安全）不良事件，建立激励机制。	质控办（或院内指定部门）	【文件查阅】关于非惩罚性主动报告不良事件管理规定。	主动上报不良事件后，是否给予处罚？
（六十六）落实《医疗纠纷预防和处理条例》，加强医疗风险管理，完善医疗风险的识别、评估和防控措施并定期检查落实情况，及时消除隐患。	A	66.1 医疗机构应当建立健全投诉接待制度，落实《医疗纠纷预防和处理条例》，设置统一的投诉管理部门、配备专（兼）职人员，在医疗机构醒目位置公布投诉电话，并向社会公开，方便患者投诉或者咨询。对投诉处置有明确时限规定，告知患者投诉处置结果。	投诉办（或院内指定的部门）	【文件查阅】投诉管理办法及处理流程（含办理时限）、医疗纠纷处理办法、医疗纠纷接待及处理流程。【记录查看】投诉登记表及处理记录。【现场检查】医疗机构醒目位置公布的投诉电话、设置的意见箱、设置的投诉接待专（兼）职人员。	是否在医疗机构醒目位置公布投诉电话？有无规定投诉的办理时限？投诉处理结果是否向患方反馈？

评审标准（条）	赋分方法	细则(款)	信息采集点	评审方法	访谈要点
续（六十六）	A	66.2 医疗机构应当加强医疗风险管理，识别、评估医院内部存在的医疗风险点，根据负性事件发生的概率、严重性等指标对医疗风险进行分级。完善医疗风险的识别、评估和防控措施，及时消除隐患。	医务科	【记录查看】基于负性事件监测与统计的医疗风险评估表、分析并制定的防控措施；针对防控措施落实情况的定期督导检查记录（含问题、整改通知、改进措施、受检科室整改后反馈的改进情况清单）。	针对负性事件有无定期监测？有无开展医疗风险评估？结合医疗风险有无制定相应防控措施？有无定期督导检查防控措施的落实？医疗安全隐患是否得到及时消除？
	B	66.3 员工知晓本部门及本岗位医疗风险，并有针对性的风险防控措施，包括但不限于医疗风险的知识培训、预警、控制、避让和风险分担等措施。	临床各科室 医技各科室	【记录查看】职能部门下发的医疗风险评估表及制定的风险防控措施；临床科室落实风险防控的相应记录（包括且不限于医疗风险的知识培训、预警、控制、避让和风险分担等）。	本部门的医疗风险有哪些？是否有针对性的风险防控措施？防控措施落实了吗？
（六十七）建立健全医患沟通机制和投诉管理制度。实行"首诉负责制"。投诉相关信息用于医疗质量管理的持续改进。	A	67.1 医疗机构应当建立健全医患沟通机制，制订重大医疗纠纷事件应急处置预案。	投诉办 医务科	【文件查阅】医患沟通制度、医疗纠纷应急处置预案。	是否建立医患沟通机制？有无医疗纠纷应急处置预案？
	A	67.2 医疗机构投诉实行"首诉负责制"，有投诉处置流程，确保依法、及时、有效化解矛盾。	投诉办 医务科	【文件查阅】1. 首诉负责制度、投诉处理办法与处理流程。【记录查看】2. 投诉登记表与医疗纠纷办理档案。	指定哪个部门负责投诉处理？医疗纠纷由哪个部门接待处理？
	B	67.3 加强对医务人员医患沟通技巧的培训，提高医患沟通能力；组织开展相关的演练。	医务科	【记录查看】职能部门举办的相关培训（医患沟通技巧、纠纷防范及处理、开展典型案例教育）的记录、医疗纠纷应急处置预案的演练记录。	有无针对员工举办有关医患沟通技巧、纠纷防范及处理的培训？每年举办几次？医疗纠纷应急处置预案演练过吗？

四、医疗安全风险防范

续表

评审标准（条）	赋分方法	细则(款)	信息采集点	评审方法	访谈要点
续（六十七）	A	67.4 医院重大突发事件、涉法纠纷、医疗纠纷等涉法事项的处置应有法律顾问的参与。医院定期对投诉、纠纷、诉讼案件等开展评析，对发现的法律风险点，督促整改，不断完善医院法治制度，确保医疗质量安全。	投诉办医务科	【文件查阅】医院聘请法律顾问的协议。【记录查看】职能部门定期对投诉、纠纷、诉讼案件的统计及分析评价，针对存在缺陷或法律风险点的科室下达的整改通知(含改进与防范措施)、相关科室整改后反馈的改进情况清单。	是否聘请法律顾问参与医疗纠纷的处置？职能部门有无定期对投诉、纠纷、诉讼案件进行统计及分析评价？存在的缺陷有无得到改进？
（六十八）建立药品不良反应、药品损害事件和医疗器械不良事件监测报告制度，定期评估相关事件并及时反馈到临床，按照国家有关规定向相关部门报告。	B	68.1 建立药品不良反应、药品损害事件和医疗器械不良事件监测报告制度与流程，并落实。	药学部1、3医学装备部2、3	【文件查阅】1. 药品不良反应、药品损害事件监测报告制度；2. 医疗设备与器械不良事件监测报告制度；3. 不良事件报告流程、不良事件上报记录。	药品损害事件发生后向哪个部门上报？医疗器械不良事件发生后向哪个部门上报？有无院内不良事件上报系统？收到报告后是否调查核实？
	A	68.2 定期评估药品不良反应、药品损害事件和医疗器械不良事件并及时反馈至临床。有降低药品不良反应、药品损害事件和医疗器械不良事件漏报的方法和改进措施。	药学部医学装备部	【记录查看】反馈至临床的定期的不良事件的统计分析评价报告(含改进措施)，降低相关科室不良事件发生率、漏报率的措施。	有无定期的不良事件的统计分析评价报告？反馈至临床了吗？如何降低相关科室不良事件漏报率？
	B	68.3 通过药品不良反应、药品损害事件和医疗器械不良事件直报系统，按照国家有关规定向相关部门报告，可追溯。	药学部1医学装备部2	【现场检查】1. 药品不良反应、药品损害事件直报系统和上报记录；2. 医疗器械不良事件直报系统和上报记录。	发生药品不良反应、药品损害事件、医疗器械不良事件后，医院是否使用国家直报系统再次上报？

评审标准（条）	赋分方法	细则(款)	信息采集点	评审方法	访谈要点
（六十九）有深静脉血栓高危患者评估、识别、预防、诊断和处置的制度和流程并开展全员培训。	B	69.1 建立院内深静脉血栓管理组织；制定院内VTE防治管理制度或防治管理手册、应急预案及处理流程，并组织培训与教育，员工知晓。	医务科	【文件查阅】医院深静脉血栓管理组织文件；医院VTE防治管理制度、VTE防治管理手册、VTE应急预案及处理流程。【记录查看】职能部门组织上述内容培训的记录。	如何评估VTE风险？如何防范VTE？出现VTE后，如何处理？
	A	69.2 有深静脉血栓评估、识别、预防、诊断和处置流程，并借助信息化手段对住院患者进行VTE风险评估并落实评估。	临床各科室	【文件查阅】深静脉血栓评估、识别、预防、诊断和处置流程。【现场检查】VTE风险评估量表纳入临床科室电子病历模板情况，以及患者风险评估落实情况。	针对VTE评估、识别、预防、诊断和处置，是否组织过规范培训？VTE风险评估量表是否纳入临床科室电子病历模板？落实评估了吗？
	B	69.3 高危科室制定科室VTE防治管理制度，专科应急预案，并不断优化。	临床相关科室	【文件查阅】高危科室制定的科室VTE防治管理制度，专科的VTE应急预案，并不断优化更新。	高危科室有无制定专科VTE防治管理制度及专科应急处理预案？
	B	69.4 主管部门定期开展质控，监督检查、分析、反馈与改进。	医务科	【记录查看】主管部门针对全院VTE评估、识别、预防、诊断和处置情况的定期质控监测和分析记录；对临床相关科室落实VTE防治管理制度情况的督导检查记录(含问题、整改通知、改进措施)，存在问题的科室反馈的改进情况清单。	针对全院VTE评估、识别、预防、诊断和处置情况有无定期进行质控监测和分析？有无针对高危科室落实VTE防治管理制度情况，定期开展督导检查？发现的问题是否得到改进？

续表

评审标准（条）	赋分方法	细则(款)	信息采集点	评审方法	访谈要点
（七十）关注院内安全，有针对心跳骤停、昏迷、跌倒等高风险意外事件的应急措施和救护机制，保障全院任何区域内均能及时提供紧急救治和生命支持服务。	B	70.1 有保障院内安全的相关制度及各种紧急预案；急救设施配置和布局覆盖全院；职责明确、流程清晰，有多部门协调机制。	应急办	【文件查阅】抢救制度、患者突发呼吸心跳骤停应急预案、过敏性休克、昏迷、跌倒等高风险意外事件应急处理预案和应急处置流程；全院抢救车布局图、全院急救及生命支持类设备分布图。	有无患者突发呼吸心跳骤停、过敏性休克、昏迷、跌倒等高风险意外事件应急处理预案和应急处置流程？急救设施的配置是否覆盖全院？
	A	70.2 全院分区负责及时提供紧急救治和高级生命支持服务，有针对心跳骤停、昏迷、跌倒等高风险意外事件的应急措施和救护机制。定期开展针对性培训与演练，确保员工掌握处置要求，对员工高风险意外事件的处置进行培训及考核。	应急办1 临床医技各科室2	【文件查阅】1. 医院范围内各抢救责任区域划分及急救职责、处置流程；2. 各抢救责任区针对患者突发高风险意外事件的各类应急预案，定期开展培训与演练的记录；员工急救知识与技能培训与考核记录。	有无划分抢救责任区域和明确急救人员的职责？针对高风险意外事件应急处理预案和应急处置流程有无定期开展培训和演练？有无考核成绩？
	B	70.3 各科室对心跳骤停、昏迷、跌倒等高风险意外事件及时自查，根本原因分析、提出有针对性改进措施，降低意外事件的发生。	临床医技各科室	【记录查看】高风险意外事件自查记录(含事件的发生时间、地点、过程、结果、根本原因分析、改进措施)。	发生心跳骤停、昏迷、跌倒等高风险意外事件后，所在科室有无及时自查？有无根本原因分析与改进措施？
	B	70.4 主管部门定期督导、检查、分析、评价、改进，有效降低跌倒等意外事件的发生。	护理部 医务科	【记录查看】职能部门定期对高风险意外事件应急措施和救治保障机制开展安全督导检查(含分析与评价、改进措施)的记录。【数据核查】患者发生高风险意外事件例数月统计表。	职能部门有无对高风险意外事件应急措施和救治保障机制，是否定期开展安全督导检查？有无措施降低此类事件的发生？

第二章 临床服务质量与安全管理

续表

评审标准（条）	赋分方法	细则（款）	信息采集点	评审方法	访谈要点
（七十一）关注分娩安全，有控制分娩疼痛和减少分娩损伤的制度、技术规范和流程。	B	71.1 建立安全分娩、分娩镇痛、减少分娩损伤的管理制度、分娩技术规范和工作流程，适时更新并开展培训，做到人人知晓，并有效落实。	产科	【文件查阅】安全分娩制度、分娩镇痛管理制度、减少分娩损伤的管理制度、分娩技术规范和工作流程。【记录查阅】产科人员参加上述内容培训的记录。	如何减少分娩损伤？针对分娩镇痛、分娩技术规范及工作流程是否组织过科内培训？
	A	71.2 严格落实分娩镇痛前的产妇评估，把握适应证、禁忌证及镇痛时机，严密观察产程，提供专业照护，降低分娩并发症发生率。	产科	【文件查阅】分娩镇痛技术应用规范与产程影响处理流程。【记录查看】分娩镇痛前评估记录、产程记录、护理相关记录、分娩相关并发症记录。	如何进行分娩镇痛前产妇评估？禁忌证有哪些？如何降低分娩并发症发生率？
	A	71.3 科室制定控制分娩疼痛与减少分娩损伤的质控指标，定期收集分娩信息数据、总结分析、改进；主管部门履行监管职责。	产科 1、2 护理部 2 医务处 2	【记录查看】1. 控制分娩疼痛与减少分娩损伤的质控指标、科室定期指标监测、分析与改进措施记录。2. 职能部门定期针对制度、技术规范落实情况的督导检查记录（含问题、整改通知、改进措施），产科反馈的改进情况清单。	科室是否建立控制分娩疼痛与减少分娩损伤的具体质控指标？定期监测、分析和改进了吗？职能部门有无针对制度、技术规范落实情况进行监管？问题是否得到改进？

五、诊疗质量保障与持续改进

评审标准（条）	赋分方法	细则（款）	信息采集点	评审方法	访谈要点
（七十二）门、急诊（含发热、肠道门诊，下同）布局符合相关规定，能满足临床管理工作。	B	72.1 门、急诊注重"以患者为中心"的宗旨（含发热、肠道门诊，下同）布局科学、合理，流程有序、连贯、便捷，符合相关规定。急诊科诊室入口通畅，有醒目的路标和标识，并设有救护车通道和专用停靠处。	门诊部 发热门诊 肠道门诊 急诊科	【现场查看】1. 门、急诊布局流程及标识；发热门诊、肠道门诊布局、流程及标识；2. 急诊通道入口是否畅通及标识情况，急救绿色通道相关标识，救护车专用停靠位是否便捷。	发热门诊、肠道门诊的就诊患者与普通门诊的就诊患者是否进行了严格分流、分区？急救绿色通道相关的科室有无危急重症患者优先标识？

五、诊疗质量保障与持续改进

续表

评审标准（条）	赋分方法	细则(款)	信息采集点	评审方法	访谈要点
续（七十二）建立门、急诊管理制度和工作流程、突发应急事件处置预案并组织实施。	B	72.2 制定符合《医疗机构门急诊医院感染管理规范》的门、急诊管理制度和工作流程，并落实。	门诊部 急诊科	【文件查阅】 1. 门、急诊管理制度与工作流程，门诊预检分诊制度与流程、急诊预检分诊制度与流程。 【记录查看】 2. 门诊预检分诊登记本、急诊预检分诊登记本、发热门诊就诊患者登记本。 【现场查看】 3. 门、急诊预检分诊制度落实情况，发热患者分流至发热门诊处置情况。	门、急诊是否建立预检分诊制度与流程？
	A	72.3 有处理突发事件应急处置预案，并定期组织应急预案培训与演练。	门诊部	【记录查看】 1. 门诊突发事件应急处置预案、门诊突发公共卫生事件应急处置预案； 2. 上述应急预案的培训与演练记录。	是否建立门诊突发事件应急处置预案？有无突发公共卫生事件(感染事件)应急处置预案？门、急诊人员培训和演练过吗？
（七十三）加强门、急诊专业人员和技术力量配备，根据门、急诊就诊患者流量和突发事件调配医疗资源，做好资源调配。对门、急诊医务人员开展技术和技能专业培训。	B	73.1 根据门、急诊就诊患者流量，合理配置门、急诊专业技术人员，满足门、急诊工作需要。	门诊部 急诊科	【现场检查】 查看门、急诊患者流量即时监测系统，急诊区域设置与值班、门诊区域设置与出诊情况。	门、急诊医护人员的配置，是否满足就诊需要？
	B	73.2 根据门、急诊就诊患者流量变化和突发事件制定医疗资源调配方案或应急预案。定期分析门、急诊流量和突发事件情况，及时调整门、急诊医疗资源配备。	门诊部	【文件查阅】 就诊患者高峰分流预案、门诊各类突发事件应急预案。 【记录查看】 应急预案的演练记录，及时调配整医疗资源的记录。	门诊就诊患者出现高峰有无分流预案？有无大批量受伤患者(交通事故、群体中毒)救援应急预案？
	B	73.3 有门、急诊医务人员技术和技能的年度培训计划并组织落实。	门诊部 急诊科	【记录查看】 门、急诊医务人员年度技术技能培训计划、培训资料(含培训通知、签到、课件、培训小结)。	有无开展门、急诊医务人员年度技术和技能培训？

续表

评审标准（条）	赋分方法	细则(款)	信息采集点	评审方法	访谈要点
（七十四）实行预检分诊制度，门、急诊规范设置预检分诊场所，完善预检分诊流程。	B	74.1 建立传染病预检分诊制度，完善预检分诊流程，对急诊患者进行分级管理，实施分类救治。明确人员资质、岗位职责和工作流程，组织培训并考核。	门诊部 急诊科	【文件查阅】 1. 略，同72.2； 2. 急诊患者分诊标准、流程、预检分诊人员岗位职责和资质。 【现场检查】 3. 急诊预检分诊登记及病情分级所对应的ABC三区划分。 【记录查看】 4. 预检分诊人员的培训与考核记录。	预检分诊人员的岗位职责和工作流程？
	A	74.2 预检分诊点应设置规范，标识导向醒目易懂。配齐必须的诊疗、消毒及个人防护等设备和用品；应当配备有经验的医务人员从事预检分诊工作，并按要求做好个人防护。	门诊部 急诊科	【现场检查】 预检分诊处人员配置、标识、诊疗用品、消毒用品、个人防护用品配备及个人防护情况。	有无在预检分诊处监测进入人员的体温？对发热患者是否执行分流？预检分诊处如何进行日常消毒处理？
	A	74.3 患者信息登记完整，交接流程清晰。通过预检，有效分诊疑似传染病、发热等患者。	门、急诊预检分诊处	【记录查看】 检查预检分诊登记本，查阅疑似传染病、发热患者的分流及去向。	如何对疑似传染病者、发热患者进行引导和交接？
	B	74.4 主管部门履行监管职责，定期评价、分析、反馈，不断优化流程，确保预检分诊制度的正确执行。	门诊部	【记录查看】 职能部门针对预检分诊制度和流程执行情况的检查评价记录（含问题、整改通知、改进措施），预检分诊处整改后反馈的改进情况清单。	针对预检分诊制度和流程的执行情况，职能部门是否履行监管职能？问题是否得到改进？

五、诊疗质量保障与持续改进

续表

评审标准（条）	赋分方法	细则（款）	信息采集点	评审方法	访谈要点
（七十五）把门、急诊工作质量纳入临床各科室质量管理范围，作为考核科室和医务人员的重要内容。	B	75.1 各临床科室有体现门、急诊工作质量的管理制度和规范，并落实。	门诊部 急诊科	【文件查阅】门、急诊质量管理制度、各专科诊疗规范。	有无门、急诊质量管理制度？有无专科诊疗规范？
	A	75.2 有门、急诊工作质量指标，科室对质量管理工作有自查、分析和改进。	门诊部 急诊科	【记录查看】门诊和急诊质量控制指标、门诊和急诊质量控制记录（含月度自查、分析和改进措施）。	有无门、急诊工作质量指标？定期自查分析了吗？
	B	75.3 将门、急诊服务质量纳入科室和医务人员的考核内容，并落实。	门诊部1 绩效考核办2 医务科3	【文件查阅+记录查看】1. 门、急诊服务质量考核方案，门、急诊服务质量考核记录；2. 医院绩效考核方案、各科室综合绩效考核项目表；3. 医师定期考核记录。	有无门、急诊服务质量考核标准？与科室绩效考核挂钩了吗？与医务人员的定期考核挂钩了吗？
（七十六）有急危重症患者"绿色通道"。建立院前急救、院内急诊与住院或转诊的连贯性医疗服务流程，	B	76.1 建立院前急救、院内急诊与住院或转诊的连贯性医疗服务标准与流程。患者交接记录完整。	急诊科	【文件查阅】院前急救制度与流程、急诊工作制度、急诊入院标准与入院流程、急诊重点病程抢救流程；急诊留观制度、转诊制度、急诊转诊（转科）流程。【记录查看】院前急救出诊登记、急诊转诊（转科）记录。	有无院前急救、院内急诊与住院、转诊的相应流程？有无上述服务的相关记录？
	B	76.2 有为急危重症患者住院备床、备手术间的机制，定期调整备床数量，满足急危重症患者住院及手术需求。	医务科1 临床各科室2 手术室2	【文件查阅】1. 急危重症患者优先处置制度。【现场检查】2. 各病区备用空床、手术室备用手术间的设置情况。	临床各科室是否有急危重症患者备用空床？手术室有无备用手术间？

续表

评审标准（条）	赋分方法	细则（款）	信息采集点	评审方法	访谈要点
续（七十六）并定期进行评价和持续改进。	A	76.3 建立有急危重症患者抢救"绿色通道"，有根据病情分级实施分区治疗相关标准、规定及有效衔接的工作流程。员工知晓绿色通道的实施范围及流程，并落实。	急诊科	【文件查阅】急诊绿色通道管理办法与流程、急诊预检分诊制度、急诊分诊标准。	请描述急诊绿色通道的办理范围及办理流程？
	B	76.4 主管部门定期督导评价，对"绿色通道"和医疗服务流程的连续性、时效性，进行汇总、分析、反馈并持续改进。	门诊部	【记录查看】职能部门对绿色通道流程和医疗服务流程执行情况的检查记录（含评价与分析、整改通知、改进措施），相关科室整改后反馈的改进情况清单。	有无针对绿色通道服务和医疗服务流程的连续性、时效性，定期开展督导检查？问题是否得到改进？
（七十七）有创伤、脑卒中、急性心肌梗死、高危孕产妇及新生儿等急危重症病种和重点人群服务规范和流程。	A	77.1 对急性创伤、急性心肌梗死、急性心力衰竭、急性脑卒中、急性颅脑损伤、急性呼吸衰竭、高危孕产妇及新生儿等重点病种的急诊服务规范流程与服务时限有明文规定，并落实。	急诊科	【文件查阅】重点病种急诊抢救流程与服务时限规定。【记录查看】重点病种抢救记录。	有无随机访谈急性创伤、急性心肌梗死、急性心力衰竭、急性脑卒中、急性颅脑损伤、急性呼吸衰竭、高危孕产妇及新生儿的急诊抢救流程？
	A	77.2 急诊服务体系中相关部门及科室责任明确，各司其职，确保患者能够获得连贯、及时、有效的救治。	医务科 急诊科 收费室 药房 医技各科室	【文件查阅】急诊服务体系中相关部门及科室的职责、重大突发事件医疗救援预案中各相关部门的职责。【现场检查】救治流程的连续性、时效性。	确保急诊绿色通道畅通涉及哪些部门？相关部门的岗位职责是什么？
	A	77.3 相关科室与人员知晓急诊服务流程并执行，需要时能在规定时间内进行急诊会诊。	临床各科室 医技各科室	【文件查阅】急会诊制度、急会诊流程。【现场检查】演示急会诊，查看急会诊人员资质及到达时间。	急会诊的时限是如何规定的？是否可以进行电话会诊？

五、诊疗质量保障与持续改进

续表

评审标准（条）	赋分方法	细则（款）	信息采集点	评审方法	访谈要点
（七十八）优化门、急诊服务，实施多种形式的预约诊疗服务，逐步提高患者预约就诊比例。及时公开出诊信息。开展多学科诊疗，方便患者就医。	A	78.1 优化门、急诊服务，有明确的服务流程、质量指标，实施多种形式的预约诊疗服务，并逐步提高患者预约就诊比例。	门诊部	【文件查阅】门、急诊服务流程、质量控制指标。【现场检查】多种预约形式及预约信息。【数据核实】月门诊预约就诊比例统计表。	目前开展了几种形式的预约诊疗服务？每月对预约就诊比例统计了吗？
	A	78.2 及时公开出诊信息，方便患者及时获取预约诊疗信息，对变动出诊时间提前公告；有专门部门和专职人员负责统一预约管理和协调工作。	门诊部	【现场检查】门诊大厅、网站、App等各种载体公布的门诊出诊信息及出诊变动情况公告；专门部门提供预约对接、办理、咨询与管理情况。	出诊信息公示形式有哪些？人员无法出诊或人员发生变动时有无提前公示？
	A	78.3 有制度与流程支持在门诊开展多学科诊疗，提高患者就医质量。	门诊部	【现场检查】多学科门诊的设置与出诊公示。【文件查阅】多学科门诊就诊制度、就诊流程。	是否开设多学科门诊？有无公示就诊流程？
（七十九）优化就诊环境。就诊环境清洁、舒适、安全。为患者提供就诊接待、引导、咨询服务。急诊与门诊候诊区、医技部门等均有清晰、规范、醒目、易懂的标识。	B	79.1 医院门诊布局符合患者就诊流程要求和医院感染管理要求；门诊工作区满足患者就诊需要，有等候休息区和候诊排队提示系统。	门诊部	【现场检查】医院门诊布局图与患者就诊流程图，普通患者与感染性患者的就诊分区情况；候诊休息区、排队叫号系统。	有无候诊休息区和排队叫号系统？
	B	79.2 为患者提供就诊接待、引导、咨询服务，就诊环境清洁、舒适、安全，定期检查，及时维护。有各种便民措施与服务，相关人员熟知服务流程。	门诊部	【现场检查】查看导医台的设置与服务（能否提供就诊接待、引导、咨询、便民措施服务），就诊环境及设施是否清洁、安全、便利。	导医台能够提供哪些便民措施？有无残疾人无障碍卫生间？
	B	79.3 相关科室、路径与服务标识清晰、规范、醒目、易懂，服务区域功能或路径变化时，及时变更标识。	门诊部	【现场检查】查看科室标识标牌、路径指示标识，服务标识是否清晰、规范、醒目、正确。	路径指示标识是否连贯并指示正确？

评审标准（条）	赋分方法	细则(款)	信息采集点	评审方法	访谈要点
（八十）完善患者入院、出院、转科、转院服务管理工作制度和标准，为急诊患者入院制定合理、便捷的相关制度与流程。加强转科、转院患者的交接管理。	A	80.1 医院有完善的患者入院、出院、转科、转院的管理工作制度和标准，转科、转院交接管理执行到位且有记录。	医务科1 临床各科室1、2	【文件查阅】 1. 患者入院、出院、转科、转院的管理制度、标准、流程。 【记录查看】 2. 转科、转院交接记录本	有无患者入院、出院、转科、转院的管理制度、标准及流程？有无转科、转院交接记录？
	A	80.2 有合理、便捷的急诊患者优先入院制度及流程，且执行到位，确保急诊绿色通道畅通。	医务科1 急诊科1、2 相关科室（含收费、药房及医技科室）3	【文件查阅】 1. 急诊患者优先入院制度及流程。急诊绿色通道管理办法及流程。 【记录查看】 2. 查看急诊绿色通道患者登记与审批单。 【现场检查】 3. 查看窗口及医技科室的急危重症优先标识与绿色通道标识。	有无急诊患者优先入院的制度及流程？请描述急诊绿色通道办理流程？
	A	80.3 临床科室定期对上述制度、流程执行情况自查、整改。主管部门定期督导、检查、评价、反馈、改进。	临床各科室1 门诊部2 医务处2	【记录查看】 1. 对入院、出院、转科、转院管理制度和流程，交接执行情况的自查与整改记录； 2. 职能部门对上述制度和流程执行情况的督导检查记录(含问题、整改通知、整改措施)、存在问题的科室反馈的改进情况清单。	对入院、出院、转科、转院的服务流程是否定期进行自查及整改？职能部门是否定期对制度和流程执行情况开展督导检查？问题是否得到改进？
（八十一）加强出院患者健康教育，为出院患者提供规范的出院医嘱和康复指导意见，	B	81.1 开展健康教育和健康促进，有完善的出院患者健康教育制度和流程，临床医生为出院患者开具规范的出院医嘱、健康教育和康复指导，在出院记录中体现。	护理部1 临床各科室1、2	【文件查阅】 1. 入、出院患者健康教育制度和流程。 【记录查看】 2. 入院患者健康教育记录，出院医嘱、出院小结。	请描述入、出院患者的健康教育流程。分别由谁来落实？有无记录？

续表

评审标准(条)	赋分方法	细则(款)	信息采集点	评审方法	访谈要点
续（八十一）建立出院患者随访制度并组织实施。	A	81.2 有出院患者随访制度，对出院后需继续治疗、康复和定期复诊的患者进行随访。采取电话随访、上门随诊、接受咨询以及各种信息手段等多种形式对患者进行饮食、运动、心理、康复、用药等健康指导，并有随访记录。	医务处1 临床各科室1、2	【文件查阅】 1. 出院患者随访制度与流程。 【记录查看】 2. 出院患者随访记录本。	是否对出院患者进行了随访？采用何种形式进行随访？有无随访记录？
（八十二）建立各专科常见疾病的临床诊疗规范和技术操作流程，由具有法定资质的医务人员按照制度、程序、规范和流程对患者进行疾病诊断、评估并制定诊疗计划。对疑难危重患者、恶性肿瘤患者，实施必要的多学科评估和综合诊疗。	B	82.1 建立各专科常见疾病的临床诊疗规范和技术操作流程，并建立完善的疑难危重患者、恶性肿瘤患者多学科评估和综合诊疗的相关制度与程序，员工知晓并落实。	医务科 临床各科室 医技各科室	【文件查阅】 各专科常见疾病诊疗规范和技术操作规程、多学科会诊制度与流程（疑难、危重症、恶性肿瘤患者）。 【病历检查】 经多学科综合诊疗的患者病历及相关记录。	是否建立专科常见疾病诊疗规范和技术操作规程？门诊MDT、住院MDT、是如何组织和实施的？
	A	82.2 由具有法定资质的医务人员按照制度、程序、规范和流程对患者进行疾病诊断、评估并制定诊疗计划，并持续落实到位。	临床各科室 医技各科室	【文件查阅】 医师执业资格证、执业注册证，特殊岗位人员上岗证、培训证等。 【病历检查】 依照制度、专科疾病诊疗规范，落实疾病诊断、病情评估、诊疗计划等情况。	管床医师是否均具有执业医师资格？诊疗计划由谁制定？由谁核准方可执行？
	A	82.3 开展儿童血液病、恶性肿瘤的救治管理，对疑难危重患者、恶性肿瘤患者实施必要的多学科评估和综合诊疗。	血液内科1、2 肿瘤科1、2 临床各科室3 多学科综合门诊3	【文件查阅】 1. 儿童血液病、恶性肿瘤疾病诊疗规范和相关技术操作规程。 【病案检查】 2. 儿童血液病、恶性肿瘤疾病患者相关病历。 3. 疑难危重患者、恶性肿瘤患者多学科评估及诊疗记录。	是否规范开展儿童血液病患者疾病的、恶性肿瘤患者救治与管理？对疑难危重患者、恶性肿瘤患者有无开展多学科评估和诊疗？

续表

评审标准（条）	赋分方法	细则（款）	信息采集点	评审方法	访谈要点
（八十三）对住院患者实施营养评估，为患者提供营养膳食指导，提供营养配餐和治疗饮食，满足患者治疗需要。对特殊、疑难、危重及大手术患者提供营养会诊，按需提供营养支持方案，并记入病历。	B	83.1 成立临床营养管理委员会及特殊医学用途配方食品管理工作小组，规范设立营养科，具备与其功能和任务相适应的场所、设施、仪器设备等条件，人员和床位配置比例达到相关要求，建立系统的营养科规章制度并落实。	营养科	【文件查阅】临床营养管理委员会成立文件、特殊医用配方食品管理工作小组名单，营养科各类规章制度、流程、住院患者各类膳食的适应证和膳食应用原则。【现场检查】营养科、营养门诊、营养代谢实验室、治疗膳食配置室、肠内营养配置室的设立；各配置场所相应设备、设施、仪器等；营养专业人员与床位比不少于1∶200，其中营养医师占专业人员的比例≥50%；	是否成立临床营养管理委员会？有无查房、会诊制度，及值班、交接班制度，食品卫生相关制度，医院感染管理制度，设备维护维修制度，工作人员职业道德、行为规范与考核制度等营养科制度？有无特殊医用配方食品管理工作小组？是否开设营养门诊？
	B	83.2 根据临床医师治疗膳食医嘱，提供满足患者治疗需要的营养配餐和治疗膳食服务；提供营养代谢检测，包括但不限于人体成分分析、间接能量测定、肠屏障功能检测、尿氮测定等；提供满足肠内营养治疗需要的肠内营养制剂配制服务；规范使用特医食品。	营养科	【现场检查】查看治疗膳食配置室所能提供的营养配餐及服务，营养代谢检测设备与检测报告；查看肠内营养配置室所能提供的制剂种类、能否开展营养风险筛查和营养评定、特殊医学用途配方食品的使用流程是否规范。	目前能够为患者提供多少种治疗膳食？目前开展的营养代谢检测主要检测哪些项目？是否开展开展营养风险筛查和营养评定？肠内营养配置室能提供多少种制剂？特殊医学用途配方食品有无规范的使用流程？
	A	83.3 营养医师对特殊、疑难、危重及大手术患者提供营养会诊，按需提供营养支持方案，并记入病历，有定期自查。	营养科	【记录查看】查看营养医师参加临床会诊、定期查房、临床病例讨论的记录，以及书写的重点患者营养病历；营养科针对上述工作完成情况的定期自查记录。	是否参加临床会诊、查房，临床病例讨论？是否提供营养支持方案？针对重点患者有无书写营养的病历？

续表

评审标准（条）	赋分方法	细则(款)	信息采集点	评审方法	访谈要点
续（八十三）	B	83.4 主管部门履行监管职责，落实住院及门诊患者营养诊疗质量与服务管理的指标和要求。	医务科	【记录查看】职能部门针对营养诊疗质量与服务落实情况的监管记录。	职能部门有无定期监管营养诊疗质量与服务落实情况？
（八十四）实施手术患者评估制度，合理制订诊疗和手术方案。建立重大手术报告审批制度，有急诊手术管理措施，保障急诊手术安全。	A	84.1 建立手术患者评估与术前讨论制度，为每位手术患者制订适宜的手术治疗计划或诊疗方案。	临床各手术科室	【文件查阅】患者病情评估制度、术前讨论制度。【病历检查】提供至少两种适宜的治疗计划或诊疗方案。	针对手术患者是否落实术前讨论制度？是否为手术患者提供至少两种诊疗方案供患方选择？诊疗方案是否经上级医师核准？
	A	84.2 建立重大手术审批目录、重大手术（包括急诊情况下）报告审批管理的制度与流程，员工知晓。	医务科 临床各手术科室 急诊科	【文件查阅】重大手术报告审批制度与流程、重大手术审批目录。【记录查看】重大手术报告审批单。	重大手术审批目录中涉及专科的有哪些术种？开展前是否向医务科报告并审批？
	A	84.3 有急诊手术管理措施，落实急诊手术优先和手术资源应急保障机制，保障急诊手术安全。	急诊科 手术室 临床各手术科室	【文件查阅】急诊手术管理制度、急诊手术流程、急诊绿色通道管理办法。	是否建立急诊手术优先机制？如何保障急诊手术安全？
（八十五）手术的全过程情况，术后注意事项，手术后治疗、观察与护理情况及时准确地记入病历；手术的离体组织必须做病理学检查，明确术后诊断。	B	85.1 按照病历书写规范，手术全过程情况应准确记入病历中。	临床各手术科室	【病历检查】术前病程记录、术前讨论记录、手术风险评估表、手术知情同意书、麻醉知情同意书、麻醉风险评估表、手术安全核查表、麻醉记录单、术后首次病程记录等。	手术前后，哪些资料需要载入病历中？

续表

评审标准（条）	赋分方法	细则(款)	信息采集点	评审方法	访谈要点
续（八十五）	A	85.2 及时、准确地完成术后首次病程记录，包括但不限于手术方式、术后注意事项、手术后治疗、观察与护理情况。	临床各手术科室	【病历检查】查阅术后首次病程记录的规范性（手术方式、术后注意事项，手术后治疗、观察与护理情况等）。	术后首次病程记录内容包括哪些？其记录时限有何要求？
	A	85.3 有离体组织的病理学检查的规定与流程，并落实；在病理报告与术中快速冰冻切片检查及术后诊断不一致时，有追踪、讨论与记录。	医务科1 病理科1、2	【文件查阅】1. 离体组织的病理检查规定及流程、术中快速病理检查流程、术中快速病理诊断合理使用指征、病理报告制度与报告流程、病理医师与临床医师沟通制度、病理报告追踪与讨论制度。【记录查看】2. 病理标本送检登记本、病理检查报告存根、病理科病例讨论记录本。	医院有无术后离体组织的病理学检查规定及流程？在病理报告与术中快速冰冻切片检查报告或术后诊断不一致时，如何追踪、讨论与记录？
	B	85.4 科室对上述工作有自查、分析、整改，主管部门履行监管职责，定期对上述工作检查、分析、反馈、改进。	临床各手术科室1 医务科2	【记录查看】1. 临床各手术科室对手术病历书写的规范情况，离体组织病理学送检及明确术后诊断情况的定期自查、分析、整改记录。2. 职能部门对上述内容定期督导检查记录（含问题、分析、整改通知、改进措施），存在问题的科室反馈的改进情况清单。	临床手术科室对手术病历书写的规范情况、离体组织病理学送检及明确术后诊断情况有无定期开展自查？职能部门有无针对上述内容定期开展督导检查？问题是否得到改进？

续表

评审标准(条)	赋分方法	细则(款)	信息采集点	评审方法	访谈要点
（八十六）完善日间手术质量安全管理制度和评估工作机制。制定并向社会公开本院日间手术病种和技术目录，明确手术适应证范围、麻醉方式、主要风险。加强日间手术病历管理，重视日间手术患者宣教和随访。	B	86.1 完善日间手术质量安全管理制度和评估工作机制，指定部门负责日间手术管理。	日间手术病房	【文件查阅】 日间手术质量安全管理制度、开展日间手术病种范围规定、日间手术病种疾病诊疗规范、技术操作规程。 【现场检查】 日间手术病房的设置、人员、仪器设备的配置情况。	如何确保日间手术质量安全？哪个部门具体负责对日间手术管理？
	A	86.2 制定并向社会公开本院日间手术病种和技术目录，明确手术适应证范围、麻醉方式、主要风险。建立日间手术后风险防范院内和院外应急预案，确保应急处置绿色通道畅通。	日间手术病房	【文件查阅】 医院公示的日间手术病种和技术目录（含手术适应证、麻醉方式、风险），日间手术后风险防范措施、院内和院外应急预案，应急处置绿色通道管理办法与流程。	日间手术病种和技术目录是否公示？手术适应证范围、麻醉方式、主要风险是否公示？有无术后风险防范措施及院内和院外应急预案？有无应急处置绿色通道？
	A	86.3 加强日间手术病历管理，重视日间手术患者宣教和随访，有随访记录，可追溯。	日间手术病房	【文件查阅】 日间手术病历书写与管理规定、日间手术患者宣教制度、随访制度。 【病历检查】 日间手术病历书写的完整性、规范性。 【记录查看】 日间手术患者宣教记录、随访记录。	日间手术电子病历的模板内容有哪些？有无术前术后宣教记录？有无患者离院后随访记录？随访是如何规定的？
	B	86.4 制订相应的日间手术质控指标，定期评估日间手术病种和技术的风险。	日间手术病房	【记录查看】 日间手术质量控制记录本，含质量控制指标、监测与评估（死亡率、重返率、并发症发生率等）记录、风险的原因分析、防范与改进措施等。	日间手术质量控制指标有哪些？开展日常监测了吗？针对存在的风险有无分析原因和采取防范、改进措施？

评审标准（条）	赋分方法	细则(款)	信息采集点	评审方法	访谈要点
（八十七）手术麻醉人员配置合理。实行患者麻醉前病情评估制度。有麻醉后复苏室，规范全程监测并记录麻醉后患者恢复状态，防范麻醉并发症的措施到位。制定术后镇痛治疗管理规范和流程并严格执行。	B	87.1 手术麻醉人员配置合理，岗位职责明确，能满足业务范畴和临床工作量需要；相关人员经过严格的专业理论和技能培训与考核。	麻醉科	【文件查阅】手术麻醉人员的岗位职责。【记录查看】手术麻醉人员名单、执业资格证书、执业注册证，专业理论和技能培训与考核记录。	手术护士、巡回护士、麻醉人员的岗位职责是否明确？手术室护士和麻醉医师是否经过专业理论和技能培训？有无考核的记录？
	A	87.2 实行患者麻醉前病情评估制度，所有患者在麻醉前完成病情评估、脏器功能评估和其他必要的评估。由有资质和授权的麻醉医师进行患者麻醉前病情评估和麻醉前讨论；患者麻醉前及变更麻醉方式的知情同意率和执行手术安全核查率达100%。	麻醉科	【文件查阅】麻醉前病情评估制度、麻醉知情同意制度、麻醉讨论制度、手术安全核查制度与流程、麻醉授权文件。【记录查看】麻醉前病情评估记录、麻醉讨论记录、麻醉知情同意书、变更麻醉方式知情同意书、手术安全核查表。【现场检查】查看手术安全核查步骤与内容。	麻醉前病情评估内容有哪些？麻醉前的讨论主要针对哪类情形的手术患者？变更麻醉方式是否要重新签署知情同意书？麻醉医师是否经过授权？
	A	87.3 麻醉后复苏室床位与手术台比不低于1:3；监护等必需设备满足需求；落实复苏室转入、转出标准和流程。	麻醉科	【文件查阅】复苏室转入、转出标准和流程。【记录查看】监护和处理记录、复苏室转入、转出交接记录。【现场检查】查看复苏室床位数与手术台数（是否满足1:3）、复苏室所必备的设备与设施。	复苏室转入、转出标准和流程是什么？有无交接记录？

五、诊疗质量保障与持续改进

续表

评审标准（条）	赋分方法	细则(款)	信息采集点	评审方法	访谈要点
续（八十七）	B	87.4 麻醉的全过程在病历或麻醉单上得到充分体现，麻醉单及相关记录真实、准确、完整、符合规范，患者的复苏监护和处理记录真实、准确、完整。	麻醉科	【病历检查】麻醉记录单、复苏监护和处理记录。	麻醉与复苏的全过程，有无真实、准确、完整的相关记录体现？
	B	87.5 建立麻醉并发症的预防措施，开展麻醉并发症监测、分析与反馈、改进。	麻醉科	【文件查阅】麻醉并发症的防范措施。【记录查看】麻醉并发症的监测记录、科内定期针对麻醉并发症的分析、反馈、改进情况记录。	麻醉并发症有哪些？麻醉并发症预防措施有哪些？针对麻醉并发症有无监测记录？是否定期分析并采取改进措施？改进效果如何？
	B	87.6 有效执行术后镇痛治疗管理的规范与流程，相关人员掌握并执行核心制度、岗位职责、诊疗规范、技术操作常规并严格遵循。	麻醉科	【文件查阅】术后镇痛治疗管理规范与流程、术后镇痛治疗人员的岗位职责、术后镇痛诊疗规范、技术操作规程。	有无术后镇痛治疗管理规范与流程？请描述术后镇痛治疗人员的岗位职责？是否遵循术后镇痛诊疗规范？
	A	87.7 科室定期开展麻醉质量指标分析与评价，对存在问题有整改，主管部门履行监管职责，定期开展麻醉质量评价与改进。	麻醉科1 医务科2	【记录查看】1. 麻醉质量控制记录(含定期的麻醉质量指标监测、存在问题的原因分析与评价，改进措施)；2. 职能部门定期对麻醉质量的监管记录(含评价与改进措施)，麻醉科反馈的改进情况清单。	麻醉质量监测指标有哪些？开展日常监测了吗？科室有无定期分析和评价？职能部门有无定期对麻醉质量进行监管？问题是否得到改进？

评审标准（条）	赋分方法	细则(款)	信息采集点	评审方法	访谈要点
（八十八）根据《中华人民共和国传染病防治法》等相关法律、法规要求设置感染性疾病科、发热门诊、肠道门诊，其建筑规范、医疗设备和设施、人员符合规定。按计划对工作人员进行相关培训。	B	88.1 感染性疾病科、发热门诊、肠道门诊的各项规章制度与工作流程符合相关管理规范；有感染性疾病患者就诊流程规定并公示；有完善的工作人员培训计划并落实。	感染性疾病科1、2 发热门诊1、2 肠道门诊1、2 院感办3	【文件查阅】 1. 感染性疾病科、发热门诊、肠道门诊相关工作制度（含预检分诊）及相应工作流程。 【现场检查】 2. 公示的感染性疾病患者就诊流程。 【记录查看】 3. 上述部门人员的培训计划及培训记录。	有无针对感染性疾病科、发热门诊、肠道门诊工作人员的培训计划？培训落实了吗？
	A	88.2 感染性疾病科、发热门诊、肠道门诊，其建筑规范、医疗设备和设施、人员符合规定。工作人员配置、梯队结构合理，满足工作需要，按计划对全体人员开展传染病防治、消毒隔离、标准预防等相关知识的培训和考核，记录完整，并有培训效果评价。	感染性疾病科1 发热门诊1 肠道门诊1 院感办2	【现场检查】 1. 查看感染性疾病科、发热门诊、肠道门诊建筑是否符合院感规范；查看设备、设施、人员、防护情况。 【记录查看】 2. 职能部门针对感染性疾病科、发热门诊、肠道门诊工作人员开展传染病防治知识、消毒隔离、标准预防等相关知识的培训（含效果评价）与考核记录。	访谈感染性疾病科、发热门诊、肠道门诊工作人员对传染病防治知识、消毒隔离、标准预防等知识的掌握情况。
	B	88.3 定期对院感相关制度及流程、标准预防措施的落实情况进行自查，发现问题及时改进。主管部门履行监管职责，定期评价、分析、反馈、整改，感染性疾病收治符合规范。	感染性疾病科1 发热门诊1 肠道门诊1 院感办2	【记录查看】 1. 科室定期对院感相关制度及流程、标准预防落实情况的自查记录（含问题、整改措施、改进情况）； 2. 职能部门对上述内容落实情况的监管记录（含问题、分析与评价、整改通知、改进措施），存在问题的科室反馈的改进情况清单。	科室有无定期对院感相关制度、流程、标准预防落实情况开展自查？职能部门有无定期对上述内容进行监管？问题是否得到改进？

五、诊疗质量保障与持续改进

续表

评审标准（条）	赋分方法	细则（款）	信息采集点	评审方法	访谈要点
（八十九）实施精神类疾病治疗的医院与医师需具备卫生健康行政部门规定的诊疗科目及医师资质；医院明确精神类疾病治疗服务范围并为患者提供适当的医疗保护措施，向疾病近亲属或授权委托人提供医疗保护措施的知情同意和教育。	B	89.1 实施精神类疾病治疗的医院与医师需具备卫生健康行政部门规定的诊疗科目及医师资质。	精神科	【文件查阅】医疗机构执业许可证中登记的诊疗科目，精神科医师的执业资质（医师资格证、执业注册证复印件）。	医疗机构执业许可证诊疗科目中，有无登记精神科？相关医师的执业注册登记是何专业？
	B	89.2 根据法律法规和行业指南制订本院经治的精神类疾病诊疗规范，建立患者入院评估、住院说明、诊疗规范、疗效评估以及病历书写等相关制度。	精神科	【文件查阅】精神科疾病诊疗规范，患者入院评估、住院说明、疗效评估、病历书写等相关制度或规定。	是否有患者入院评估、住院说明、诊疗规范、疗效评估以及病历书写等管理制度或规定？
	B	89.3 明确精神类治疗服务范围并为患者提供适当的医疗保护措施，向近亲属或授权委托人提供医疗保护措施的知情同意和教育。	医务科1精神科2	【文件查阅】1. 精神类疾病的治疗服务范围规定。【病历查阅】2. 病历中涉及提供医疗保护措施的相关记录，与患者近亲属或授权委托人就提供医疗保护措施签订的知情同意书。	请描述科室的治疗服务范围？通常对患者采取的医疗保护措施有哪些？实施前是否向患者近亲属或授权委托人提供相关知识教育并签订知情同意书？
（九十）实施精神类疾病治疗的医院为精神障碍患者共病其他躯体疾患提供多学科联合诊疗服务，有常见并发症的预防规范与风险防范流程，	B	90.1 有为精神障碍患者共病其他躯体疾患提供多学科联合诊疗服务能力的管理规定，确保此类患者得到及时有效的治疗。	医务科	【文件查阅】为精神障碍患者提供多学科联合诊疗服务及其他专科会诊与诊疗服务的管理规定。	有无为精神障碍患者提供多学科联合诊疗服务及其他专科诊疗服务的管理规定？
	B	90.2 有常见并发症的预防规范与风险防范流程，有相关培训教育，员工知晓。	精神科	【文件查阅】精神类疾病常见并发症及风险预防与处置流程。【记录查看】上述文件的培训记录。	有无精神类疾病常见并发症及风险预防与处置流程？科内组织过培训吗？

评审标准（条）	赋分方法	细则(款)	信息采集点	评审方法	访谈要点
续（九十）有相关培训教育。为精神障碍患者提供出院康复指导与随访。	B	90.3 为精神障碍患者提供出院康复指导与随访，主管部门定期督导。	精神科1 医务科2	【记录查看】1. 精神科患者出院小结、随访记录；2. 职能部门针对并发症、风险防范与处置、出院康复指导与随访落实情况的督导检查记录（含问题、整改通知、改进措施），精神科反馈的改进清单。	患者出院后有无定期进行随访？随访内容主要涉及哪些？职能部门有无针对科室风险防范和随访，定期进行督导检查？问题是否得到改进？
（九十一）医院开展介入诊疗技术，专业设置、人员配备及其设备、设施符合《放射诊疗管理规定》和相关介入诊疗技术管理规范要求。按照技术适应证规范技术操作并开展质量控制。有介入诊疗器械登记制度，保证器械来源可追溯。	B	91.1 医院开展介入诊疗技术，具备卫生健康行政部门颁发的介入诊疗许可，定期校验。	介入诊疗科	【现场检查】查看医疗机构执业许可证诊疗科目，有无介入诊疗许可及校验情况。	医疗机构执业许可证的诊疗科目中，有无介入类诊疗许可？
	B	91.2 介入医师具备相应的资质和授权，接受定期学习和培训，人员配备及其设备、设施符合《放射诊疗管理规定》和相关介入诊疗技术管理规范要求。	介入诊疗科	【文件查阅】介入医师资质、取得培训与考核合格证书、院内技术授权文件、放射诊疗许可证。【现场检查】查看人员配备、设备、设施、环境是否符合规范要求。	从事介入诊疗技术的相关人员是否取得授权？放射场所有无定期的环评检测报告？
	B	91.3 对介入诊疗器械实施全流程管理，有介入诊疗工作制度、技术操作常规、介入诊疗器械使用登记制度，严格执行并定期修订。	介入诊疗科	【文件查阅】介入诊疗工作制度、技术操作常规、一次性使用器械耗材查验制度、溯源管理制度、介入诊疗器械使用登记制度。	诊疗器械与耗材能否实现溯源管理？
	A	91.4 能提供24小时诊疗服务，急诊绿色通道快捷、完善。严格落实介入诊疗技术的适应证与禁忌证，植入材料的重要信息应在病历中体现，保证器材来源可追溯。	介入诊疗科	【记录查看】科室24小时值班表、与急诊绿色通道的对接服务流程、植入类耗材的使用登记与条码粘贴情况。	科室是否执行24小时值班制？介入诊疗技术的适应证与禁忌证有哪些？

续表

评审标准（条）	赋分方法	细则（款）	信息采集点	评审方法	访谈要点
续（九十一）	A	91.5 建立介入诊疗质控指标体系，优化介入诊疗操作流程，定期分析、评价、反馈与改进。	介入诊疗科	【文件查阅】 介入诊疗质控指标、介入诊疗操作流程。 【记录查看】 介入诊疗科质控记录（含定期分析评价、反馈、改进措施）。	科室有无质控指标？监测了吗？有无定期分析评价与改进措施？
（九十二）开展血液净化技术应当符合相关法律法规及行业管理要求。有质量管理制度、安全保障措施和紧急处理预案。	B	92.1 血液透析经卫生健康行政部门批准并进行执业登记。人员、分区布局、设施设备及院感控制流程均符合行业管理要求。有完善的血液透析各项规章制度、应急预案和操作规程并定期更新。	血液透析室	【文件查阅】 医疗机构执业许可证中登记的血液透析诊疗科目、更新的血液透析各项规章制度、预案、操作规程，人员资质与专科培训证书。 【现场检查】 现场查看布局与分区是否符合院感控制要求，设施与设备配置情况。	血液透析室护士是否经过血液透析专科护士培训基地培训并取得资质？血液透析室各项规章制度、预案、操作规程是否定期更新？
	A	92.2 严格执行规范的血液透析操作流程，开展院感监测并落实院感防控相关措施，熟练掌握透析相关并发症的处理流程和紧急意外等涉及医疗安全紧急情况的处理预案并开展演练。	血液透析室	【现场检查】 查看是否规范执行血液透析操作流程，院感防控措施落实情况。 【记录查看】 院感监测记录、透析相关并发症和应急预案与处理流程、演练记录。	如何开展血透室相关院感监测（如空气、物表、透析用水的检测等）？发生透析相关并发症和紧急意外情况应如何正确处置？上述预案演练过吗？
	B	92.3 建立全流程的血液净化质量管理和控制制度。并根据国家发布的相关医疗质量控制指标开展质控工作。	血液透析室	【文件查阅】 血液净化室质控制度、质控指标； 【记录查看】 血液净化室质控工作记录。	有无血液净化质量控制指标？是否定期进行监测和分析与评价？针对存在的问题有无改进措施？

评审标准（条）	赋分方法	细则(款)	信息采集点	评审方法	访谈要点
（九十三）血液透析机与水处理设备符合要求。透析液的配置符合要求，透析用水化学污染物、透析液细菌及内毒素检测达标。血液透析器复用执行《血液透析器复用操作规范》。	A	93.1 血液透析机与水处理设备符合国标，设备档案、操作运行和维护、水处理设备的消毒符合相关要求。对透析液、透析用水质量的监测有制度、计划及执行流程。血液透析器复用处理设备设施、方法及流程符合相关要求。	血液透析室	【文件查阅】血液透析机与水处理设备档案（含医疗企业生产许可证、经营许可证、产品的注册证、医疗器械行业证书等复印件），透析液、透析用水质量监测制度。【记录查看】操作运行记录、维护保养记录、水处理设备消毒记录，透析液、透析用水监测记录。【现场检查】血液透析器复用处理设备、设施、存放环境、处理流程等。	血液透析机与水处理设备的档案是否齐全？有无透析液、透析用水质量监测计划？有无监测记录？
	B	93.2 配液室环境卫生符合要求，按相关要求落实透析液配置操作规程；透析液、透析用水采样及实验方法正确，记录完整，监测结果有分析、评估、预警、干预，并评估干预效果。	血液透析室	【文件查阅】透析液配置操作规程、透析用水采样及检测操作规程。【记录查看】查阅透析液、透析用水检测报告，监测结果的分析与评估记录，异常指标的预警与干预记录。【现场检查】查看配液室环境卫生、设备状况。	请描述透析液配置操作流程。请描述透析液、透析用水采样及检验方法。出现异常指标后是如何预警与干预？
	B	93.3 血液透析器复用执行《血液透析器复用操作规范》。	血液透析室	【文件查阅】血液透析器复用处理流程。【记录查看】复用记录、消毒处理记录。	血液透析器是否复用？有无复用处理设备、复用处理流程？请简述复用处理流程。

续表

评审标准（条）	赋分方法	细则(款)	信息采集点	评审方法	访谈要点
续（九十三）	B	93.4 主管部门履行监管职责，透析液、透析用水监测资料完整，针对发现的问题要有分析、评价、反馈、整改。	院感办	【记录查看】 职能部门针对透析液、透析用水的质量监测结果、透析器复用管理情况的监管（含问题、分析评价、整改通知、整改措施）记录，血液透析室反馈的改进情况清单。	职能部门有无针对透析液、透析用水的质量监测结果、透析器复用管理情况定期监管？有无监管记录？问题是否得到改进？
（九十四）开展放射治疗技术应当依法取得《放射诊疗许可证》与《大型医用设备配置许可证》，布局、设备设施符合《放射诊疗管理规定》和国家相关标准。有放射治疗装置操作和维护维修制度、质量保证和检测制度和放射防护制度，并严格执行。	B	94.1 具有卫生健康行政部门核准的"放射治疗"诊疗科目。机房建筑符合国家相关要求，放射治疗设备获得卫生健康行政部门核准的《放射诊疗许可证》与《大型医用设备配置许可证》。	放射科	【文件查阅】 医疗机构执业许可证（诊疗科目中的放射诊疗登记）、放射诊疗许可证、大型医用设备配置许可证。	有无放射诊疗许可证、大型医用设备配置许可证？
	A	94.2 根据需求配备相应资质的专业技术人员，结构合理，具备开展放射治疗的基本技术。有放射诊疗各级各类人员岗位职责与技术能力标准，实行授权管理。	放射科	【文件查阅】 专业技术人员资质证书、培训证、人员结构统计表、各级各类人员岗位说明书（含岗位职责）、技术操作规程、诊断与操作人员的授权文件。	专业技术人员是否具备相应资质？诊断与操作人员是否取得授权？
	B	94.3 有明确的部门负责放射防护管理，有患者与工作人员放射防护制度并落实。	放射科	【文件查阅】 放射防护委员会文件（明确管理部门）、放射安全防护制度。 【现场检查】 查看放射防护器材与防护用品的配备、是否指导受检者正确使用防护用品、操作人员是否规范佩戴放射剂量计、定期反馈的监测结果、专业技术人员健康体检表。	针对放射安全防护制度，科室落实了哪些具体防护措施？

第二章 临床服务质量与安全管理

续表

评审标准（条）	赋分方法	细则(款)	信息采集点	评审方法	访谈要点
续（九十四）	B	94.4 落实国家对放射治疗设备操作、维护、保养、强检的相关规定。	放射科	【记录查看】设备操作流程、维护保养记录、设备校正与检测记录、辐射环境检测评估报告。	多久进行一次辐射环境检测评估？有无超标环境的整改及验收资料？
（九十五）实施放射治疗应当有明确的规范与流程，有医学物理人员参与制订治疗计划，保证放射治疗定位精确与计量准确。有放射治疗意外应急预案及处置措施。	B	95.1 有放射诊疗规范与流程，定期修订并落实，保障医疗质量和安全。	放射科	【文件查阅】科室各项规章制度、流程、诊疗常规、技术操作规程、质量控制标准、质量控制方法、质量控制记录。	有无定期修订放射诊疗规范与流程？有无科室质量控制指标和质量控制记录？
	A	95.2 放射治疗前由主管医生、物理师共同制定放射治疗计划，并及时调整放疗计划；对放射治疗有效果评价；有放射治疗后患者随访。	放射科	【记录查看】主管医生、物理师共同制定的放射治疗计划、放射治疗效果评价记录、随访记录。	放射治疗前有无制定放射治疗计划？是否根据患者病情及时调整计划？有无疗效评价记录？
	A	95.3 加强对放射治疗意外事件管理，有放射治疗意外应急预案并开展相关应急演练。	放射科	【文件查阅】各类放射治疗意外事件应急预案（造影剂过敏、病情突变、呼吸心跳骤停、辐射损伤等）。【记录查看】各类预案的演练记录。	针对各类放射治疗意外事件应急预案演练过吗？请简述辐射损伤的处置流程？
	B	95.4 放射诊疗工作场所、放射性同位素储存场所的辐射水平符合国家有关规定。	放射科	【记录查看】定期的辐射环境检测评估报告（放射性同位素储存场所需有现场辐射剂量监测装置与记录）。	多久进行一次辐射环境检测评估？场所是否符合国家环境要求？
（九十六）医院开展诊断核医学、脑电图、肌电图等特殊诊疗技术，	B	96.1 医院开展诊断核医学、脑电图、肌电图等特殊诊疗技术，应当符合国家法律法规及卫生健康行政部门规章标准的要求，满足临床科室诊疗需求。	特殊检查室	【文件查阅】医疗机构执业许可证（诊疗科目登记），涉及放射诊疗的需有放射诊疗许可证；特检室开展的医疗技术临床应用目录（经医务科核准、可适用的）。	特检相关诊疗科目是否获得卫生健康行政部门核准？

五、诊疗质量保障与持续改进

续表

评审标准（条）	赋分方法	细则(款)	信息采集点	评审方法	访谈要点
续（九十六）应当符合国家法律、法规及卫生健康行政部门规章标准的要求。	A	96.2 特殊检查室卫生技术人员应依法获得资质，落实授权管理；相关设备按规定进行计量监测。	特殊检查室	【文件查阅】特殊检查部门人员资质(含特检人员资格证书、培训证书、职称证书)、岗位说明书、诊断与操作授权文件、设备年度计量检测报告。	特检室人员是否接受过特检专业或技能培训？
	B	96.3 根据法律、法规和行业指南，制定并定期修订本院特殊诊疗技术的诊疗方案及操作流程，建立质控标准，并有效落实。	特殊检查室	【文件查阅】特殊诊疗技术诊疗方案及操作流程、质控标准、质控方法、质控记录。	特殊诊疗技术的诊疗方案及操作流程有无定期修订？有无开展科内质控？
	B	96.4 由具备专业资质的执业医师出具诊断报告，解读检查结果。	特殊检查室	【文件查阅】医院关于出具诊断报告与解读检验结果规定及相关授权文件。	执业范围为内科且从事心血管内科诊疗工作的医师。能否出具心电图诊断报告单？
（九十七）特殊检查室设计及空间区域划分应符合特殊检查需求。能将有害光、射线、磁场限制在检查患者所需的范围，避免医务人员及其他人员接触有害物质。有突发意外事故管理规范与应急预案并严格执行。	B	97.1 特殊检查室设计及空间区域划分应符合特殊检查需求，有醒目警示标识及告知，并能将有害光、射线、磁场限制在检查患者所需的范围，避免医务人员及其他人员接触有害物质。	特殊检查室	【现场检查】查看候诊区、工作区、值班区与生活区的划分(放射辐射场所需有环评报告、工作区警示标识、相应防护设施)，使用的设备、仪器、药品、器械、耗材、消毒剂是否安全且合格，工作人员的手卫生与医废处理是否规范。	涉及放射、辐射场所是否有环评报告以及警示标识？使用的设备、仪器、药品、器械、耗材、消毒剂是否安全、合格？
	A	97.2 有突发意外事故管理规范并落实；有相关应急预案并开展演练。	特殊检查室	【文件查阅】不良事件报告管理制度、突发意外事故管理规范、各类应急预案及演练记录。	针对突发意外情况有无应急预案？演练过吗？

评审标准（条）	赋分方法	细则（款）	信息采集点	评审方法	访谈要点
（九十八）开展日间化疗服务应当明确规定日间化疗服务适用范围，集中配置化疗药物，有安全管理制度及质量保证措施。	B	98.1 有保证日间病房肿瘤化疗实施的必要条件，明确日间化疗服务适用范围，有安全管理制度及质量保证措施。	日间化疗病房	【现场检查】化疗药物集中配置中心、专人调配、防护设备与设施。【文件查阅】日间病房化疗服务范围、肿瘤化疗药物使用安全管理制度、知情同意书及相应的安全管理制度及质量保障措施。	有无开展日间化疗服务？日间化疗服务适用于哪类患者？有无安全管理制度及质量保障措施？
	B	98.2 有化疗药物集中调配的规定，并执行；参与化疗药物配置的人员必须经过培训并考核合格。	日间化疗病房	【文件查阅】化疗药物集中调配管理规定、化疗药物调配人员的培训证与考核合格证。	医院有无化疗药物集中调配的规定？调配人员是否经过相应培训与考核？
	A	98.3 建立日间化疗的操作流程及质量控制指标，定期监测、分析、反馈与改进。	日间化疗病房	【文件查阅】日间化疗操作流程、质量控制指标、质量控制方法、质量控制记录。	有无日间化疗操作流程及质量控制指标？是否开展了内部质量控制？

六、护理质量保障与持续改进

评审标准（条）	赋分方法	细则（款）	信息采集点	评审方法	访谈要点
（九十九）建立扁平高效的护理管理体系，建立护理质量与安全管理委员会，依据法律法规、行业指南、标准，制定护理制度、常规和操作规程，实施护理质量管理工作。	A	99.1 设立独立的护理管理部门，建立扁平化的护理管理层级，可结合本单位实际建立三级护理管理体制。将护理工作发展纳入本单位医疗卫生工作整体发展规划。	护理部	【文件查阅】医院三级护理管理组织构架图；护理工作规划、年度护理计划、医院中长期发展规划。	是否建立三级护理管理组织构架？护理工作是否纳入医院中长期发展规划？

六、护理质量保障与持续改进

续表

评审标准（条）	赋分方法	细则(款)	信息采集点	评审方法	访谈要点
续（九十九）	B	99.2 依据法律法规，行业指南、标准，制定护理制度、常规、操作规程，并按照护理制度和护理技术规范要求组织落实。	护理部 临床各科室	【文件查阅】护理制度、疾病护理常规、护理技术操作规程。【现场检查】病区随机查看护理制度、疾病护理常规、护理技术操作规程落实情况。	是否健全护理制度、疾病护理常规、护理技术操作规程？实际工作中有无规范落实？
	A	99.3 建立护理质量与安全管理委员会，依据护理质量标准与指标，定期开展护理质量评价、分析与改进。	护理部	【文件查阅】护理质量与安全管理委员会的文件、职责；护理质量控制指标、护理质量评价标准。【记录查看】护理质量月检查记录、月护理质量控制分析通报或简报(包括存在的问题、原因分析与改进措施)。	有无护理质量控制指标、护理质量评价标准？是否按月开展护理质量控制评价分析？问题是否得到改进？
（一百）护理人力资源配备与医院功能和任务相适应，有护理单元护理人员的配置原则，以临床护理工作量为基础，根据收住患者特点、护理级别比例、床位使用情况对护理人力资源实行弹性调配。	B	100.1 建立护士人力资源配置和弹性调配制度，护理人力资源配备与医院功能和任务相适应。	护理部	【文件查阅】全院护士人力资源配置一览表(含临床科室床护比)、护士人力资源配置和弹性调配制度、护理人员机动库名单、护理人力资源发展规划。	是否建立护士人力资源弹性调配制度？有无建立护士机动库？有无护士人力资源发展规划？
	A	100.2 以临床护理工作量为基础，根据收住患者特点、护理级别比例、床位使用情况对护理人力资源实行弹性调配。原则上临床护理岗位护士数量占全院护士数量不低于95%；医院全院病区护士与实际开放床位比不低于0.5∶1，重症监护病房护士与实际开放床位比不低于2.5~3∶1。	护理部	【记录查看】弹性调配护士以满足临床需要的相关记录(如通知、调班记录)。【数据核查】临床护理岗位护士占全院护士总数比例统计表；各病区床护比统计表、重症监护病房床护比统计表(均按实际开放床位核定)。	医院是否结合工作实际，对护士实行弹性调配？各病区床护比、重症监护病房床护比是否满足条款规定的比例？

评审标准（条）	赋分方法	细则(款)	信息采集点	评审方法	访谈要点
续（一百）有紧急状态下调配护理人力资源的预案。	B	100.3 护理管理部门有紧急状态下护理人力资源调配的预案，确保有效应对突发事件或特殊情况下临床护理的紧急需要。	护理部	【文件查阅】紧急状态下护理人力资源调配预案、护理应急队伍名单。【记录查看】针对相关突发事件预案开展培训、演练的记录。	医院有无紧急状态下护理人力资源调配预案？有无紧急联系方式？
（一百零一）护理人员依法执业，实行分层级管理，有护理人员管理规定、实行岗位管理制度，明确岗位设置、岗位职责、岗位技术能力要求和工作标准。有护理人员在职继续医学教育计划，保障措施到位，并有实施记录。	B	101.1 医疗机构严格落实《护士条例》及《护士执业注册管理办法》等相关法律法规和规定；制定护理人员资质管理制度和审核程序，落实依法执业。	护理部	【文件查阅】护理人员资质准入管理制度、特殊护理单元护理岗位准入管理制度。【记录查看】在岗护理人员执业注册名单、特殊护理单元护理人员培训证（或上岗证）。	对护理人员是否有资质准入管理规定？护理部对此有无监管？
	B	101.2 建立护理岗位管理制度，有明确的护理人员管理规定。明确岗位设置、岗位职责、岗位技术能力要求和工作标准。	护理部	【文件查阅】护理人员岗位管理制度、护理人员岗位说明书（内容包括资质要求、岗位职责、岗位技术能力要求、工作标准）。	护理人员岗位设置有哪些类别？有无岗位说明书？
	B	101.3 制定护理人员管理规定，根据临床护理能力、专业技术水平、工作年限、职称和学历等实行分级管理，各层级护士职业晋升路径及标准清晰。	护理部	【文件查阅】护理人员管理规定、护士分层进阶管理制度。【记录查看】护理人员各层级标准、护士层级晋升申请、考核、认定资料。	护士是否实行分级管理？有无各层级标准？有无各层级职业晋升路径？

六、护理质量保障与持续改进

续表

评审标准（条）	赋分方法	细则（款）	信息采集点	评审方法	访谈要点
续（一百零一）	B	101.4 根据医院业务发展、岗位需求和护士职业成长规律，制定护理人员在职继续医学教育计划，保障措施到位，并有实施记录。	护理部	【文件查阅】继续医学教育制度、护理人员继续医学教育计划、年度护士培训计划、护士分层培训与考核制度。【记录查看】护理培训设备设施清单，护士培训专项经费支出明细表，参加院内院外培训与考核记录（含学分统计表），护理人员专业技术档案。	有无护理人员继续医学教育计划？有哪些保障措施？每年用于护士继续医学教育的经费支出有多少？
（一百零二）建立基于护理工作量、质量、患者满意度并结合护理难度、技术要求等要素，以考核护理人员实际工作能力为核心的绩效考核制度，考核结果与护理人员的评优、晋升、薪酬分配相结合，调动护理人员积极性。	B	102.1 建立科学绩效考核制度。绩效考核应以考核护理人员实际工作能力为核心，包括护理工作量、服务质量、护理难度、技术要求、岗位职责履行、医疗质量安全、护士行为规范、医德医风及患者满意度等要素。	护理部1 绩效核算办2	【文件查阅】1. 护理人员绩效考核实施方案。【记录查看】2. 基于工作量、服务质量等多维度的绩效考评报表。	基于哪些要素设计的医院绩效考核方案？是否兼顾工作量、服务质量、护理难度、医德医风、患者满意度等要素？
	B	102.2 绩效考核结果有无与护理人员的评优、晋升、薪酬分配相结合，体现同岗同酬、多劳多得、优绩优酬，调动护理人员工作积极性。	护理部 人事科 绩效核算办	【记录查看】绩效考核结果有无护理人员评优、晋升薪酬分配挂钩及运用的资料。	护理人员绩效考核结果是否与评优、晋升、薪酬分配相结合？
	B	102.3 主管部门定期对绩效考核落实情况进行督查、评价与改进。	护理部	【记录查看】职能部门定期对薪酬分配落实情况的核查、评价与改进记录。	职能部门是否定期对绩效考核实施情况进行核查？对绩效分配存在的问题是否不断改进？

续表

评审标准（条）	赋分方法	细则(款)	信息采集点	评审方法	访谈要点
（一百零三）依据《护士条例》等相关法律法规和规定，规范护理工作，落实优质护理服务。实施责任制整体护理，为患者提供全面、全程、专业、人性化的护理服务。	B	103.1 依据《护士条例》等相关法律法规和规定，规范护理工作。	护理部	【文件查阅】制定下发的各种规范护理工作文件、管理规定。	出台了哪些规范护理工作的管理规定？
	A	103.2 持续深化优质护理。医疗机构要全面实施优质护理服务，为患者提供全面、全程、专业、人性化的护理服务。	护理部临床各科室	【文件查阅】优质护理服务规划、优质护理服务实施方案、推进开展优质护理服务的保障制度，患者入院、转科、转院、出院护理服务流程。【记录查看】护理部和临床各科室开展优质护理服务的资料，患者满意度调查、分析、改进资料；护理部定期督查分析和改进资料。【现场检查】住院患者、门急诊患者、手术患者优质护理服务落实情况；陪送陪检、用药配送、下收下送等保障措施落实情况；患者与家属对护理服务满意情况，安宁疗护的落实情况。	有哪些推进优质护理服务的保障制度和措施？门诊开展哪些优质护理服务？住院患者有哪些优质护理服务举措？手术患者有哪些优质护理服务举措？医院是否开展安宁疗护？是否开展其他个性化护理？患者和家属对护理服务满意度如何？

释义："优质护理服务"是指以病人为中心，强化基础护理，全面落实护理责任制，深化护理专业内涵，整体提升护理服务水平。在思想观念和医疗行为上，处处为病人着想，一切活动都要把病人放在首位，紧紧围绕病人的需求，提高服务质量，控制服务成本，制订方便措施，简化工作流程，为病人提供"优质、高效、低耗、满意、放心"的医疗服务。通过优质护理服务实现四个模式转变，即人力资源管理模式的转变，护理管理模式的转变，临床护理模式的转变，护理质量控制模式的转变。建立全程优质护理服务体系，促进了护理工作贴近患者、贴近临床、贴近社会。优质护理服务的内涵主要包括：要满足病人基本生活的需要，要保证病人的安全，要保持病人躯体的舒适，协助平衡病人的心理，取得病人家庭和社会的协调和支持，用优质护理的质量来提升病人与社会的满意度。具体工作包括成立优质护理服务领导小组（"一把手"院长任组长）、各部门分工、具体的可操作性的工作方案、工作目标、进度安排和措施、相关政策、保障措施。护理管理人员和护理骨干(重点是新护士和专科岗位护士)培训工作方案或计划、考评激励机制。实行责任制整体护理模式、开展优质护理服务病房覆盖率至少≥50%、每名责任护士平均负责患者数量不超过8个。

六、护理质量保障与持续改进

续表

评审标准（条）	赋分方法	细则(款)	信息采集点	评审方法	访谈要点
续（一百零三）	A	103.3 落实责任制整体护理。责任护士根据患者的疾病特点、生理、心理和社会需求，运用专业知识和技能为患者提供医学照顾、病情观察、医疗护理、心理护理、健康指导等服务。	护理部临床各科室	【文件查阅】责任制整体护理实施方案、护理评估制度、出院随访制度、责任制整体护理质量控制标准。【记录查看】临床科室排班表、护理交接班记录、各项护理评估记录、护理计划单、护理部及科室对实施责任制整体护理情况检查、分析和整改情况记录。【现场检查】查看基础护理、生活护理、心理护理及专科护理的落实情况；责任护士对分管病人病情知晓情况。	访谈护士长：病区有多少名患者？分几个责任组？有几名责任制护士？责任制护士主要工作内容有哪些？访谈责任护士：分管几个病人？患者入院时需要评估哪些内容？哪些情况下需要再次评估？是否制定有护理计划？如何落实的？访谈患者：你知道自己的责任制护士吗？护士每天都做了什么？是否进行健康指导？对责任护士的工作是否满意？
（一百零四）根据《综合医院分级护理指导原则》，《护理分级》（WS/T 431-2013）的原则和要求，进行护理分级，并且按照护理级别实施分级护理。有危重患者护理常规，护理措施落实到位。	B	104.1 根据《综合医院分级护理指导原则》，《护理分级》（WS/T 431-2013）的原则和要求，进行护理分级，并且按照护理级别实施分级护理。	护理部1 临床各科室1、2、3	【文件查阅】1. 分级护理制度、护理巡视制度、分级护理质量评价标准。【记录查看】2. 患者病情评估、ADL评估记录、护理巡视记录。【现场检查】3. 住院患者一览表上的护理级别标识、床头卡上护理级别标识；医嘱下达的护理级别与患者病情、生活自理能力是否相符；抽查患者自理能力评估、护理巡视、病情观察、健康指导等落实情况。	如何确定患者的护理级别？各级别分别有哪些护理要求？病房巡视有无巡视记录？

续表

评审标准（条）	赋分方法	细则(款)	信息采集点	评审方法	访谈要点
续(一百零四)	A	104.2 建立危重患者护理常规、技术规范、风险评估、应急预案，制定危重患者的安全防范措施，并落实到位。	护理部1 临床各科室1、2、3	【文件查阅】 1. 危重症患者护理常规、护理技术操作规范、危重病人风险评估制度、病情突发变化应急预案、危重病人安全管理制度、危重症患者护理质量评价标准。 【记录查看】 2. 患者风险评估记录、危重症患者护理技能培训记录、应急预案培训与演练记录。 【现场检查】 3. 危重症患者风险防范措施是否落实、护士是否根据病情变化采取针对性护理措施、危重症患者病情观察记录是否准确及时。	有无危重症患者护理常规？危重症患者风险评估内容有哪些？如何防范？有无相应的应急预案？培训和演练过吗？
	A	104.3 临床科室定期自查、整改；主管部门定期督导、检查、总结与反馈，有改进措施。	临床各科室1 护理部2	【记录查看】 1. 临床科室对分级护理、危重症患者护理工作落实情况的自查与整改记录。 2. 职能部门对分级护理、危重症患者护理工作落实情况的定期督导检查记录(含问题、总结分析、整改通知、改进措施)，临床科室整改后反馈的改进情况清单。	对分级护理、危重症患者护理工作落实情况有无定期开展自查？职能部门有无针对上述内容定期开展督导检查？问题是否得到改进？

六、护理质量保障与持续改进

续表

评审标准（条）	赋分方法	细则(款)	信息采集点	评审方法	访谈要点
（一百零五）护理文书、护理查房、护理会诊和护理病例讨论制度参照《医疗质量安全核心制度要点》执行。	B	105.1 建立护理文书书写规范和管理制度，定期进行质量评价、反馈与改进。	护理部1 临床各科室1、2、3	【文件查阅】 1. 护理文书书写基本规范及管理制度、护理文书质量评价标准。 【病历检查】 2. 抽查护理文书书写是否客观、真实、准确、及时、完整（包括医嘱单、体温单、护理记录单、手术记录单、入院护理各项评估记录、护理计划、手术安全核查表、产房分娩安全核查表、交接转运记录等）。 【记录查看】 3. 科内对护理文书质量的评价、反馈、改进记录。	是否有护理文书质量评价标准？有无定期对护理文书质量进行评价、反馈和改进？
	A	105.2 建立护理查房、护理会诊和护理病例讨论的管理制度。明确护理查房、护理会诊和护理病例讨论的形式、程序、内容以及参与人员的要求，并组织落实，完善记录。	护理部1 临床各科室1、2	【文件查阅】 1. 护理查房制度、护理会诊制度、护理病例讨论制度。 【记录查看】 2. 护理查房、护理会诊和护理病例讨论记录。	访谈护士长：是否定期开展护理查房、护理会诊？对护理会诊人员有何资质要求？请描述护理病例讨论的范围。
	B	105.3 临床科室定期自查、整改；主管部门定期督导、检查、总结与反馈，有改进措施。	临床各科室1 护理部2	【记录查看】 1. 临床科室对护理查房、护理会诊和护理病例讨论制度落实情况的自查与整改情况记录。 2. 职能部门对护理文书书写质量、护理查房、护理会诊和护理病例讨论制度落实情况的定期督导检查记录(含问题、总结分析、整改通知、改进措施)，临床科室整改后反馈的改进情况清单。	访谈护士长：科室是否定期对护理查房、护理会诊和护理病例讨论制度的落实情况开展自查？职能部门有无对护理文书质量及上述内容定期开展督导检查？问题是否得到改进？

续表

评审标准(条)	赋分方法	细则(款)	信息采集点	评审方法	访谈要点
（一百零六）有临床护理技术操作常见并发症的预防与处理规范。有紧急意外情况的护理应急预案和处理流程，有培训与演练。	B	106.1 建立并执行临床护理技术操作常见并发症的预防及处理规范。	护理部	【文件查阅】临床护理技术操作常见并发症的预防及处理规范。	临床护理技术操作常见的并发症有哪些？
	A	106.2 制定紧急意外情况的护理应急预案和处理流程，并组织培训和演练。	护理部1 临床各科室1、2、3	【文件查阅】1.护理技术操作常见并发症的应急预案和处理流程。【记录查看】2.针对护理技术操作常见并发症的应急预案、处理流程，开展培训与演练记录。	有无针对护理技术操作常见并发症的应急预案和处理流程？是否组织过培训和演练？
	B	106.3 临床科室定期自查、整改；主管部门定期督导、检查、总结与反馈，有改进措施。	临床各科室1 护理部2	【记录查看】1.临床科室针对护理技术操作常见并发症的预防、处理及预案演练情况，定期开展自查与整改的记录；2.职能部门针对上述内容的定期督导检查记录（含问题、总结分析、整改通知、改进措施），临床科室整改后反馈的改进情况清单。	针对护理技术操作常见并发症的预防、处理及预案演练情况，是否定期开展自查？职能部门针对上述内容是否定期开展督导检查？问题是否得到改进？
（一百零七）按照《医院手术部（室）管理规范》《消毒供应中心管理规范》《新生儿病室建设与管理指南（试行）》	A	107.1 手术室建筑布局合理。手术室护理人员与手术间之比不低于3：1。	手术室	【现场检查】查看手术室布局、通道（工作人员、患者、物品）、分区（限制区、半限制区、非限制区）是否合理；标识是否规范、清晰；功能与流程是否合理。【数据核查】查看手术室护士花名册与排班表、手术间数，核查护理人员与手术间之比。	访谈手术室护士：手术室有多少个手术间？有多少护理人员？

续表

评审标准（条）	赋分方法	细则(款)	信息采集点	评审方法	访谈要点
续（一百零七）和《医疗机构新生儿安全管理制度（试行）》，完善手术部（室）、消毒供应中心（室）和新生儿病室等护理质量管理与监测相关规定及措施，组织实施并持续改进。	A	107.2 建立手术室各项规章制度、岗位职责及操作常规，有考核及记录。有患者交接、安全核查、安全用药、手术物品清点、标本管理等安全制度并执行。	手术室	【文件查阅】手术室各项规章制度、各类人员岗位职责、手术室操作常规、手术室质量评价标准。【记录查看】患者交接记录本、手术安全核查表、口头医嘱登记本、手术物品清点记录、标本送检登记。【现场检查】患者交接、手术物品清点，手术过程中用药、标本管理制度落实情况等。	术前、术后交接的内容有哪些？手术患者术前用药如何落实？手术物品清点的原则有哪些？手术标本如何规范管理？如何预防术中压力性损伤的发生？巡回护士的岗位职责是什么？洗手护士的岗位职责是什么？
	B	107.3 建立手术室感染预防与控制管理制度及质量控制标准并落实，各项监测结果符合要求。	手术室	【文件查阅】手术室感染预防与控制管理制度、无菌物品管理制度、手术室仪器设备管理制度、手术室感染预防控制标准。【记录查看】手术室日常空气、物体表面、手卫生等监测记录。【现场检查】感染预防与控制措施的落实执行情况。	手术室感染预防与控制的重点环节有哪些？手术室空气、物体表面监测是否合格？有无对手卫生依从性进行监测？外来器械是如何管理的？
	A	107.4 消毒供应中心建筑布局合理，人员配置及资质符合要求。建立相应职责、规章制度，并制定与消毒供应相适应的标准操作程序。工作人员知晓并落实。	消毒供应室	【文件查阅】消毒供应室人员花名册、资质，特种设备作业人员上岗证，消毒供应室各项规章制度、岗位说明书（含职责）、标准操作程序、应急预案、消毒供应室质量评价标准。【现场检查】消毒供应室分区、面积、流程、通道是否合理，设备设施是否齐全，防护用品是否齐备，压力容器、压力表、减压阀是否检测合格。	压力容器操作人员是否持有特种设备作业人员上岗证？请描述器械清洗流程。针对每一批次的灭菌物品是否均有监测记录？能否实现追溯管理？无菌物品管理要求有哪些？消毒供应室的应急预案有哪些？演练过吗？

评审标准（条）	赋分方法	细则（款）	信息采集点	评审方法	访谈要点
续（一百零七）	A	107.5 消毒供应中心实施集中管理，专人负责质量监测工作，各项监测结果符合要求。	消毒供应室	【现场检查】现场查看各类医用器械、物品是否由消毒供应室集中处理；是否专人负责清洗消毒的质量监测。【记录查看】各项物理、化学和生物类消毒灭菌监测记录。	手术中使用的植入物、外来器械等是否统一由消毒供应中心进行清洗、消毒、灭菌？是否有专人负责质量监测？
	A	107.6 新生儿病室建筑布局合理。建立各项规章制度、岗位职责和相关诊疗技术规范、操作流程并执行，保证医疗质量及安全。有重症新生儿护理常规及抢救预案，并组织培训和演练。	新生儿室	【文件查阅】新生儿室各项规章制度、岗位说明书（含职责）、诊疗规范、技术操作规程、重症新生儿护理常规、各类危急状况的抢救预案、新生儿室护理质量评价标准。【记录查看】上述内容的培训记录，各类抢救预案的演练记录。【现场检查】新生儿室布局、分区（普通区与感染性疾病区）、通道与设备设施配置情况。	有无重症新生儿护理常规、各类危急状况的抢救预案？是否组织过培训与演练？
	B	107.7 新生儿病室应当根据床位设置配备足够数量的医师和护士，人员梯队结构合理。其中医师人数与床位数之比应当为0.3∶1以上，护士人数与床位数之比应当为0.6∶1以上。	新生儿室	【数据核查】查看新生儿室医护人员花名册、排班表以及实际开放床位数，核查床医比、床护比。	新生儿室实际开放床位有多少张？现有多少名医师？多少名护士？人员与床位比是否达标？

续表

评审标准（条）	赋分方法	细则（款）	信息采集点	评审方法	访谈要点
续(一百零七)	A	107.8 加强新生儿室消毒隔离管理，防范院内感染；新生儿暖箱、奶瓶、奶嘴消毒规范；有传染病患儿隔离护理措施。各项监测结果符合要求。	新生儿室	【文件查阅】新生儿室感染预防与控制管理制度、消毒隔离制度、新生儿暖箱、奶瓶、奶嘴消毒规范。【记录查看】新生儿室各类院感监测记录。【现场检查】新生儿暖箱消毒、传染病患儿隔离、手卫生设施和手卫生落实情况。	有无感染预防与控制措施？新生儿暖箱如何消毒？奶瓶和奶嘴如何消毒？开展了哪些院感日常监测？各项院感监测指标是否合格？
	B	107.9 临床科室定期自查、整改；主管部门定期督导、检查、总结与反馈，有改进措施。	手术室1 消毒供应室1 新生儿室1 护理部2 院感办2	【记录查看】1. 针对本科室各项规章制度（包括但不限于院感类）、岗位职责及操作规程（含工作流程）落实情况，定期开展自查与整改情况的记录；2. 职能部门针对上述内容的定期督导检查的记录（含问题、总结分析、整改通知、改进措施），存在问题的科室整改后反馈的改进情况清单。	有无针对本科室各项规章制度、岗位职责及操作规程的落实情况，定期开展自查与整改？职能部门针对上述内容是否定期开展督导检查？问题是否得到改进？

七、药事管理与临床药学服务质量保障与持续改进

评审标准（条）	赋分方法	细则（款）	信息采集点	评审方法	访谈要点
（一百零八）医院药事管理工作和药学部门设置以及人员配备符合国家相关法律、法规及规章制度的要求；	B	108.1 医院设立药事管理与药物治疗学相关组织，健全药事管理体系；设立与本机构功能、任务、规模相适应的药学部门，并符合国家相关规定及标准。	药学部	【文件查阅】设立药事管理与药物治疗学委员会文件。【现场检查】药学部及药库、药房、静脉用药调配中心、制剂室等功能设置情况。	有无成立药事管理与药物治疗学委员会？由哪些部门的人员组成？

评审标准（条）	赋分方法	细则(款)	信息采集点	评审方法	访谈要点
续（一百零八）建立与完善医院药事管理组织，完善药事管理与临床药学服务各项规章制度并组织实施。	A	108.2 根据医院功能任务及规模，配备药学专业技术人员，岗位职责明确。	药学部	【文件查阅】药学专技人员基本信息与资质一览表、资格证书、各级各类人员岗位职责、临床药师名单及培训证。	药学专业技术人员占本机构技术人员比例（最佳8%）？有无临床药师开展临床药学服务？
	B	108.3 建立并完善药事管理与临床药学服务规章制度并组织实施。	药学部	【文件查阅】药事管理、药学服务相关制度及其实施记录。	开展药事管理与药学服务的相应制度是否健全？
（一百零九）加强药品管理，规范药品遴选、采购、储存、调剂，建立全流程监测系统，保障药品质量和供应。静脉用药集中调配中心和调配工作符合有关规定。	B	109.1 有药品遴选、采购供应管理制度与流程；有药品储存相关制度，储存药品的场所、设施与设备符合相关规定。	药学部	【文件查阅】药品遴选制度、集中招标采购供应制度与相应流程、药品贮存制度、养护和质检记录。【现场检查】查看冷藏库、阴凉库、常温库、普通与特殊药品库等分设情况及环境，温控设备；各类药品标识、看似听似药品与特殊药品储存与管理；防火、防鼠、防盗等措施。	防腐剂、外用药、消毒剂等药品与内服药、注射剂是否分区存放？"毒、麻、精"药品，高危药品，易燃易爆、强腐蚀性等危险化学品是否按有关规定分别设库，并设置警示标识？库房温湿度控制方面有何要求？
	A	109.2 建立药品全流程质量监控体系，职责明确，定期开展质量监督管理工作，规范不合格药品的管理以及药品召回的管理，特殊管理药品、冷链药品、急救车药品、病区备用药品、自备药品应符合相关规定。	药学部	【文件查阅】药品质量监控组织架构图，各级监控人员职责，药品召回管理制度与流程，出现不合格药品的报告及调查分析记录。【现场检查】特殊管理药品、冷链药品、抢救车药品、病区备用药品、自备药品相应管理制度与规范存放情况。	是否建立药品全流程质量监控组织体系？请简述药品入库前验收的流程。请描述药品召回流程。召回的药品如何处理？

七、药事管理与临床药学服务质量保障与持续改进

续表

评审标准（条）	赋分方法	细则(款)	信息采集点	评审方法	访谈要点
续（一百零九）	B	109.3 医疗机构自制制剂取得医院制剂许可证，有保证制剂质量的设施、设备和管理制度，按规定配备药学等相关专业技术人员，制剂生产和使用符合有关规定。	药学部	【文件查阅】医疗机构制剂许可证、制剂批准文号、制剂质量标准、制剂室相应管理制度。【现场检查】制剂生产设备设施，药学与制剂专业技术人员的配备及资质情况。	药学部有无自行配制制剂？有无制剂专职人员？制剂在医疗机构之间调剂使用吗（需批文）？
	B	109.4 落实药品调剂制度，遵守药品调剂操作规程，保障药品调剂的准确性；有措施保障住院患者针剂日剂量、口服制剂单剂量调剂；有完善的药品管理信息系统，能够为合理用药提供技术支撑。	药学部	【文件查阅】药品调剂制度和操作规程。【现场检查】查看门诊处方、住院医嘱信息化系统及合理用药查询功能，调剂区是否双人调剂与核对；查看住院患者针剂是否按日剂量、口服制剂是否按单剂量调剂配发。	针对门诊处方、住院医嘱、药品价格调整、药品管理、处方点评等，有无信息化手段支持？住院患者针剂是否按照日剂量、口服制剂按照单剂量进行调剂和配送？
	B	109.5 静脉用药集中调配中心设置规范，有相关管理制度，遵守静脉用药集中调配操作规程，保障患者静脉用药安全、有效。	药学部	【文件查阅】静脉用药集中调配质量管理规范、静脉用药集中调配操作规程，医嘱核对、配送等相关制度与流程。【现场检查】查看人员、设备、设施、环境情况是否符合静脉用药集中调配中心设置规范。【记录查看】医嘱核对记录、调剂与配送记录等。	静脉用药是否由静脉用药集中调配中心调配？下送吗？

评审标准（条）	赋分方法	细则(款)	信息采集点	评审方法	访谈要点
（一百一十）实施临床药师制，积极参与临床药物治疗，促进合理用药，拓展药学服务范围。加强临床药师队伍建设和培训，提高临床药学服务能力和水平。	B	110.1 建立临床药师参与合理用药的工作制度；临床药师配备符合规定，知晓职责与制度要求；专职专科从事临床药物治疗工作。	药学部	【文件查阅】临床药师名单、临床药师岗位培训证书、临床药师工作制度、岗位职责。	根据《医疗机构药事管理规定》，至少配设几名临床药师？（三级医院不少于5名，二级医院不少于3名）
	A	110.2 临床药师积极参与临床药物治疗，实施药学查房和药师会诊，提供合理用药培训、用药咨询、用药医嘱审核、参与治疗方案制订、用药监测与评估以及用药教育等服务；开展临床药学教学和药学应用研究。	药学部	【记录查看】药师参与临床药物治疗的工作记录（药学查房、药师会诊、药历）；开展合理用药培训的资料、用药咨询记录，开展处方点评与用药监测与评估的记录，从事临床药学教学和药学研究的相关资料。	有无开展药学查房、药师会诊？有无书写药历？有无定期向药事管理委员会报告用药监测结果与评估报告？有无开展药学教学和药学应用研究？
	B	110.3 探索构建适应患者需求的药学服务体系，开展多学科联合诊疗、药学门诊或"互联网+药学"等服务，推进医联体药学服务或居家社区药学服务。	药学部	【现场检查】查看药学参与多学科会诊、开设药学门诊或"互联网+药学"服务、开展医联体药学服务、居家社区药学服务情况与记录。	是否开设有药学门诊或"互联网+药学"服务？以何种形式提供医联体药学服务、居家社区药学服务？
	A	110.4 有临床药师培养计划和体系，并纳入医院医疗技术人员培养计划；建立临床药师绩效考核管理和激励机制并落实。	药学部1绩效核算办2	【文件查阅】1. 临床药师培养计划、医疗技术人才培养计划。【记录查看】2. 医院绩效考核方案、临床药师绩效考核分配报表。	有无临床药师培养计划？落实了吗？有无定期对临床药师进行绩效考核？有无相应激励机制？

续表

评审标准（条）	赋分方法	细则(款)	信息采集点	评审方法	访谈要点
（一百一十一）按照有关法律法规、部门规章及临床用药指南和标准，加强抗菌药物、麻醉药品和精神药品、毒性药品、放射性药品、抗肿瘤药物、激素类药物、重点监控药物、基本药物、中药注射剂临床应用规范化管理。	A	111.1 按照有关法律法规、部门规章及临床用药指南和标准，加强抗菌药物临床应用规范化管理。	药学部1 院感办2 检验科2	【文件查阅】 1. 抗菌药物临床应用和管理实施细则、抗菌药物分级管理制度、抗菌药物分级管理目录及动态调整目录；抗菌药物使用与调剂的授权文件、对医务人员开展抗菌药物合理应用培训的资料； 2. 感染专业医师、微生物检验师提供的定期细菌耐药监测情况报告、多重耐药菌耐药情况监测报告。	有无抗菌药物临床应用和管理制度？使用人员与调剂人员是否落实授权？有无开展细菌耐药监测，为临床合理用药提供参考？
	A	111.2 按照有关法律法规、部门规章及临床用药指南和标准，加强麻醉药品和精神药品、毒性药品、放射性药品临床应用规范化管理。	药学部	【文件查阅】 "特殊管理药品"使用与管理制度，"麻、精"药品实行三级和"五专"管理的制度与程序、批号管理制度与程序、"特殊管理药品"相关应急预案。 【现场检查】 查看"毒、麻、精"药品药房专用柜及安全监控、自动报警设施配置情况；病区、手术室存放与管理情况；放射性药品的存放环境与辐射防护、标识、日常管理情况。	有无"特殊管理药品"管理规范？是否实行"五专"管理？

续表

评审标准（条）	赋分方法	细则(款)	信息采集点	评审方法	访谈要点
续（一百一十一）	A	111.3 按照有关法律法规、部门规章及临床用药指南和标准，加强抗肿瘤药物、激素类药物临床应用规范化管理。	药学部	【文件查阅】抗肿瘤药物、激素类药物的使用管理办法、使用指南或使用规范，药物不良反应处置预案；使用人员的授权文件、使用情况的监管记录。	有无抗肿瘤药物、激素类药物使用管理办法？对上述药物使用情况有无监管？
	A	111.4 按照有关法律法规、部门规章及临床用药指南和标准，加强重点监控药物、基本药物、中药注射剂临床应用规范化管理。	药学部	【文件查阅】国家和省内重点监控药物使用管理规定、基本药物使用管理规定、中药注射剂临床应用管理规范。【记录查看】院内重点监控药物目录、使用的基本药物目录、使用的中药注射剂目录及上述用药情况的监管评价与公示资料。	院内有无重点监控药物目录？有无具体的使用管理规定？针对重点监控药物、基本药物、中药注射剂是否定期开展用药情况的监管？
	A	111.5 定期开展临床应用评价，纳入医疗质量和综合目标管理考核体系，加强评价结果的公示、反馈及整改。	药学部	【记录查看】定期针对临床用药情况的评价、考核记录；以及针对不合理用药和突出问题采取的干预措施(公示、反馈、整改、清除等)资料。	针对抗菌药物、"特殊管理药品"、重点监控药物、基本药物、中药注射剂，有无定期开展临床用药情况的评价与考核？有无改进措施？

释义：重点监控药物，是指国家卫健委关于印发第一批国家重点监控合理用药药品目录中的重点监控药物、基本药物、中药注射剂、目录中的药品制订用药指南，明确规定临床应用的条件和原则，全部药品开展处方审核和处方点评，加强处方点评结果的公示、反馈及利用。对用药不合理问题突出的品种，采取排名通报、限期整改、清除出本机构药品供应目录等措施。

七、药事管理与临床药学服务质量保障与持续改进

续表

评审标准（条）	赋分方法	细则(款)	信息采集点	评审方法	访谈要点
（一百一十二）依据《处方管理办法》等有关规定，规范开展处方审核和处方点评，并持续改进。	B	112.1 有满足开展处方审核的基本要素和管理制度；所有处方应当经审核通过后，方可进入调配环节。	药学部	【文件查阅】处方管理办法、处方点评软件、药品调剂制度和调剂流程；处方授权及调剂授权的相应文件、医师处方签名留样备案表。	如何防止调剂差错？如何开展处方点评？
	A	112.2 利用合理用药监控软件系统，为处方审核提供技术支持，并定期维护，建立处方审核质量监测指标体系，对处方审核的数量、质量、效率和效果进行评价。	药学部	【现场检查】合理用药监控软件、药品管理信息系统。【文件查阅】处方审核质量监测指标体系、定期处方审核评价记录（含数量、质量、效率和效果）。	有无处方审核质量监测指标？有无定期处方审核评价记录？
	A	112.3 药学部门成立处方点评工作小组，负责处方点评的具体工作；建立《处方点评制度》，定期开展处方点评工作。门诊处方和病区医嘱的抽样率符合规定。	药学部	【文件查阅】处方点评工作小组名单，处方点评制度。【记录查看】定期的处方与医嘱点评记录（含抽样率统计）。	有无医院处方点评制度？是否定期开展处方点评？门诊处方和病区医嘱的抽样率是多少？
	A	112.4 定期公布处方点评结果，并进行综合分析评价，处方点评结果纳入医院绩效考核等指标体系管理。	药学部	【文件查阅】定期的处方与医嘱点评结果公示资料、处方点评月综合评价分析、与绩效挂钩的考核记录。	医院处方与医嘱点评结果是否进行了公示？是否与绩效考核挂钩？
（一百一十三）建立药物监测和警戒制度，观察用药过程，监测用药结果，	B	113.1 建立药物监测和警戒制度，建立药品不良反应监测体系和报告程序，药品不良事件报告平台纳入医疗不良事件统一管理。	药学部	【文件查阅】药物监测和警戒制度、药品不良反应与药害事件监测报告制度与报告流程。【现场检查】不良事件信息报告平台。	发生严重药品不良反应或药害事件是如何处理的？对事件是否进行调查分析？有无不良事件报告管理平台？是否纳入医疗不良事件统一管理？

评审标准（条）	赋分方法	细则(款)	信息采集点	评审方法	访谈要点
续（一百一十三）按规定报告药物不良反应并反馈临床，不良反应情况应记入病历。	A	113.2 定期对药品不良反应与药害事件监测结果进行分析和评估，及时反馈临床；对严重用药错误报告有分析和整改措施。	药学部	【文件查阅】药物不良反应与药害事件报告表、主管部门定期对监测结果的分析与评估记录；严重用药错误分析报告、整改措施。	主管部门有无定期对监测结果进行分析和评估？有无发生严重用药错误的报告？调查过原因吗？有无改进措施？
	B	113.3 发生药品不良反应或药害事件时，积极进行临床救治，不良反应情况应记入病历。发现药品损害事件或严重药害事件时，药学部门应当立即进行药品追溯和质量评估，必要时可立即暂停使用相关药品。	药学部	【记录查看】发生药品不良反应或药害事件的临床救治记录、不良反应在病历中的记录；相关药品的留样、追溯、质量评估记录、对事件的调查分析资料、院内暂停使用相关药品的通知与公示。	发生药品不良反应或药害事件时，是否积极进行临床救治？不良反应记入病历了吗？有无立即进行药品追溯和质量评估？暂停或下架了哪些药品？

八、检查检验质量保障与持续改进

评审标准（条）	赋分方法	细则(款)	信息采集点	评审方法	访谈要点
（一百一十四）临床检验部门、病理部门、医学影像部门的设置布局、设备设施分别符合相应规范标准，服务满足临床需要。临床检验和医学影像提供24小时急诊诊断服务。	B	114.1 临床检验部门、病理部门、医学影像部门的设置、布局、设备设施分别符合相应规范标准。	检验科 病理科 医学影像科	【现场检查】1. 科室布局、分区、流程的规范性。2. 科室设备、设施配置情况是否符合规范或标准。	有哪些大型医用放射设备？有无大型医用设备配置许可证？有无放射诊疗许可证？
	B	114.2 临床检验部门、病理部门、医学影像部门的服务项目满足医院所设临床诊疗需要。	检验科 病理科 医学影像科	【文件查阅】科室开设的检验、检查等服务项目清单。	科室目前开设的检验、检查等服务项目能否满足临床诊疗需要？
	B	114.3 临床检验和医学影像提供24小时×7天急诊诊断服务，急诊检查检验报告时间符合相关规定，病理术中快速诊断30分钟内发放报告。	检验科 病理科 医学影像科	【文件查阅】急诊检验、检查报告时限规定。【记录查看】查阅医技科室24小时×7天排班表。【现场检查】查看电子版或纸质版检验及检查报告单，审核检查时间与出具报告时间，是否符合报告时限要求。	急诊检验、检查报告的出具时间，能否满足报告时限的要求？术中快速冰冻切片诊断报告多长时间内可以发放？

续表

评审标准（条）	赋分方法	细则(款)	信息采集点	评审方法	访谈要点
（一百一五）从事临床检验、病理和医学影像诊断工作和技术工作的人员资质应该按照有关规定取得相应专业技术职务任职资格。	A	115.1 从事临床检验、病理和医学影像诊断工作的专业技术人员应当具有相应的专业学历，并取得相应专业技术职务任职资格。	检验科 病理科 医学影像科	【文件查阅】科室岗位说明书、专业技术人员的专业学历与资格证、执业注册证、职称证书。	科室有无相关岗位说明书？专业技术人员是否具备相应岗位所要求的专业学历和资质？
	B	115.2 分子生物学、特殊岗位（HIV初筛实验、产前筛查及诊断、新生儿疾病筛查等）检验人员等国家有特殊规定的，应具备符合国家规定的资质方可独立工作。	检验科	【文件查阅】从事分子生物学、HIV初筛、产前筛查及诊断、新生儿疾病筛查的检验人员取得的培训合格证。	从事分子生物学、HIV初筛、产前筛查及诊断、新生儿疾病筛查的检验人员，是否持有卫健部门核发的培训合格证？
	B	115.3 科室负责人具备相关专业副高及以上技术职称，医师/技师队伍结构合理，满足临床需求，无违规上岗情况。	检验科 病理科 医学影像科	【文件查阅】科室负责人副高及以上职称证书(复印件)、科室专技人员梯队表(含专业、职称、资质信息)。	科室负责人的职称是否满足副高及以上？专技人员的构成是否满足临床检验、诊断项目的需求？

续表

评审标准（条）	赋分方法	细则(款)	信息采集点	评审方法	访谈要点
(一百一十六) 有临床检验、病理实验室和医学影像诊疗场所管理制度、安全程序、标准操作流程和技术操作规范，遵照实施并准确记录。	A	116.1 科室主任为实验室安全第一责任人，临床检验、病理实验室和医学影像诊疗场所环境达标，符合要求，有完整的诊疗场所管理制度、安全程序，知晓并遵照实施、准确记录。	检验科1、4、6 病理科1、3、4、6 医学影像科2、5、7	【文件查阅】 1. 实验室安全管理制度、科室安全管理小组人员名单(科主任为第一责任人)、实验室工作流程及安全准则、危化品管理与使用制度、废弃有害液体统一回收制度、实验室各类应急预案。 2. 放射安全管理制度与防护措施、辐射环境检测评估报告、辐射安全管理小组人员名单(科主任为第一责任人)、放射安全事件应急预案和处置流程。 【记录查看】 3. 定期对取材室、切片室等进行甲醛、二甲苯浓度检测的报告。 4. 实验室安全检查记录、实验室各类应急预案的演练记录。 5. 科室季度辐射安全检查记录、放射废物处理登记和监管记录。 【现场检查】 6. 查看实验室分区、生物安全等级标识；分子生物学实验室、HIV初筛实验室的门禁；结核检测实验室、病理取材室是否按照P2级实验室设计、配置的洗手与洗眼、紧急喷淋设施。 7. 查看影像检查室门口电离辐射警示标识、铅衣等防护用品配置、抢救车的配置。	场所环境是否达到安全标准？是否开展放射免疫分析、放射性同位素检测？是否开展实验室安全检查？有无相应安全措施？是否使用危险化学品？有无实验室各类应急预案？演练过吗？

续表

评审标准（条）	赋分方法	细则（款）	信息采集点	评审方法	访谈要点
续（一百一十六）	A	116.2 有临床检验、病理实验室和医学影像诊疗标准操作流程和技术操作规范，工作人员知晓并遵照实施，准确记录，可追溯。	检验科 病理科 医学影像科	【文件查阅】科室诊断（或诊疗）标准、仪器设备操作流程、技术操作规范。【记录查看】工作流程（检测、检查）相关的各项记录。	访谈工作人员对工作流程和技术操作规范的掌握情况。
（一百一十七）临床检验、病理和医学影像报告及时、准确、规范，并严格执行审核制度。建立临床沟通机制，提供便捷、及时的检查检验信息服务。	A	117.1 检验、影像、病理报告格式规范统一，报告时间符合要求。执行检验报告双签字制度（急诊除外）。落实疑难病例分析与读片制度、重点病例随访与反馈制度、危急值报告制度。	检验科 1 病理科 1、2 医学影像科（含放射、超声等专业）1、3	【文件查阅+记录查看】1. 报告单书写规范、报告时限（TAT）规定；检验检查报告双签字制度、危急值报告制度（与记录）；2. 临床病理讨论会制度（与记录）；3. 疑难病例分析与读片会制度（与记录）、重点病例随访与反馈制度（与记录）。	有无报告单书写规范？针对各类检查项目有无明确的报告时限？有无具体的"危急值"项目表？医技科室在发现危急值后应在多长时间内报告临床科室？
	A	117.2 有临床检验、病理和医学影像专业人员与临床医师沟通的相关制度并落实，以满足临床需求。	检验科 病理科 医学影像科	【文件查阅】医技与临床沟通协调制度。【记录查看】科间沟通协调记录本。	有无医技与临床医师沟通协调机制？沟通是否顺畅？
	B	117.3 提供便捷、及时的临床检验、病理、影像学等报告的信息化服务，满足患者需求。	检验科 病理科 医学影像科	【现场查看】查看 LIS 系统、病理科信息管理系统、PACS 系统、报告自助打印系统。	能否实现报告自助打印？与电子病历系统有无关联？

续表

评审标准（条）	赋分方法	细则(款)	信息采集点	评审方法	访谈要点
（一百一十八）落实全面质量管理与改进制度，开展室内质量控制和室间质量评价。相关检查检验设备(含床旁检查检验设备)按照要求定期检测。	B	118.1 科室有全面质量管理的相关管理规定并落实，PCR、HIV检测应取得相关资质。	检验科	【文件查阅】室内质控制度、室内质控流程、室内质控项目与重点项目目录、失控的处理办法；PCR、HIV检测人员取得的培训证。	是否开展实验室室内质控？室内质控重点项目有哪些？有无失控的处理办法？
	A	118.2 常规开展室内质量控制，有记录、有检查、有监管，参加并通过国家、省级开展的室间质评；开展的POCT项目均定期开展质控并有记录。	检验科病理科	【记录查看】室内质控记录、失控处理记录、失控原因分析、处理方法及临床影响评估、预防措施等记录；参加国家或省级室间质评或能力验证相关证书；POCT项目室内质控记录与室间检测结果比对报告、POCT项目校准和纠正记录。	室内质控项目有无记录？有无参加国家或省级开展的室间质评或能力验证？临床POCT项目有无与检验科检测结果定期比对？POCT项目的检验误差超出允许范围，如何处理？
	B	118.3 科室有专人负责仪器设备保养、维护与管理。计量设备按照国家要求定期检测并有记录。	医学装备部检验科临床医技各科室	【文件查阅】1.仪器设备保养人员名单，仪器设备维护保养制度。【记录查看】2.定期的校准、维护保养记录；计量设备或仪器的年检合格标识与检定证书。	仪器设备如何维护保养？有无维护保养记录？计量设备或仪器有无遵循国家要求定期检定？
（一百一十九）按照有关规定建立临床检验、病理和医学影像环境保护及人员职业安全防护制度，遵照实施并准确记录。	A	119.1 指定部门负责职业安全防护管理工作，建立临床检验、病理和医学影像部门相关制度、流程，保障环境安全、生物安全和消防安全；配置充足的安全防护设施，环境达标。	院感办检验科病理科医学影像科	【文件查阅】科室各项规章制度，含职业安全防护管理制度和安全程序、作业指导书。【现场检查】环境安全、生物安全和消防安全相关保障设施的配置情况、个人防护用品的配置和使用情况。	科室各项规章制度是否健全？有无职业安全防护管理制度和安全程序、作业指导书？科室内职业安全防护设备、设施有哪些？

续表

评审标准（条）	赋分方法	细则(款)	信息采集点	评审方法	访谈要点
续(一百一十九)	B	119.2 定期对医学影像(放射)机房及环境进行放射防护检测，保证辐射水平符合国家规定或者标准。	医学影像科	【文件查阅】定期的辐射环境检测评估报告、个人辐射计剂量监测报告；	是否有定期的辐射环境检测报告？检测合格吗？
	B	119.3 有职业安全防护设施设备使用及安全防护培训。科室对环境保护及人员职业安全防护制度的落实有自查。各专业有相关安全程序和作业指导书。	检验科病理科医学影像科	【记录查看】职业安全防护设施设备的使用、职业安全防护知识与技能的培训记录；职业安全防护制度落实情况的自查记录；	本科室职业暴露风险点有哪些？如何防止职业暴露？职业安全防护设备、设施、用品的使用，培训过吗？
	A	119.4 有各种职业暴露后应急管理制度、处理流程，并开展应急演练。	检验科病理科医学影像科	【文件查阅】各种职业暴露应急预案、处理流程；【记录查看】上述预案的演练记录。	科室内发生职业暴露后应如何处置？

九、输血管理与持续改进

评审标准（条）	赋分方法	细则(款)	信息采集点	评审方法	访谈要点
（一百二十）落实《中华人民共和国献血法》《医疗机构临床用血管理办法》和《临床输血技术规范》等有关规定，医院应当具备为临床提供24小时输血服务的能力，满足临床工作需要。	B	120.1 建立临床用血管理委员会，人员组成合理，职责明确，定期召开工作会议，履行指导和监管职能。	输血科	【文件查阅】临床用血管理委员会文件及职责。【记录查看】临床用血管理委员会会议记录、开展用血培训与监管的记录。	是否建立有临床用血管理委员会？请描述人员组成与工作职责。
	A	120.2 设置独立的输血科，配备适宜的专业技术人员，布局和设施设备合理；有完善的工作职责、管理制度、岗位职责、相关技术规范与操作规程。	输血科	【文件查阅】输血科各项管理制度、岗位职责、输血技术规范与输血科各项技术操作规程。【现场检查】输血科布局、分区、设备设施、人员配置情况。	是否独立设置输血科？有多少专业技术人员？能否开展血型鉴定、输血前检测、输血相容性检测？

评审标准（条）	赋分方法	细则(款)	信息采集点	评审方法	访谈要点
续（一百二十）	A	120.3 按计划组织输血相关法律法规、制度与知识技能的培训、考核；医务人员知晓并严格执行输血相关法律法规及管理制度。	医务科 输血科	【记录查看】组织全院性输血相关法律、法规、规范、制度与知识技能培训与考核的记录。	输血相关的法律法规有哪些？针对输血相关规范、制度与知识技能有无开展全院性培训？
	B	120.4 输血科制订临床用血储备计划，根据供血的预警信息和血液库存情况协调临床用血；有血液库存量的管理要求，能为临床提供24小时输血服务，满足临床工作需要。	输血科	【文件查阅】临床用血储备计划、血液库存管理制度、血液库存预警应急预案、临床紧急用血预案。【记录查看】输血科24小时排班表。	有无临床用血储备计划？输血科是否实行24小时值班？有无临床紧急用血预案？能否及时保障到位？
（一百二十一）加强临床用血过程管理，严格掌握输血适应证和输血技术操作规范，促进临床安全、有效、科学用血。	B	121.1 健全输血管理制度、临床用血评价及公示制度、输血技术操作规范等制度，加强临床用血过程管理。	输血科 医务科	【文件查阅】临床输血管理相关制度与临床输血技术规范(含输血不良反应处理规范、用血申请流程、用血流程和输血管理流程)、输血前的检验和核对制度、临床用血评价及公示制度、临床输血管理实施细则和考核办法。	临床输血管理相关制度是否健全？有无临床输血管理考核办法？输血管理委员会是否定期对合理用血情况进行分析评价？

九、输血管理与持续改进

续表

评审标准（条）	赋分方法	细则（款）	信息采集点	评审方法	访谈要点
续（一百二十一）	A	121.2 医务人员严格遵循输血适应证合理用血，根据规定完成用血审批，开展输血前、后评估及输血前知情同意，严格执行输血管理制度及输血技术操作规范。	医务科1 输血科1、3 临床各科室1、2、3	【文件查阅】 1. 输血的适应证规定、输血申请审核登记和用血报批登记制度、输血治疗知情同意制度、输血观察制度、血袋回收等制度、输血授权文件。 【病历检查】 2. 病历中输血指征评估的记录、输血前血型及感染筛查（肝功能、乙肝五项、HCV、HIV、梅毒抗体）的检测报告、用血后的效果评价记录；输血治疗知情同意书与病程记录（至少包括输血原因、输注成分、血型和数量、输注过程观察情况、有无输血不良反应等）。 【现场检查】 3. 查看领用前核对、发血时再核对与登记、输血前双人核对、输血时观察、血袋回收等制度与流程落实情况。	输血的指征有哪些？输血指征评估进入病历了吗？输血前，是否签署输血治疗知情同意书？输血前，是否对患者进行血型及感染筛查检测？请描述临床用血审批流程？患者紧急输血的批准流程？血液输注的起止时间有何要求？输注完毕的空血袋是如何处理的？
	A	121.3 输血科每月对输血全过程质量管理情况进行分析、总结、改进与公示。	输血科	【记录查看】 输血科对输血全过程质量管理的月分析与总结（含用血评价、存在问题、改进措施）及公示。	输血科针对输血全过程如何进行质量管理？针对存在的问题有无改进措施？有无公示？
	A	121.4 主管部门履行监管职责，对存在的问题与缺陷追踪评价，有改进成效。	医务处 护理部	【文件查阅】 职能部门结合用血评价、病历检查存在的问题、下发的整改通知（含改进措施），存在问题的科室整改后反馈的改进情况清单；职能部门针对改进情况再次追踪复核的记录。	主管部门针对用血全过程中存在的问题有无改进措施？改进效果如何？

第二章 临床服务质量与安全管理

续表

评审标准（条）	赋分方法	细则(款)	信息采集点	评审方法	访谈要点
（一百二十二）建立麻醉科、手术科室有效沟通，积极开展自体输血，严格掌握术中输血适应证，合理、安全输血。	B	122.1 建立与麻醉科、手术科室和相关多部门沟通协调机制，制定术中输血适应证管理及围手术期血液保护等输血技术的管理规定和工作流程。	医务科 输血科 麻醉科 临床手术科室	【文件查阅】 术中输血适应证及围手术期血液保护管理制度、自体输血管理制度及相应工作流程、自体输血技术规范。	是否制定有术中输血适应证管理及围手术期血液保护等输血技术的管理规定？有无工作流程？
	B	122.2 配置开展血液保护相关技术的设备与工作条件，将自体输血纳入医务人员年度输血培训计划中，且有效落实。	医务科1 输血科1 麻醉科2	【记录查看】 1. 医务人员年度输血培训计划，自体输血技术规范培训记录。 【现场检查】 2. 查看麻醉科血液回收机、采集秤等设备设施及条件，以及回收记录。	是否开展自体输血工作？有无组织开展自体输血技术规范的培训？
	B	122.3 自体输血相关专业技术人员严格掌握适应证、禁忌证，履行风险告知并签署知情同意书，确保合理、安全输血。	医务处1 临床各科室1、2	【文件查阅】 1. 自体输血适应证、禁忌证、自体输血知情同意制度。 【病历检查】 2. 病历中自体输血知情同意书。	自体输血的适应证、禁忌证有哪些？开展自体输血前，有无与患方签署自体输血知情同意书？
	B	122.4 主管部门履行监管职责，适时督导、检查、分析，自体输血率逐年上升。	医务处1 临床各科室1 麻醉科2	【记录查看】 1. 职能部门针对自体输血安全的定期督导检查记录及分析(含整改通知、改进措施)、存在问题的科室整改后反馈的改进情况清单； 2. 医院年度自体输血率统计表。	职能部门有无定期针对自体输血安全开展督导检查？问题是否得到改进？临床科室每月自体血用量是多少？自体输血率是多少？比例是否逐年上升？

续表

评审标准（条）	赋分方法	细则(款)	信息采集点	评审方法	访谈要点
（一百二十三）开展血液质量管理监控，制订、实施控制输血严重危害（输血传染疾病、严重不良反应）的方案。落实输血相容性检测管理制度和实验质量管理要求，确保输血安全。	A	123.1 有血液贮存质量监测与信息反馈的制度，血液储存符合国家有关标准和要求，有专人对血液贮存情况定期监测记录；一次性输血耗材进行无害化处理，有记录。	输血科	【文件查阅】血液贮存质量监测与信息反馈制度。【记录查看】冰箱不间断温度监测记录、冰箱定期消毒记录、定期细菌监测记录、输血器械"三证"查验记录、血袋保存记录、医疗废物交接记录。	不同血型的全血、成分血存放有哪些要求？贮血冰箱是否定期进行细菌监测？回收的血袋需要保存多久？
	B	123.2 有控制输血严重危害（SHOT）的预案、临床用血不良事件监测报告制度、输血传染性疾病的管理措施和上报制度，并开展培训；相关人员知晓临床用血不良事件报告制度及各类应急预案、处置流程，能执行并定期演练。	输血科临床各科室	【文件查阅】控制输血严重危害（SHOT）预案与处置流程、临床用血不良事件监测报告制度、发生输血传染性疾病管理措施和上报制度。【记录查看】上述内容的培训记录、预案的演练记录。	请简述输血不良反应的识别标准。发生输血不良反应后，应如何规范处置？针对临床用血不良事件有无开展监测？如何管理输血传染性疾病？
	B	123.3 有输血相容性检测实验室的管理制度，检测内容组合合理，检测设备及试剂符合要求，检测报告内容完整；做好相容性检测质量管理，开展室内质量控制，参加输血相容性检测室间质评。	输血科	【文件查阅】输血相容性检测实验室管理制度。【记录查看】查看检测内容组合是否合理、检测报告是否完整、查看输血相容性检测的试剂清单、"三证"审验资料、批准文号、室内质控记录、输血相容性检测仪器设备校正和维修保养记录、室间质评机构出具的室间质评结论。	输血相容性检测仪器设备、试剂是否符合相应标准？针对输血相容性检测项目是否开展室内质控？是否参加本地区室间质评？

评审标准（条）	赋分方法	细则（款）	信息采集点	评审方法	访谈要点
续（一百二十三）	A	123.4 主管部门定期对上述工作进行督导、检查、分析、反馈、改进。	医务处 输血科	【记录查看】职能部门定期针对血液质量管理监控、输血相容性检测管理和实验室质控落实情况的督导检查与分析（含整改通知、改进措施）记录、输血科整改后反馈的改进清单。	职能部门有无针对血液质量管理监控、输血相容性检测管理和室内质控落实情况，定期进行督导检查？问题是否得到改进？

十、医院感染管理与持续改进

评审标准（条）	赋分方法	细则（款）	信息采集点	评审方法	访谈要点
（一百二十四）按照《医院感染管理办法》，建立医院感染管理组织，建立院感多部门协调机制。完善医院感染管理与控制制度，有医院感染事件应急预案并组织实施，开展医院感染预防控制知识与技能的全员培训和教育。	A	124.1 医院感染管理三级组织体系健全，建立医院感染管理委员会，委员会由医院感染管理部门、医务部门、护理部门、临床科室、消毒供应室、手术室、临床检验部门、药事管理部门、设备管理部门、后勤管理部门及其他有关部门的主要负责人组成，主任委员由医院院长或者业务副院长担任。有独立设置的医院感染管理部门，其负责人应具有医学高级专业技术职称，应专职从事院感防控工作。	院感办	【文件查阅】医院感染管理三级组织体系架构图、院感专职人员名单和临床医技各科室院感兼职质控员名单与职责、医院感染管理委员会文件及职责、院感办负责人的医学高级职称证书（复印件）。【现场检查】院感办独立设置情况。	医院感染管理三级组织体系是否健全？各级人员的职责是否明确？医院感染管理委员会的主任委员由谁担任？院感办是否独立设置？
	A	124.2 制定并及时完善医院感染管理和控制制度、应急预案，并落实；建立院感多部门协调机制，明确各部门职责，及时解决医疗机构感染防控工作中的实际问题。	院感办	【文件查阅】医院感染管理和控制制度、各类应急预案。【记录查看】院感办日常工作（会议、培训、质量监测与分析、检查、反馈、改进等）记录、各类预案的演练记录；院感多部门协调制度、各部门职责、沟通协调记录本。	是否建立医院感染管理委员会各成员部门间的多部门协调机制？各部门职责是否明确？有无及时协调解决院感防控工作中的实际问题？

续表

评审标准（条）	赋分方法	细则(款)	信息采集点	评审方法	访谈要点
续（一百二十四）	A	124.3 开展医院感染预防控制知识与技能的全员培训、考核，且在工作中正确运用，有落实医院感染管理制度的具体方案及实施过程记录，组织实施医院感染事件应急演练。	院感办 临床医技各科室	【记录查看】各级各类人员院感防控知识与技能培训与考核记录、各类院感事件相关应急预案与演练记录。落实院感管理制度的方案、措施及日常实施记录。	是否针对各级各类人员开展院感防控知识与技能的培训？有无各类院感事件的应急预案？演练过吗？
	B	124.4 临床、医技科室对落实医院感染管理制度的实施过程进行自查，并进行定期分析、整改。	临床医技各科室	【资料查阅】临床、医技科室针对院感防控措施落实情况的定期自查记录（含分析、整改措施）。	是否针对院感防控措施落实情况定期开展自查和分析？问题是否得到改进？
	A	124.5 主管部门对院感工作的落实情况进行监管、反馈、整改。	院感办	【记录查看】职能部门定期针对院感防控措施落实情况的监管记录（含整改通知、改进措施）、存在问题的科室整改后反馈的改进清单。	职能部门有无针对院感防控措施落实情况，定期进行督导检查？问题是否得到改进？
（一百二十五）按照《医院感染监测规范》，加强重点部门、重点环节、重点人群与高危险因素监测，控制并降低医院感染风险。	A	125.1 制定重点部门、重点环节、重点人群与高危险因素的监测计划，包括监测范围、监测方法、监测内容和监测质量控制要求，实施信息化院感监测，对监测过程中发现的问题进行及时整改、分析，并有记录。	院感办 1、2、3、4 临床相关科室 3（部门详见释义）	【文件查阅】1. 重点部门、重点环节、重点人群与高危险因素监测计划：含三大导管相关感染、手术部位感染、下呼吸道感染、皮肤软组织感染的目标性监测（包括范围、方法、频率，数据来源）。【记录查看】2. 院感情况监测、统计与分析。3. 职能部门定期针对院感监测过程中发现的问题下发的整改通知、存在问题的科室整改后反馈的改进情况清单。【现场检查】4. 查看院感信息化监测系统。	有无重点部门、重点环节、重点人群与高危险因素监测计划？如何进行数据来源追踪？监测方案和计划是否定期修订？有无定期统计与分析？有无院感信息化监测系统？是否定期针对院感监测过程中发现的问题持续改进？

续表

评审标准（条）	赋分方法	细则(款)	信息采集点	评审方法	访谈要点
续（一百二十五）	A	125.2 主管部门对监测结果进行分析，提出本院的医院感染高危险因素，制定针对性措施，控制并降低医院感染风险。	院感办	【记录查看】结合院感监测统计与分析归纳出的医院院感风险评估报告及防控措施、院感风险监测数据变化趋势图。	有无医院院感风险评估报告？有无结合本年度院感高危险因素制定防控措施和对策？经监测，院感风险数据的变化趋势如何？
（一百二十六）医院感染管理组织要监测医院感染危险因素、医院感染率及其变化趋势，定期开展风险评估并持续改进诊疗流程；定期通报医院感染监测结果并加强横向比较。	B	126.1 有医院感染发病率及医院感染危险因素的监测计划及医院感染风险评估的制度。	院感办	【文件查阅】1. 医院感染发病率及院感危险因素监测计划；2. 医院感染风险评估制度。	有无医院感染风险评估的制度？针对感染发病率及感染危险因素有无监测计划？
	A	126.2 使用院感信息化监测系统对医院感染危险因素及医院感染病例进行实时、动态、连续监测，至少每季度分析、发布医院感染监测信息，及时上报医院感染监测数据并进行横向比较。	院感办	【记录查看】感染病例监测与统计分析(至少每季度分析)、发布的医院感染监测信息、上报的医院感染监测数据。	针对感染病例是否实时、动态监测，定期分析？多久分析一次？是否发布医院感染监测信息？最近一次感染监测数据横向比较结果如何？
	A	126.3 开展医院感染风险评估，根据风险评估结果制定针对性防控措施，不断优化诊疗流程。	院感办	【记录查看】1. 同125.2；2. 制定的针对性防控措施，用于实现诊疗流程优化的案例。	有无根据风险评估结果制定防控措施，用于实现诊疗流程优化的案例？

释义：目标性监测包括手术部位感染、重症监护室、新生儿、细菌耐药性和多重耐药菌监测等。医院感染监测项目主要包括全院综合性监测、医院感染现患率调查、目标性监测、环境卫生学监测以及消毒灭菌效果监测等。重点部门指重症医学科(监护病房)、手术室、血液透析室、消毒供应中心、新生儿室、产房、内镜室、口腔科和导管室等。"重点环节"指各种插管、注射、手术、内镜诊疗操作等。重点人群是根据日常开展的综合监测、每年做的现患率调查以及定期开展的风险评估结果来判定本院的重点管理人群。"感控风险评估"指对医院感染管理系统进行科学、公正的综合评估的活动过程，主要评估医院感染管理系统的脆弱性、面临的威胁以及风险，并根据感染发生的可能性和负面影响的程度来识别感染风险，主要包括风险识别、风险评价及风险控制，以达到降低感染、保障医疗安全的目的。

十、医院感染管理与持续改进

续表

评审标准（条）	赋分方法	细则（款）	信息采集点	评审方法	访谈要点
（一百二十七）消毒、灭菌和隔离工作符合相关标准和规范要求，工作人员能获得并正确使用符合国家标准的消毒与防护用品；重点部门、重点部位的管理符合要求。	B	127.1 根据相关标准和规范要求，制定符合医院实际的消毒灭菌和隔离工作制度及流程及重点部门、重点部位院感防控制度和措施，组织培训并落实。	院感办	【文件查阅】消毒、灭菌和隔离工作制度及流程，重点部门、重点部位院感防控制度与措施。【记录查看】上述内容培训的记录。	针对重点部位院感防控制度和措施是否组织过培训？
	A	127.2 提供的消毒与防护用品符合国家标准并在有效期内，工作人员应能够正确使用消毒与防护用品。	临床各科室 医技各科室	【现场检查】消毒剂与防护用品的有效期及使用方法是否正确。	针对消毒剂的配置与穿戴防护用品，院感办有无组织过培训？
	A	127.3 重点部门、重点部位的医院感染管理应当符合相关标准和规范要求。	重症医学科 手术室 血液透析室 消毒供应室 新生儿室 产房 内镜室、口腔科 导管室等	【现场检查】重点部门、重点部位的布局、分区、设施、通道、流程是否符合相关院感规范要求。【文件查阅】重点部门、重点部位感染风险评估及制订的防控措施。	有无结合院感风险评估制定相应的防控措施？是否落实？
（一百二十八）按照《医务人员手卫生规范》，建立医院手卫生管理制度。正确、充分配置有效、便捷的手卫生设备和设施，加强手卫生落实情况监管。	A	128.1 按照《医务人员手卫生规范》，建立医院手卫生管理制度并落实。充分配置与诊疗工作相匹配的，有效、便捷的手卫生设备和设施，手卫生的设备和设施包括但不限于流动水洗手设施、卫生手消毒设施等。	临床医技各科室	【文件查阅】手卫生规范、手卫生管理制度。【现场检查】查看洗手池、洗手图、洗手液、干手纸、手消毒液等配置情况和诊疗单元覆盖面。	请描述医务人员洗手的五个时机，以及洗手的步骤。

续表

评审标准（条）	赋分方法	细则(款)	信息采集点	评审方法	访谈要点
续(一百二十八)	A	128.2 定期开展手卫生的全员培训，医务人员掌握手卫生知识和正确的手卫生方法；科室定期对手卫生依从性、正确性进行监测、改进。	院感办、临床医技各科室1、2、3	【文件查阅】 1. 手卫生全员培训记录。 【记录查看】 2. 科室对医务人员的手卫生情况自查与改进记录。 【现场检查】 3. 查看医务人员手卫生正确性、依从性。	对医务人员是否开展手卫生培训？培训覆盖面是多少？
	A	128.3 主管部门履行监管职责，定期评价、分析、反馈、整改。	院感办临床医技各科室	【记录查看】 职能部门定期对医务人员手卫生正确性、依从性的监管记录（含评价与分析、整改通知、改进措施）、存在问题的科室整改后反馈的改进情况清单。	职能部门是否针对医务人员手卫生正确性、依从性，定期进行检查、评价与反馈？问题是否得到改进？
(一百一十九) 有多重耐药菌医院感染控制管理规范与程序，有多部门共同参与的多重耐药菌管理合作机制。应用微生物室检测和医院感染管理数据信息指导临床合理使用抗菌药物。	A	129.1 根据本机构多重耐药菌流行趋势和特点建立多重耐药菌医院感染控制管理规范与程序。针对多重耐药菌医院感染的诊断、监测、预防与控制等环节，建立多部门共同参与的多重耐药菌管理协调机制，明确各职能部门的分工、职责和工作范围。	院感办	【文件查阅】 多重耐药菌医院感染控制管理制度和程序、防控措施； 多重耐药菌管理联席会议制度、明确的各职能部门分工、职责和工作范围。	什么是多重耐药菌？根据监测，目前防控的主要目标菌有哪些？制定的多重耐药菌防控措施有哪些？

评审标准（条）	赋分方法	细则(款)	信息采集点	评审方法	访谈要点
续（一百一十九）	A	129.2 有落实多重耐药菌感染防控的具体方案及实施过程记录，开展多重耐药菌感染预防与控制知识培训，医务人员掌握相关知识和技能。	临床各科室1 院感办2	【记录查看】 1. 预防多重耐药菌感染防控方案及实施记录； 2. 对临床医护人员和微生物实验室或检验部门的人员进行预防多重耐药菌感染防控知识、措施培训的记录。	请描述多重耐药菌感染的防控措施。多重耐药菌感染患者床单元怎样标识？如何进行日常和终末消毒？
	A	129.3 规范病原微生物标本送检，实施信息化监测，定期统计分析本院微生物室检测和医院感染管理数据信息，并将相关信息向临床推送，指导临床合理使用抗菌药物，采取有效措施预防和控制重点部门的多重耐药菌感染。	院感办1、2 检验科1、2 药学部3	【文件查阅】 1. 院内病原微生物标本送检管理规定。 【记录查看】 2. 定期统计分析并向临床推送的细菌耐药性监测分析报告、医院感染管理数据信息。 3. 指导临床合理使用抗菌药物的相关记录。	最近一次细菌耐药性监测分析报告中，检出的多重耐药菌排名情况？来源于哪些标本？标本的质量如何？ 访谈临床药师：有无结合细菌耐药性监测分析报告来指导临床合理用药？
	B	129.4 主管部门定期检查指导，对存在的问题督促整改。	院感办 临床各科室	【记录查看】 职能部门定期对多重耐药菌医院感染控制管理制度、防控措施落实情况的检查与指导（含整改通知、改进措施）记录、存在问题的科室整改后反馈的改进清单。	职能部门有无定期针对多重耐药菌院感控制管理制度、防控措施落实情况开展检查与指导？问题是否得到改进？
（一百三十）建立侵入性器械/操作相关感染防控制度。有医院侵入性器械所开展手术及其他侵入性诊疗操作名录，	B	130.1 建立本机构诊疗活动中侵入性器械、手术及其他侵入性操作的名录、感染防控制度及措施，以及数据监测的规则和流程。侵入性器械/操作相关感染防控主要包括但不限于血管导管相关血液感染、导尿管相关尿路感染、呼吸机相关肺炎和透析相关感染的预防与控制。	院感办	【文件查阅】 1. 医院侵入性器械、手术及其他侵入性操作名录； 2. 侵入性器械、手术及其他侵入性操作感染防控制度及防控措施、数据监测规定与流程（包括但不限于"三管"监测和透析相关感染监测）。	有无侵入性器械、手术及其他侵入性操作名录？有无针对上述内容制定感染防控制度及措施？是否开展三大导管及其他相关感染的监测？

评审标准（条）	赋分方法	细则（款）	信息采集点	评审方法	访谈要点
续（一百三十）制订相关防控措施并实施数据监测。	A	130.2 实施侵入性器械/操作相关感染病例的感染风险评估、目标性监测及相关感染防控措施执行依从性监测，有对相关感染防控措施落实情况的实时督导并有记录。	临床各科室1 院感办2	【记录查看】 1. 侵入性器械、操作相关感染病例的感染风险评估记录、感染防控措施； 2. 目标性监测记录、针对感染防控措施执行的依从性监测记录、相关防控措施落实情况的实时督导记录。	访谈临床科室：实施侵入性器械、操作相关感染病例是否在实施前做感染风险评估？有无制定相应防控措施？ 访谈院感人员：如何开展相关感染防控措施的依从性监测？实时督导了吗？
	B	130.3 定期对监测数据及防控措施落实情况进行分析、总结、反馈，对存在的问题进行及时整改。	院感办 各临床医技科室	【记录查看】 院感办结合目标性监测记录、感染防控措施执行的依从性监测记录、实时督导记录，定期进行总结分析，并针对存在的问题下达的整改通知（含改进措施）、存在问题的科室整改后反馈的改进清单。	结合目标性监测、感染防控措施执行的依从性监测，有无进行定期总结分析？针对存在的问题是否采取有效措施整改？
（一百三十一）按照有关法律法规，建立医院医疗废物、废液管理责任制，健全组织架构、管理制度和工作机制，落实岗位职责。	B	131.1 按照有关法律法规，建立医疗废物和废液管理责任制，健全组织架构、管理制度和工作机制，落实岗位职责。	总务科 院感办	【文件查阅】 医疗废物管理制度、污水处理管理制度、医疗废物与污水处理规范；医废管理组织架构图及各类人员岗位职责。	有无医疗废物与污水处理规范？有无污水处理日常监测记录？访谈医废暂存间、污水处理站工作人员的岗位职责。
	A	131.2 医疗废物（废液）暂存点及必要的设施、设备符合国家相关要求；按规范要求开展医疗废物（废液）的分类、收集、运送、暂存、登记、交接管理工作。	总务科（医废暂存间、污水处理站）	【现场检查】 1. 查看医废暂存间环境及设施，医废的分类、收集、运送、暂存、登记、交接情况。 【记录查看】 医废交接记录、污水处理运行与监测记录。	有无医废转运、交接流程？转运过程中发生溢洒，如何处理？医疗废物暂存间如何进行日常清洁消毒？

续表

评审标准（条）	赋分方法	细则（款）	信息采集点	评审方法	访谈要点
续（一百三十一）医疗废物的分类、收集、运送、暂存、转移、登记造册和操作人员职业防护等符合规范。加强相关人员培训。	A	131.3 从事医疗废物(废液)分类收集、运送、暂存等工作人员的职业防护措施符合规范。对上述工作人员及管理人员开展相关法律、法规、规章、规范性文件以及各种制度、工作流程和意外事故应急处理等方面的培训及考核。	总务科1（医废暂存间、污水处理站）院感办2	【现场检查】1.查看从事医废、污水处理的工作人员职业防护情况。【记录查看】2.对从事医废、污水处理的工作人员及管理人员开展相关法律、法规、制度、流程及应急预案等培训及考核的记录。	针对从事医废、污水处理的工作人员及管理人员，是否开展相关法律、法规、制度、流程、预案的培训？发生职业暴露应如何处置？
	A	131.4 主管部门、监管部门履行监管职责，医疗废物(废液)全过程质量监管资料齐全，针对发现的问题有分析、反馈与改进。	总务科 院感办	【记录查看】总务科、院感办针对医废、污水处理全过程质量监管记录（含问题）、整改通知、改进措施、相关部门整改后反馈的改进清单。	职能部门有无对医废、污水的处理进行全过程质量进行监管？问题是否得到改进？

十一、中医诊疗质量保障与持续改进

评审标准（条）	赋分方法	细则（款）	信息采集点	评审方法	访谈要点
（一百三十二）中医诊疗科室设置应当符合《综合医院中医临床科室基本标准》等文件的要求，所设置的中药房与中药煎药室应当符合相关法律法规的要求。	B	132.1 中医诊疗科室床位数、人员配备、医疗用房、设备等应当符合《综合医院中医临床科室基本标准》等文件的要求，并获得执业许可。	中医科	【文件查阅】中医科各项规章制度、诊疗指南或规范、各类技术操作规程、科室主任中医类（副高及以上）职称证书、护士长接受中医药知识技能培训证书、中医类别医师的执业资质证书。【现场检查】查看中医门诊实际开设的亚中医专业数量(三级医院≥3个，二级医院≥2个)；是否作为一级临床科室设置、床位数是否不低于医院编制床位总数的5%；人员配置是否均满足床位及日常运行需要。	科室主任是否具有中医类副高及以上职称？护士长是否接受过中医药知识技能培训？中医门诊开设的亚中医专业数量有几个？中医科是否作为一级临床科室设置？中医科实际开放床位数与医院总床位数的比是多少？中医科床医比、床护比分别是多少？科室医师是否均为中医执业类别？

续表

评审标准（条）	赋分方法	细则(款)	信息采集点	评审方法	访谈要点
续（一百三十二）	B	132.2 中药品种与数量、贮储条件、人员配置等符合医院中药房基本标准，中药煎药室的设置应符合《医疗机构中药煎药室管理规范》的要求，按质量标准加强调剂、煎煮、配送等全过程质量控制。	药学部	【文件查阅】中药房各项制度、中药技术操作规程和管理规范、岗位职责；中药房主任(要求副高及以上)职称证书，调剂人、复核人、采购负责人、质量验收人(要求均为主管中药师及以上)的职称证书，煎药人员具有中药学专业毕业证书或培训证；中药专业技术人员占药学专业技术人员的比例至少达到20%。【现场检查】查看中药饮片品种（应400种左右）、中药饮片库房、中药饮片调剂室、中成药库房、中成药调剂室、周转库、中药煎药室的设置；查看煎药机、环境及附属设备、煎药操作流程、煎药质量控制标准、煎药室管理是否符合中医药行业标准。	中药饮片品种数目前是多少种？有无设置中药煎药室？中药专技人员占全部药学专技人员比例目前是多少？
	B	132.3 执行中医药行业标准规范，有完整的管理制度并落实，中药饮片外包服务有质量保证；相关人员知晓并落实。主管部门定期评价、分析和反馈。	药学部	【记录查看】若存在外包情况，查看中药饮片外包服务协议(需有质量评价标准与考评约定、定期的考评记录)，主管部门针对中药饮片质量与服务的定期检查、评价与分析、反馈、改进记录。	有无煎药操作流程？如何对煎药质量进行控制？

续表

评审标准（条）	赋分方法	细则(款)	信息采集点	评审方法	访谈要点
(一百三十三)建立中医诊疗规范，开展中医特色护理，提供具有中医特色的康复和健康指导等服务。	B	133.1 建立符合医院特色的中医诊疗规范。发挥中医特色，中医技术在医院非中医科室有一定的覆盖，参与多学科综合门诊诊疗工作，为患者提供适宜的诊疗服务。	中医科	【文件查阅】中医诊疗规范、中医适宜技术推广运用覆盖科室清单、参与多学科综合门诊的相关记录。	中医适宜技术在医院非中医科室覆盖面有多大？有无参与多学科综合门诊会诊及相关诊疗方案的制定？
	B	133.2 开展中医特色护理。科室有中医护理常规、操作规程，并进行培训，能体现辨证施护和中医特色。	中医科	【文件查阅】中医护理常规、中医护理技术操作规程，开展中医药知识与技能培训的记录。【病历查阅】中医护理文书（体现辨证施护）。	针对中医科护士有无定期开展中医药知识与技能培训？怎样体现辨证施护？
	B	133.3 能提供具有中医特色的康复和健康指导等服务。	中医科	【记录查看】入院健康宣传教育记录、出院小结、随访记录等，核实有无提供中医特色健康指导服务。【现场检查】查看中医特色治疗室的设置（如针灸治疗室、综合治疗室、艾灸室、微波治疗室等）。	科室通过哪些形式为患者提供中医特色的健康指导？能够提供哪些中医特色的康复治疗？

第三章 医院管理

一、管理职责与决策执行机制

评审标准（条）	赋分方法	细则(款)	信息采集点	评审方法	访谈要点
（一百三十四）公立医院加强党的建设，明确党委职责，充分发挥医院党委的领导作用，实施党委领导下的院长负责制，健全医院党委与行政领导班子议事决策制度。	B	134.1 充分发挥党委的领导作用，明确公立医院党委职责；把党建工作要求写入医院章程。实行党委领导下的院长负责制，职责明确，认真履职。有重大决策、重要干部任免、重大项目投资、大额资金使用等事项(三重一大)决策的制度，并实施管理问责制。	党办	【文件查阅】医院党委工作职责、医院章程中关于党建工作的要求，医院党政领导任命文件、党委成员分工文件、"三重一大"事项决策制度、经济责任追究制度。	党建工作要求是否写入医院章程？是否实行党委领导下的院长负责制？院领导班子有无具体分工的文件？医院的重大事项实施前要经过哪些程序？
	A	134.2 三级公立医院应当实行党委书记、院长分设。健全医院党委会议事决策规则，明确决策事项和范围，不得以党政联席会议代替党委会议。	党办	【现场检查】党政领导分设情况。【文件查阅】院党委会议事决策规则。【记录查看】院党委会会议记录、党政联席会会议记录。	医院党委书记、院长有无分设？医院党委会明确的决策事项和范围有哪些？
	B	134.3 医院应设纪委书记，医院纪律全面落实监督执纪问责职责，建立健全领导班子和领导干部责任追究制度，加强对党员干部和医务人员严格遵守党的纪律规定和国家有关法律法规情况的监督检查。加强医院纪检机构和纪检干部队伍建设，提高履行职责能力，充分发挥监督职能作用。	纪检监察科	【文件查阅】医院纪委换届及纪委书记任命文件、重大经济事项集体决策制度和责任追究制度、领导班子和领导干部责任追究制度、参与有关党纪国法监督检查的记录、违纪违规调查处理记录、纪检干部队伍名单、纪检工作总结。	医院纪检监察科在哪些重点领域和关键环节落实了监督和执纪问责？（如医疗安全、医药产品招标采购、医疗费用控制、基建项目、财务管理、职务职称评聘）

续表

评审标准（条）	赋分方法	细则(款)	信息采集点	评审方法	访谈要点
（一百三十五）制定医院章程，建立医院内部决策执行机制。加强和改进医院领导人员管理。	B	135.1 医院章程的制定流程和审批，符合《关于开展制定医院章程试点工作的指导意见》国卫办医发〔2018〕12号的要求。	院办	【文件查阅】《医院章程》及《医院章程》起草发布流程、修订与废止流程。	请描述贵院《医院章程》的发布流程？有无送执业登记机关备案？
	A	135.2 健全医院内部决策执行机制。院长全面负责医疗、教学、科研、行政管理工作。制定院长办公会议议事规则并严格执行。	院办	【文件查阅】院长职责与分工、院长办公会议议事规则、会议纪要。【记录查看】院长办公会会议记录。	院长办公会明确的决策事项和范围有哪些？
	B	135.3 加强和改进公立医院领导人员管理。医院领导的任职符合《公立医院领导人员管理暂行办法》的规定。	院办	【文件查阅】医院领导班子成员《干部履历表》、职称证书、国家认可的院长职业化培训证书。	医院领导班子成员是否均具备十年以上医疗卫生工作经历或者其他领域管理工作经历？院长和分管医疗、科研、教学等相关业务工作的副院长，是否具有正高级专业技术职务职称？领导班子成员是否均取得医院院长职业化培训证书？

续表

评审标准（条）	赋分方法	细则（款）	信息采集点	评审方法	访谈要点
（一百三十六）医院管理组织机构设置合理，根据法律、法规、规章规范及相关标准，结合本院实际，制订各项规章制度和岗位职责，并及时修订完善。各级管理人员按分工履行职责，建立部门、科室间沟通与协调机制。各部门科室命名规范。	A	136.1 有对制度制定、审核、批准、发布、修改、作废等统一流程。根据法律法规、规章规范以及相关标准，结合医院实际建立涵盖党建、医疗、后勤、运营、行风建设等方面的规章制度，做到有章可循；并及时完善、修订、培训。	院办各职能部门	【文件查阅】《制度制定、审核、批准、发布、修改、作废流程》，医院新修规章制度汇编。【记录查看】开展相关制度培训的记录。	针对完善及修订的制度培训了吗？
	B	136.2 医院管理组织机构设置合理，部门职能划分明确；各部门和科室命名规范。	院办	【文件查阅】医院组织架构图。【现场检查】各部门和科室标识标牌命名是否规范。	有无全院组织架构图？
	A	136.3 根据法律法规、规章规范以及相关标准，结合本院实际，制定符合医院特点的各级各类人员的岗位职责，并体现行风建设的要求，并及时修订完善。	人力资源部	【文件查阅】各级各类人员的岗位说明书（体现行风建设要求）。	有无全院各级各类人员的岗位职责？
	B	136.4 有医院内部审计机构及专职的审计人员，有明确的岗位职责；有医院内部审计制度。	审计科	【现场检查】内部审计机构的设置及专职审计人员。【文件查阅】审计人员的岗位职责、内部审计制度。	有无内部审计机构及专职审计人员？
	B	136.5 有年度审计计划，对医院有关部门和项目进行内部审计，对政府采购项目全过程、重大经济事项进行专项审计与监督。	审计科	【记录查看】医院年度审计计划、项目内审报告、重大经济事项专项审计报告、医院年度财务审计报告、参加招投标经济合同监督的资料。	年度内开展了哪些项目的审计？
	B	136.6 各级管理人员按分工履行职责，建立多部门、科室间沟通与协调机制，履行协调职能，提高工作效率。	职能部门	【文件查阅】多部门、科室间沟通与协调制度及沟通协调的相关记录（通知、函、告知书、纪要等）。	涉及需多部门参与解决的问题，是否建立有多部门、科室间沟通与协调机制？

一、管理职责与决策执行机制

续表

评审标准（条）	赋分方法	细则(款)	信息采集点	评审方法	访谈要点
（一百三十七）医院建立全员学习机制，强化文化学习。定期对员工进行政策法规、管理能力、专业技能和质量安全培训与教育。	A	137.1 医院建立全员学习机制，强化学习文化。定期开展相关政策法规、管理能力培训与教育，有考核机制；有年度培训计划并组织落实。	质控办	【文件查阅】全员学习年度培训计划、相关政策法规、管理知识与技能培训资料（含通知、签到、课件、小结、人员学习完成情况的年度考核结论）。	有无全员学习年度培训计划？落实情况如何？
	A	137.2 定期对员工进行专业技能、质量安全培训与教育。负责医疗安全的科室对安全典型案例在一定范围内开展警示教育。	医务科护理部	【记录查看】开展专业技能培训、质量安全培训记录，医务科典型案例警示教育资料（含通知、签到、课件、小结）。	有无定期对员工开展专业技能、质量安全方面的培训？有无定期开展典型案例的警示教育？
（一百三十八）加强院务公开管理。按照国家有关规定向社会和员工公开信息。	B	138.1 有具体部门负责院务公开，职责明确。制定院务公开的相关制度与程序，对面向社会、院内公开的内容有明确的规定；对公开的内容及时维护。	院办	【文件查阅】院务公开工作制度及流程、部门职责、公开范围清单（含对社会公开的主要内容清单）、总体发布情况登记。【现场检查】公开的形式和载体及内容的及时维护和更新情况。	有无院务公开工作制度和流程？有无具体部门牵头负责此项工作？公开的载体有哪些形式？
	A	138.2 有多种途径征求和收集员工对公开信息具体内容的意见与建议，体现尊重员工知情权，保障员工民主权利。	院办	【记录查看】多种途径（如大厅意见箱、网络监督信箱、监督电话、意见与建议征求表等）收集的职工对院务公开信息的意见与建议及办理、反馈情况登记。	有无定期征求和收集员工的意见与建议，以改进院务公开工作？
（一百三十九）对对外委托服务项目质量与安全实施监督管理。	B	139.1 有对外委托服务项目的相关制度和管理办法；明确对外委托服务的项目；且招投标、采购流程及合同订立等符合相关法律法规的要求。	后勤服务部	【文件查阅】外包业务管理制度和管理办法（含外包业务的遴选、招标、审批、签订合同、服务质量标准、监管考核、违约责任管理等），外包业务签订的合同。	所有的外包业务是否都有合同来约定？有无明确的服务质量考核标准？

评审标准（条）	赋分方法	细则（款）	信息采集点	评审方法	访谈要点
续（一百三十九）	A	139.2 对外委托服务工作质量按合同约定进行过程管理，有项目评估和监督考核机制。	后勤服务部	【记录查看】职能部门对外包服务的服务质量监管检查记录，每个项目的年度外包业务管理的内部审计与质量安全评估报告、违约责任追究记录。	是否按照合同约定定期考核服务质量？是否执行年度项目评估和审核？按照合同约定是否落实违约的责任？

二、人力资源管理

评审标准（条）	赋分方法	细则（款）	信息采集点	评审方法	访谈要点
（一百四十）建立健全以聘用制度和岗位管理制度为主要内容的人力资源管理制度。医院人力资源配备应当满足医院功能任务和质量安全管理工作需要。	B	140.1 医院设置人力资源管理部门，建立健全以聘用制度和岗位管理制度为主要内容的人力资源管理制度并组织落实。	人力资源部	【现场检查】人力资源管理部门的设置及专职人员。【文件查阅】人力资源相关制度、流程，含聘用制度、岗位管理制度以及签订的聘用合同。	人事管理制度是否健全？聘用合同中，双方责权利是否清楚界定？
	B	140.2 专业技术人员具备相应岗位任职资格，人力资源配备满足医院功能任务和质量安全管理工作需要。	人力资源部	【文件查阅】专业技术人员基本信息及所在科室一览表、相应任职资格证书、岗位说明书，包括工作任务和任职条件，特殊岗位所需的培训证、技术考核合格证书等。	专业技术人员资质是否满足相应岗位的依法执业要求？从事产前诊断、助产、计划生育技术的工作人员，是否持有《母婴保健技术考核合格证书》？氧舱、消毒供应室、血透室等部门专业技术人员是否取得相应岗位的培训证书？
（一百四十一）有公平透明的卫生专业技术人员资质的认定、聘用、考核、	B	141.1 有公平透明的各类卫生专业技术人员资质认定、聘用、考核、评价管理体系。	人力资源部	【文件查阅】卫生专业技术人员资质认定、聘用、考核、评价管理办法及相应资料。	卫生专业技术人员资质认定、聘用、考核、评价，程序与结果是否公开透明？

续表

评审标准（条）	赋分方法	细则(款)	信息采集点	评审方法	访谈要点
续(一百四十一)管理体系，建立专业人员技术档案。	A	141.2 建立专业人员技术档案，包括但不限于经审核的执业注册证、文凭、学位、聘用、授权、再授权、教育培训和年度考核等资料。	人力资源部	【文件查阅】医院专业人员技术档案。	是否有健全的专业人员技术档案？
	B	141.3 制定外来专业技术人员资质管理的规定、流程并落实，确保其诊疗活动有记录并可追溯。	人力资源部	【文件查阅】外来专业技术人员的技术资质审核办法与管理规定。【记录查看】职能部门对外来专业技术人员资质监管的资料及工作质量评价记录。	对外来专业技术人员直接从事医疗工作所发生的医疗不良事件、差错、事故，有无明确担责规定？
	B	141.4 落实高级职称晋升前到基层服务的相关要求，其医师占年度晋升人数比例100%。	人力资源部	【文件查阅】高级职称人员晋升前下派文件、高级职称晋升人员基层服务鉴定表、年度晋升人员实际下派比例统计表。	有无高级职称人员晋升前下派的管理规定？其中医师类晋升人员的实际下派比例是多少？
(一百四十二)贯彻落实《公立医院领导人员管理暂行办法》，加强公立医院行政领导人员职业化培训。	B	142.1 加强公立医院领导人员职业化培训教育、交流等制度并落实。院领导不得兼任业务科室行政负责人。	院办	【文件查阅】院领导班子成员取得的院长职业化培训证书、交流任职文件、业务科室负责人任免文件。	近年来有无落实院领导班子成员与外单位交流？有无院领导同时兼任业务科室负责人？
	A	142.2 贯彻落实《公立医院领导人员管理暂行办法》，领导人员主要精力和时间用于医院管理工作或专职从事医院管理等工作。	院办	【记录查看】医院领导工作日程表。	医院领导每月的主要精力和时间是否用于医院管理工作？

续表

评审标准（条）	赋分方法	细则(款)	信息采集点	评审方法	访谈要点
（一百四十三）有专业技术人员岗前培训、住院医师规范化培训、继续医学教育、梯队建设和政府指令性培训任务相关管理制度并组织实施。把员工能力建设作为人力资源管理的重要组成部分。	A	143.1 有实施卫生专业技术人员岗前培训制度、继续教育和政府指令性培训任务相关管理制度及实施方案并落实，管理档案完善，有培训条件及专项经费支持。	人力资源部1 教学办2 医务科3、5 财务科4	【文件查阅】 1. 新员工岗前培训制度、新员工岗前培训方案、实施岗前培训的资料； 2. 继续教育制度、本院继续医学教育方案、继续医学教育信息库(含各科室、个人完成继续医学教育的统计、评价等资料)； 3. 政府指令性任务培训制度、培训计划、培训通知、培训人员名单及培训资料； 4. 以上培训活动经费支出统计表。 【现场检查】 5. 培训场所、设备、设施。	1. 有无实施新员工岗前培训？ 2. 有无年度内继续医学教育方案？对卫技人员继续医学教育完成情况有无监管？ 3. 是否承担政府指令性的基层人才培养任务？培训效果如何？ 4. 医院有无培训经费予以保障？
	B	143.2 有住院医师培训基地资质的医院，设专职人员负责此项工作，有经费、师资、设备设施等资源保障。有开展实施住院医师规范化培训工作的计划并实施。	教学办	【文件查阅】 批准为临床住院医师培训基地的文件、住院医师规范化培训工作计划、具体实施方案(包括：师资、设备设施、经费、培训场所等)基地带教老师的培训计划、课时安排表、课件、考试记录、定期评估总结。	是否为省内的住院医师培训基地？有无专职部门及专人负责此项工作？每年的招生与培养情况如何？
	A	143.3 有人才培养计划，有重点学科（或专科）培育与支持措施，包括经费投入、人才梯队建设。把员工能力建设作为人力资源管理的重要组成部分。人才培养、重点学科(或专科)建设规划纳入院长年度和任期目标责任考核的重要目标。	人力资源部1 医务科2 院办3	【文件查阅】 1. 人力资源发展规划、人才培养计划； 2. 临床重点学科(或专科)建设发展规划、建设方案、培育与激励的相关措施； 3. 院长年度和任期目标责任书中，有关人才培养、重点学科(或专科)建设的任务目标。	1. 有无院内人力资源发展规划及人才培养计划？ 2. 有无临床重点学科（或专科）建设发展规划与建设方案？ 3. 人才培养、重点学科(或专科)建设目标是否纳入院长年度和任期目标责任书？

二、人力资源管理

续表

评审标准（条）	赋分方法	细则(款)	信息采集点	评审方法	访谈要点
（一百四十四）贯彻与执行《中华人民共和国劳动法》等国家法律、法规的要求，建立与完善职业安全防护相关措施、应急预案、处理与改进的制度，上岗前有职业安全防护教育。	B	144.1 建立健全法治工作部门，建立依法决策制度、合法性审核制度、依法管理（依法执业）情况定期自查制度和案件评析制度。实行法律顾问制度。	法治工作部	【现场检查】 法治工作部门的设置及人员配置。 【文件查阅】 依法决策制度、合法性审核制度、依法执业情况定期自查制度、案件评析制度、法律顾问制度、人员岗位职责签订的法律顾问合同。 【记录查看】 合法性审核的相关记录、依法执业情况的定期自查报告、案件评析记录。	法治工作部的主要履行哪些职能？是否聘请了法律顾问？
	B	144.2 贯彻与执行《中华人民共和国劳动法》等国家法律、法规的要求，开展相关法律法规的培训并严格落实。	法治工作部	【记录查看】 法律法规培训计划及开展法律法规培训的资料。	医院是怎样贯彻与执行《中华人民共和国劳动法》的？
	A	144.3 建立与完善职业安全防护相关措施、处理与改进的制度，有应急预案并开展演练；上岗前有职业安全防护教育，有培训及考核制度。	院感办	【文件查阅】 职业分级防护规范、职业安全防护应急预案、处理与改进职业暴露损害的紧急处理程序和措施；职业安全防护培训及考核制度。 【记录查看】 上述预案的演练记录、职业安全防护培训及考核资料。	有无职业分级防护规范？有无相应的应急预案？在哪些部门开展了演练？有无落实员工上岗前职业安全防护培训教育？是否经考核合格后才安排上岗？
	B	144.4 按职业危险性程度制定分级防护的规定，配备防护设施设备和用品。员工健康档案完善。	院感办1 临床各科室2 医技各科室2 总务科2	【文件查阅】 1. 院内职业分级防护管理规定、员工的健康档案。 【现场检查】 2. 防护设施、设备和防护用品的配备是否符合场所要求。	是否依照职业危险性程度来制定员工的防护等级？有无落实员工定期体检，并建立员工健康档案？

续表

评审标准（条）	赋分方法	细则(款)	信息采集点	评审方法	访谈要点
（一百四十五）关注员工身体和心理健康，保障员工合法的健康权益。	B	145.1 营造并提供良好的工作和休息条件；健全完善医疗卫生机构安全保卫制度，加强安保力量建设，创造安全的执业环境。	临床各科室1 医技各科室1 保卫科2	【记录查看+现场检查】 1. 科室排班表、科室工作环境及医护休息室。 【文件查阅】 2. 医院安全保卫制度、安全保卫部署方案、安保队伍人员名单、安保措施。	访谈安保人员：医院在创造安全的执业环境方面采取了哪些措施？
	B	145.2 结合岗位特点和工作强度，合理设置工作岗位、配备医务人员，科学安排工作班次，保障医务人员合理休息、休假时间，避免过度劳累。按国家规定享受带薪年休假(不含公休和法定节假日)	临床各科室1 人力资源部2	【现场检查】 1. 随机选取某一病区某一月检查实际收治患者床位数及医护人员数、计算床护比、床医比，判定工作强度是否合理(参照100.2全院病区护士与实际开放床位比不低于0.5：1，重症监护病房护士与实际开放床位比不低于2.5~3：1的要求)。 【文件查阅】 2. 带薪年休假制度。	单位是否执行带薪年休假制度？
	B	145.3 加强医务人员心理干预和疏导，通过热线电话、网络平台、精神卫生和心理健康社会工作服务资源等线上线下多种方式，开展医务人员心理健康评估，及时采取心理援助措施，疏解医务人员心理压力。	精神卫生科	【记录查看】 线上（热线电话、网络平台）——对医务人员开展心理干预和疏导的登记；线下(门诊)——医务人员心理健康评估表、开展心理咨询或治疗的相关记录。 【现场检查】 医院开设的热线电话、网络平台、精神卫生门诊等线上及线下措施。	医院采取了哪些心理援助措施来疏解医务人员心理压力？

续表

评审标准（条）	赋分方法	细则(款)	信息采集点	评审方法	访谈要点
（一百四十六）医院应当将科室医疗质量管理情况作为科室负责人综合目标考核以及聘任、晋升、评先评优的重要指标，将科室和医务人员医疗质量管理情况作为医师定期考核、晋升的重要依据。	A	146.1 树立目标管理理念，将科室医疗质量、安全管理情况纳入科室负责人综合目标考核以及聘任、晋升、评先评优的重要指标。	质控办 党办 人力资源部 医务科	【文件查阅】院方与临床、医技科室负责人签订的综合考核目标(体现科室质量、安全管理与负责人聘任、晋升、评先评优挂钩)。	有无将临床、医技科室的医疗质量、安全管理目标纳入科室负责人的综合考核目标？
	B	146.2 将科室和医务人员医疗质量、安全管理情况作为医师定期考核、晋升的重要依据。	医务科1 人力资源部2	【记录查看】1. 医师定期考核记录(体现医疗质量、安全管理情况与医师定期考核挂钩)；2. 年度职称晋升人员量化评分表(体现医疗质量、安全管理情况与职称晋升挂钩)。	科室医疗质量、安全管理情况有无与医师定期考核挂钩？有无与医务人员的职称晋升挂钩？
	A	146.3 健全院、科两级质量控制组织与体系，人员配置合理；开展质量与安全的过程管理，质量控制过程可追溯；并定期督导、评价、反馈、整改。	医务科1、2 临床各科室2、3 医技各科室2、3	【文件查阅】1. 院、科两级质控组织架构图，医疗质量与安全管理委员会组成文件、医务科专职人员名单；2. 临床医技各科室质量与安全管理小组人员名单。【记录查看】3. 医疗质量控制记录本、医疗安全管理记录本。	院、科两级质量控制组织是否健全？是否开展了质量与安全的过程监管？

三、财务和价格管理

评审标准（条）	赋分方法	细则(款)	信息采集点	评审方法	访谈要点
（一百四十七）执行《中华人民共和国会计法》《政府会计制度》《医院财务制度》或《企业会计准则》等相关法律法规，财务机构设置合理、财务管理制度健全，人员配置合理，岗位职责明确，会计核算规范。	B	147.1 财务机构设置合理，财务管理制度健全，有财务内部监督机制、经济责任制度，会计核算规范。	财务科	【现场检查】 财务机构的设置。 【文件查阅】 医院各类财务管理制度，如集中收支管理制度、财务审批权限、内部监督相关制度（含内审制度、招投标制度、经济合同审签制度、财产清查制度等、干部离任审计制度、现金管理制度等）、会计核算规范、经济责任追究制度等。	医院各类财务管理制度是否健全？有无经济责任追究制度？
	B	147.2 财务人员配置合理，岗位职责明确，实施重要岗位人员的轮岗制度。	财务科1、2 人力资源部3	【现场检查】 1. 财务人员的配置。 【文件查阅】 2. 各类人员的岗位职责； 3. 财务敏感岗位人员定期轮岗制度、敏感岗位人员轮岗通知书。	各类人员的岗位职责是否明确？财务敏感岗位人员是否执行定期轮岗制度？
	A	147.3 三级公立医院实行总会计师制度。	财务科	【文件查阅】 总会计师资质、医院总会计师任命文件、总会计师制度、总会计师职责。	医院有无总会计师？请描述总会计师的职责？
（一百四十八）按照《中华人民共和国预算法》和相关预算管理规定编制和执行预算，加强预算管理、监督和绩效考评。	B	148.1 按照《中华人民共和国预算法》和相关预算管理规定编制和执行预算，加强预算管理、监督和绩效考评。建立健全预算管理制度，包括预算编制、审批、执行、调整、决算、分析和考核制度。	财务科	【文件查阅】 预算管理制度（包括预算编制、审批、执行、调整、决算、分析和考核等制度）、编制的医院年度收支预算、部门预算、预算审批与调整、考核记录、编制的年度决算。	医院是否执行预算管理？

续表

评审标准（条）	赋分方法	细则（款）	信息采集点	评审方法	访谈要点
续（一百四十八）	B	148.2 实行全面预算管理，并将预算执行情况纳入部门、科室绩效考核。	财务科	【记录查看】预算执行情况的定期分析和考核记录（与绩效考核挂钩）。	针对预算执行情况有无定期分析？有无与部门、科室绩效考核挂钩？
（一百四十九）实行全成本核算管理，控制运行成本和医院债务规模，降低财务风险，优化投入产出比，提高资产利用效率。	A	149.1 医院实行全成本核算管理，建立科学、精细的科室成本核算、医疗服务项目成本核算、病种成本核算、床日和诊次成本核算，控制运行成本，优化投入产出比，提高资产利用效率。	财务科	【文件查阅】成本核算管理制度、成本核算月报表，以及季度、半年和年度成本分析报告（成本核算类别：科室成本核算、医疗服务项目成本核算、病种成本核算、床日和诊次成本核算）。	科室开展的成本核算类别有哪些？
	B	149.2 控制医院债务规模，确保资产负债率、流动比率、速动比率等指标控制在合理范围内，降低财务风险，加强资产管理，提高资产使用效益。	财务科	【文件查阅】负债管理制度、流动资产、固定资产和无形资产管理制度，资产负债率、流动比率、速动比率指标计算统计表、各类资产监管分析报告。	医院有无负债？负债的原因？医院的负债率、流动比率、速动比率分别是多少？如何将上述"三率"控制在合理范围内？
（一百五十）落实《医疗机构内部价格行为管理规定》，全面落实医疗服务价格公示制度，提高收费透明度。	B	150.1 落实《医疗机构内部价格行为管理规定》，建立健全医疗机构内部价格行为管理制度，不断改进医院内部价格管理工作。全面落实医疗服务价格公示制度所要求公示的内容，提高收费透明度，方便患者及家属查询。	财务科	【文件查阅】物价管理制度、物价审批文件、价格公示制度。【现场检查】医疗服务项目价格公示情况、药品价格公示情况、患者住院一日清单、费用自助查询设备。	药品价格、医疗服务项目价格是否公开、公示？有无患者及家属查询途径？

评审标准（条）	赋分方法	细则（款）	信息采集点	评审方法	访谈要点
续（一百五十）完善医药收费复核制度。确保医药价格管理系统信息准确。规范新增医疗服务价格项目内部审核流程和申报程序。	B	150.2 完善医药收费复核制度并落实。规范新增医疗服务价格项目内部审核流程和申报程序，实时更新确保医药价格管理系统信息准确。	财务科	【文件查阅】医药收费复核制度、新增医疗服务项目的价格内部审核与申报流程。【记录查看】定期的价格执行情况复核记录、考核及处理记录。	医院新增的医疗服务项目，有无价格增补流程？对价格执行情况有无定期复核和考核？
（一百五十一）执行《中华人民共和国政府采购法》《中华人民共和国招投标法》及政府采购相关规定，建立药品、耗材、设备、基建、货物、服务等采购制度和流程，加强集中采购管理。	B	151.1 执行《中华人民共和国政府采购法》《中华人民共和国招投标法》及政府采购相关规定，建立药品、耗材、设备、基建、服务等采购制度和流程，有严格管理和审批程序。	招标办	【文件查阅】医院招标投标管理规定，医院招标投标工作流程，医院药品、耗材、设备、基建、服务等采购制度和流程，管理与审批程序（含目录外药品管理和审批程序、医用高值耗材采购制度和流程）。	是否建立药品、耗材、设备、基建、服务类采购制度和流程？是否集中招标采购？
	A	151.2 按照采购管理要求，加强药品、耗材集中采购管理，落实带量采购和药耗零加成政策。有采购管理和监督部门，实行采购业务的决策、实施、监督相分离。	招标办药学部总务科	【记录查看】中标单位与中标目录清单（含药品、耗材、高值耗材、设备、基建、服务等，及相关中标产品的厂家、剂量、型号、价格、联系方式等信息），中标签订的合同；药品耗材定期集中采购计划单、带量采购目录清单、验收记录、出入库记录、药品及耗材销售价格清单、定期盘点记录。	是否落实药品、耗材零加成政策？医院哪种类型的采购落实了带量采购？基药目录内用量大、采购金额高的药品是否纳入带量采购范围？

续表

评审标准（条）	赋分方法	细则(款)	信息采集点	评审方法	访谈要点
（一百五十二）医院实行同工同酬、多劳多得、优绩优酬的分配制度。以综合绩效考核为依据，突出服务质量、数量，逐步扩大分配，提高员工待遇，个人分配不得与业务收入直接挂钩。	B	152.1 医院落实同工同酬、多劳多得、优绩优酬的绩效分配制度，明确规定个人收入不与业务收入直接挂钩。	运营管理部（或医院指定的绩效核算部门）	【文件查阅】医院绩效工资分配与考核方案。	医院在绩效分配方案中是否落实同工同酬？有无明确规定个人收入不与业务收入直接挂钩？
	A	152.2 以综合绩效考核为依据，突出服务质量、数量、行风建设、技术能力，逐步扩大分配，提高员工待遇。	运营管理部1或医院指定的绩效核算部门 财务科2	【文件查阅】1.医院月度综合绩效考核汇总表(突出医德医风、技术能力、服务质量和数量等)；2.逐步扩大绩效工资总体支出比例的相关财务报表。	绩效考核中有无综合考量技术能力、医德医风、服务质量数量等综合要素，确保合理分配？绩效工资总体支出比例是否逐年提高？

四、信息管理

评审标准（条）	赋分方法	细则(款)	信息采集点	评审方法	访谈要点
（一百五十三）建立以院长为核心的医院信息化建设领导小组，有负责信息管理的专职机构，建立各部门间的组织协调机制，制订信息化发展规划，有与信息化建设配套的相关管理制度。	B	153.1 建立以院长为核心的医院信息化建设领导小组，有负责信息管理的专门部门，职责明确，人才结构合理。	信息管理部（原计算机中心）	【现场检查】信息管理部门的设置及专职人员的配置。【文件查阅】医院信息化建设领导小组文件、信息管理部各类人员的岗位职责、人员结构及名单。	医院有无信息化建设领导小组？是否设置信息管理专门部门及配置专职人员？
	B	153.2 有医院信息化建设的中长期规划和年度实施计划。制定信息化建设配套的相关管理制度。	信息管理部	【文件查阅】医院信息化建设的中长期规划（含实施方法、实施步骤、工作分工、经费预算），年度实施计划，信息化管理相关制度。	有无信息化建设的中长期规划和年度实施计划？有无年度信息化建设经费预算和预算执行情况清单？

评审标准（条）	赋分方法	细则(款)	信息采集点	评审方法	访谈要点
续（一百五十三）	B	153.3 建立医院信息部门与多部门的沟通协调机制，并落实。	信息管理部	【文件查阅】 信息化建设沟通协调制度。 【记录查看】 定期召开的多部门参与的信息化建设专题会议记录、信息化建设沟通协调事宜记录本。	有无定期召开多部门参与的信息化建设专题会议？每年召开了几次？有无会议记录？
续（一百五十三）	A	153.4 开展电子病历信息化建设评价，电子病历系统应用水平分级达4级及以上。	信息管理部	【文件查阅】 国家卫生健康委颁布的电子病历系统功能应用水平分级评价结果及医院名单。	是否参加电子病历系统功能应用水平分级评价？

释义：电子病历系统应用水平分级。2018年12月，国家卫生健康委组织制定了《电子病历系统应用水平分级评价管理办法(试行)》和《电子病历系统应用水平分级评价标准(试行)》，要求到2020年，所有三级医院要达到分级评价4级以上，二级医院要达到分级评价3级以上。

评审标准（条）	赋分方法	细则(款)	信息采集点	评审方法	访谈要点
（一百五十四）医院信息系统能够系统、连续、准确地采集、存储、传输、处理相关的信息，为医院管理、临床医疗和服务提供包括决策支持类的信息技术支撑，并根据国家相关规定，实现信息互联互通、交互共享。	B	154.1 有医院信息化建设实施方案并实施。	信息管理部	【文件查阅+现场检查】 医院信息化建设实施方案和具体完成情况。	医院信息化建设实施方案的目标是否实现？
	A	154.2 医院信息系统应满足医院管理，有HIS、OA以及相关子系统、有决策支持系统，及时自动生成各项相关的统计报表。	信息管理部	【现场检查】 管理信息系统和资源管理信息系统以及相关子系统HIS、OA、决策支持(DSS或IDSS)系统、医疗质量相关监测与统计软件。	目前信息系统和资源能否满足医院的实际需求？
	A	154.3 满足临床业务需求，有临床信息系统(CIS)，建立基于电子病历(EMR)的医院信息平台；有医嘱处理系统、病人床边系统、医生工作站系统、实验室系统、药物咨询系统、有门诊预约挂号和临床路径(单病种)管理等系统。	信息管理部	【现场检查】 临床信息系统(CIS)，基于电子病历(EMR)的信息平台的医嘱处理系统、病人床边系统、医生工作站系统、LIS系统、药物咨询系统、有门诊预约挂号和临床路径与单病种管理系统。	有无临床信息系统？有无决策支持系统软件？有无药物咨询系统？有无单病种管理系统（涵盖评审涉及的51个单病种）？

续表

评审标准（条）	赋分方法	细则（款）	信息采集点	评审方法	访谈要点
续（一百五十四）	A	154.4 医院信息系统具备信息集成与交互共享功能，实现院内信息共享。互联互通标准化成熟度测评达4级甲等及以上。	信息管理部	【现场检查】院内信息是否实现信息集成和交互共享。【文件查阅】医院参加国家卫生健康委统计信息中心关于医疗健康信息互联互通标准化成熟度测评结果的文件。	院内信息是否实现信息集成和交互共享？互联互通标准化成熟度测评达到几级？
（一百五十五）落实《中华人民共和国网络安全法》，实施国家信息安全等级保护制度，实行信息系统按等级保护分级管理，保障网络信息安全，保护患者隐私。推动系统运行维护的规范化管理，落实突发事件响应机制，保证业务的连续性。	A	155.1 落实《中华人民共和国网络安全法》，实施国家信息安全等级保护制度，有信息安全等级保护工作长效机制。具有防灾备份系统，安全监管记录，开展安全保护现状定期分析，医院核心信息系统安全保护等级达3级及以上。	信息管理部	【文件查阅】信息安全保护制度、安全监管记录，定期的安全保护现状分析、信息系统安全保护等级评估结论（公安部门评估等级不低于3级）、各类信息系统应急预案。【现场检查】信息系统安全措施（网络运行监控、机房安全监控、烟感探测器和温感探测器、气体灭火、病毒查杀软件、防火墙、防灾备份系统等、UPS电源、防雷接地装置）。	有哪些信息系统安全保护措施？信息系统安全保护等级是几级？认证过吗？
	A	155.2 实行信息系统按等级保护分级管理，信息安全采用电子身份认证、权限控制（包括数据库和运用系统），有保护病人隐私的相关规定并得到有效落实。	信息管理部	【现场检查】信息系统操作权限分级，信息安全身份认证、权限控制等功能。【文件查阅】保护病人隐私的相关规定。	信息安全身份认证采用什么样的方式？
	B	155.3 医院行政管理权限、医疗业务授权得到信息化支持。	信息管理部	【现场检查】信息化使用的各类权限设置功能。	信息系统是否支持各类授权管理，如手术分级授权、抗菌药物使用权限授权？

续表

评审标准（条）	赋分方法	细则(款)	信息采集点	评审方法	访谈要点
续（一百五十五）	B	155.4 有系统运行维护的规范化管理制度及流程，并落实；有信息系统运行事件（如系统瘫痪）的应急预案并组织演练。	信息管理部	【文件查阅】 医院信息化建设、管理、维护、使用相关制度（如信息值班、交接班制度，信息系统变更、发布、配置管理制度、运行及维护制度等）。 【记录查看】 值班与交接班记录、系统运行日志、维护记录；信息系统变更、发布、配置相关记录；软件更新、增补记录；各类信息系统应急预案及演练记录。	信息规范化管理制度是否健全？有无各种信息系统突发事件的应急预案？演练过吗？
（一百五十六）根据《中华人民共和国统计法》与卫生健康行政部门规定，完成医院基本运行状况、医疗质量安全、医疗技术、诊疗信息和临床用药监测信息等相关数据报送工作，确保数据真实可靠、可追溯。	A	156.1 制定向卫生健康行政部门报送数据与其他信息的制度与流程，有保证信息真实、可靠、完整的具体核查措施，主管部门定期开展督查、整改。	信息统计科	【文件查阅】 信息报告制度、报送流程、信息报送前审核制度、信息报告问责制度。 【记录查看】 信息报送前审核、审批记录，主管部门定期开展信息核查、整改的记录。	有无信息报告制度与报送流程？报送前是否落实审核、审批？
	B	156.2 指定部门负责医院数据统计、上报工作；按规定渠道完成相关信息报送工作（如：三级公立医院绩效考核、国家医疗质量管理与控制信息网NCIS、全国医院质量监测系统HQMS、省级相关数据收集系统等）。	信息统计科	【现场检查】 医院数据统计、上报指定部门。 【记录查看】 三级公立医院绩效考核平台、国家医疗质量管理与控制信息网NCIS、全国医院质量监测系统HQMS、省级相关数据收集系统等，收集上报的相关记录。	是否在评审所规定的平台定期完成相关信息上报？

评审标准（条）	赋分方法	细则（款）	信息采集点	评审方法	访谈要点
续（一百五十六）	B	156.3 医疗服务全流程应用电子健康码、接入省（市）级全民健康平台并按省平台要求的采集方式上报数据。	信息管理部	【现场检查】医疗服务流程中应用电子健康码情况、与省（市）全民健康平台对接情况、相关信息与数据采集上报情况。	医疗服务流程中是否应用电子健康码？相关信息与数据有无上报省（市）全民健康平台？

五、医学装备管理

评审标准（条）	赋分方法	细则（款）	信息采集点	评审方法	访谈要点
（一百五十七）根据国家法律法规及相关规定，建立和完善医学装备管理组织架构，人员配置合理，制定常规与大型医学装备配置方案。	B	157.1 建立医学装备管理体系，成立医学装备委员会，委员会职责明确并能落实。	医学装备科（设备科）	【文件查阅】医学装备委员会成立或调整的文件、委员会职责。	是否成立医学装备委员会？
	B	157.2 医学装备管理组织架构清晰并与实际相符，管理人员、医学工程及其他专业技术人员配置合理。	医学装备科	【文件查阅】医学装备三级管理组织架构图，医学装备三级管理制度，专（兼）职医学装备的管理、维护、维修人员配置名单。	医学装备实行的是几级管理？有无专（兼）职医学装备的管理、维护、维修人员？
	B	157.3 有购买医学设备的管理规定及执行流程，有大型医学装备配置方案。	医学装备科	【文件查阅】医学装备申请、论证、决策、购置、验收、使用、保养、质控、维修、应用分析和更新处置等相关制度与工作流程；医院制定的常规与大型医学装备配置方案、配置标准。	请简述大型设备的申购流程。是否制定常规与大型医学装备配置方案？
（一百五十八）根据医院功能定位和发展规划，有大型医用设备使用、功能开发、社会效益、	B	158.1 根据医院功能定位和发展规划，鼓励与规范大型医用设备使用、功能开发。有医学装备购置论证相关制度与决策程序，单价在50万元及以上的医学装备有可行性论证。	医学装备科	【文件查阅】鼓励与规范大型医用设备使用、功能开发的制度；装备购置论证制度与决策程序；50万元以上设备的可行性论证报告、涉及购置决策的会议记录、纪要。	有无装备购置论证制度与决策程序？单价50万元以上设备有多少台？均有购置前可行性论证吗？现有的大型设备有哪些？甲类、乙类大型医疗设备有无配置许可证？

续表

评审标准（条）	赋分方法	细则(款)	信息采集点	评审方法	访谈要点
续(一百五十八)成本效益等分析评价。	B	158.2 根据全国卫生系统医疗器械仪器设备分类与代码进行管理，设备档案管理规范。	医学装备科	【文件查阅】根据全国卫生系统医疗器械仪器设备分类与代码，建立的医学装备分类、分户电子账目；医学装备档案管理制度与档案资料。	是否根据卫生系统仪器设备分类与代码建立了分类、分户电子账目？医学装备档案齐全吗？账物是否相符？
	A	158.3 有医学装备使用评价相关制度。有大型医用设备社会效益、成本效益等分析评价。	医学装备科	【文件查阅】医学装备使用评价制度及大型医用设备使用、功能开发、社会效益、成本效益等分析评价报告。	有无医学装备使用评价制度？是否开展大型医用设备使用及成本效益分析评价？
(一百五十九)加强医学装备安全管理，有明确的医疗器械临床使用安全控制与风险管理工作制度与流程。建立医疗器械临床使用安全事件监测与报告机制。	B	159.1 有医学装备临床使用安全控制与风险管理的工作制度与流程，并落实。	医学装备科	【文件查阅】医学装备临床使用安全控制与风险管理工作制度与流程，医学装备不良事件安全监测与报告制度、流程(设备含生命支持类、急救类、植入类、辐射类、灭菌类和大型医用设备等)。【记录查看】使用部门上报的医学装备不良事件报告表、医学装备科就事件的调查、分析评估结论以及上报国家相关不良事件信息平台的记录。	针对设备在使用过程中出现安全事件如何管理？是否进行原因调查？是否进行日常监测、上报？

评审标准（条）	赋分方法	细则(款)	信息采集点	评审方法	访谈要点
续（一百五十九）	A	159.2 成立医疗器械临床使用管理委员会，有医疗器械临床使用安全监测和安全事件报告相关制度、流程，能直接上报国家医疗器械不良事件信息平台。	医学装备科	【文件查阅】医疗器械临床使用管理委员会成立或调整的文件、委员会职责；医疗器械不良事件监测和报告制度、流程。【记录查看】使用部门上报的医疗器械不良事件报告表，医学装备科就不良事件的调查分析、评估、反馈意见并根据风险程度，暂停或终止该高风险器械的使用的通知，以及上报国家医疗器械不良事件信息平台的记录。	针对医疗器械类不良事件是如何进行管理的？是否进行原因调查？是否进行日常监测、上报？有无根据监测发布过风险预警？
	B	159.3 计量器具有检测合格标识。	医学装备科	【文件查阅】医院计量设备清单、年度检测报告。【现场检查】计量器具检测合格标识。	计量器具是否均经过年度检测？
（一百六十）加强医疗仪器设备管理和使用人员的培训，为医疗器械临床合理使用提供技术支持与咨询服务。	B	160.1 有医疗仪器设备管理和使用人员的培训及考核制度，并落实。	医学装备科	【文件查阅】医疗仪器设备管理和使用人员培训及考核制度，管理和使用人员进行应用培训和考核的资料，大型医用设备操作人员培训、上岗证（含工程技术人员）。	大型医用设备相关医师、操作人员、工程技术人员接受过岗位培训，业务能力考评？
	B	160.2 为医疗器械临床合理使用提供技术支持、安全保障与咨询服务。	医学装备科	【记录查看】医疗器械验收记录、出入库记录、溯源管理的资料，以及对使用科室进行业务指导和咨询的相关记录。	装备部门为合理使用医疗器械提供哪些技术支持与保障服务？

续表

评审标准（条）	赋分方法	细则(款)	信息采集点	评审方法	访谈要点
续（一百六十）	B	160.3 医疗设备操作手册随设备存放，供方便查阅。	医学装备科	【现场检查】医疗设备操作手册或简易操作流程。	设备使用科室有无医疗设备操作手册？
（一百六十一）建立保障医学装备处于完好状态的制度与规范，对用于急救、生命支持系统仪器装备要始终保持在待用状态，建立全院应急调配机制。	B	161.1 有保障医学装备处于完好状态的相关制度和规范，并落实。	医学装备科	【文件查阅】医疗仪器设备维护保养制度、医疗仪器设备维护保养记录。	院、科两级对于医疗仪器设备维护保养范围有无明确规定？保养频次是如何规定的？
	A	161.2 对急救类、生命支持类装备完好情况和使用情况做好维护和监管，确保急救类、生命支持类装备完好率100%。	医学装备科	【记录查看】急救类、生命支持类装备维护保养记录登记，职能部门定期追踪各科室急救类、生命支持类装备状态的巡查记录。	有无全院急救类、生命支持类装备分布清单和应急调配联系方式？是否都处于完好待用状态？
	A	161.3 建立全院应急设备的调配机制，开展医学装备应急调配的演练。	医学装备科	【文件查阅】应急设备的调配制度，急救、生命支持类医学装备紧急调配预案及演练记录。	有无备用的应急设备？有无急救、生命支持类医学装备紧急调配预案？演练过吗？
（一百六十二）依据国家相关规定，加强对医用耗材的溯源、不良事件监测与报告的管理。	B	162.1 依据国家相关规定制订高值医用耗材、一次性使用的无菌器械及其他医用耗材管理制度。做好出入库管理，确保可追溯到产品的进货来源。	总务科	【文件查阅】医院制定的医用耗材（包括植入类耗材）和一次性使用无菌器械管理制度、流程。【记录查看】查看医用耗材和一次性使用无菌器械采购记录、出入库记录、溯源管理、档案管理、销毁记录等。	采购记录内容是否完整？采购记录内容应当包括企业名称、产品名称、原产地、规格型号、产品数量、生产批号、灭菌批号、产品有效期、采购日期等，确保能够追溯至每批产品的进货来源。

五、医学装备管理

续表

评审标准（条）	赋分方法	细则(款)	信息采集点	评审方法	访谈要点
续(一百六十二)	A	162.2 使用科室在病历中有高值医用耗材使用的相关记录。对高值医用耗材使用情况有科室自查及主管部门的督导检查记录。	临床相关科室 财务科	【记录查看】 1. 病历中粘贴的使用高值医用耗材条码、高值医用耗材使用情况登记(含自查记录)。 2. 主管部门对高值耗材采购、使用情况的定期检查记录。	病历中有无高值医用耗材使用的相关条码？主管部门对高值耗材采购、使用情况有无监管？
	A	162.3 实施医用耗材使用不良事件监测与报告制度，调查、处理记录完整。	总务科	【文件查阅+记录查看】 医用耗材使用不良事件监测与报告制度、医用耗材使用不良事件报告表、职能部门就不良事件的调查、处理、反馈记录。	针对医用耗材使用不良事件是否开展监测？请描述发生后的处置流程。
(一百六十三)医学装备部门与使用部门共同管理医学装备，医学装备部门建立质量安全小组，使用部门将医学装备纳入科室管理。	B	163.1 医学装备部门建立质量安全小组，负责全院医疗设备使用和安全管理。建立医学装备部门与使用部门共同管理医学装备的机制。	医学装备科	【记录查看】 院、科两级的维护保养记录，医学装备科定期追踪各科室急救类、生命支持类装备状态的巡查记录，院科两级医学装备维护保养人员名单。	医学装备科是否有专人对医学装备进行例行维护保养？使用科室是否指定有专人对医学装备进行日常维护保养？
	B	163.2 科室指定专人负责对医学装备维护保养，主管部门定期检查医学装备管理情况，其结果纳入科室管理。	医学装备科	【文件查阅+记录查看】 医学装备质量安全管理小组成立文件、职责。 【记录查看】 医学装备质量安全管理小组对全院各使用科室遵循操作规范、落实安全管理及相关制度情况的督导检查与考核记录。	有无成立医学装备质量安全管理小组？有无明确的职责？有无定期对使用科室是否遵循操作规范、落实安全管理及相关制度情况开展检查、考核？

六、后勤保障管理

评审标准（条）	赋分方法	细则(款)	信息采集点	评审方法	访谈要点
（一百六十四）有后勤保障管理组织、规章制度与人员岗位职责。后勤保障服务能够坚持"以患者为中心"，满足医疗服务流程需要，注重员工合理需求。	B	164.1 后勤保障管理组织健全，规章制度完善，岗位职责明确，相关人员知晓岗位职责和相关制度，并能落实。	总务科	【文件查阅+记录查看】后勤相关制度、流程、岗位职责、人员名单、制度落实情况的相关记录。	后勤分设有哪些班组？各岗位职责是否完善？有没有定期开展教育培训活动？
	B	164.2 后勤保障服务能够坚持"以患者为中心"，满足医疗服务流程保障支持的需要。	总务科	【现场检查】水、电、气、食堂、环境卫生等后勤保障服务及人员履职情况。	能够为患者、员工提供哪些服务？
	B	164.3 定期征求员工合理需求，不断提高员工获得感。	总务科	【现场检查】员工对后勤服务工作满意度调查与统计资料。	对后勤保障服务是否定期开展满意度调查？
（一百六十五）后勤专业人员及特种设备操作人员持证上岗，按技术操作规程工作。	B	165.1 有后勤专业人员及特种设备操作人员持证上岗的管理制度并落实。	总务科	【文件查阅】后勤专业人员及特种设备操作人员持证上岗管理制度、相关岗位人员的上岗证。	电工、电焊、锅炉、登高作业、制冷作业、驾驶类人员是否持证上岗？
	B	165.2 操作人员应熟悉并掌握相关岗位的技术操作规程，科室不定期开展自检、自查改进工作。	总务科	【文件查阅+记录查看】后勤各班组制订的技术操作规程，科室对内部各班组遵循制度与技术操作规程情况不定期进行检查的记录及整改情况记录。	科室对内部各班组遵循制度与技术操作规程情况有无开展自检、自查？存在的问题有无整改？
	B	165.3 职能部门定期检查、监管，有效改进，无安全事故发生。	保卫科（或医院指定的安全生产管理部门）	【记录查看】职能部门定期对后勤各班组进行的安全生产检查与整改记录。	职能部门有无对后勤定期开展安全生产检查？

六、后勤保障管理

续表

评审标准（条）	赋分方法	细则(款)	信息采集点	评审方法	访谈要点
（一百六十六）控制与降低能源消耗，水、电、气、物资供应等后勤保障满足医院运行需要。	B	166.1 医院对后勤保障部门下达有目标任务，科室将目标任务分解到班组，主管部门有督导检查。	总务科1 质控办2	【记录查看】1. 后勤向医院签订的年度目标任务书，科内目标任务分工表及定期完成情况记录；2. 主管部门对目标任务完成情况的督导检查记录。	是否向医院签订的年度目标任务书？主管部门针对目标任务完成情况是否有监管与考核？
	B	166.2 医院有控制与节能降耗的计划和实施方案，实施效果纳入绩效考核。	总务科	【记录查看】节能降耗的计划（含目标）、实施方案、具体措施与任务分工，目标完成情况的考核记录且与绩效考核挂钩。	医院选择从哪些方面节能降耗？有无具体计划、措施与目标？落实情况如何？
	A	166.3 水、电、气、物资供应等后勤保障满足医院运行需要，后勤保障部门实行24小时应急值班制，有故障报修、处理流程、日常运行检查、维护保养记录。	总务科	【现场检查】查看水、电、气关键部位机房警示标识，悬挂相关操作规程和设备设施的原理图。【记录查看】值班与交接班记录、故障报修处理流程、故障维修处理记录、设备设施运行记录及维护保养记录。	作业人员是否实行24小时值班制？水、电、气故障维修联系方式是否公示全院？突发大面积停水、停电或氧气供应中断等有无应急预案？有无组织过演练？
	B	166.4 物流系统建设满足临床工作需求，有信息化的支持。	总务科	【文件查阅】物资管理、物资下送等相关制度与流程。【现场检查】物资供应仓库与物资申领信息系统、配送记录。	有无物资申领信息系统？物资下送到各使用科室吗？

评审标准（条）	赋分方法	细则(款)	信息采集点	评审方法	访谈要点
（一百六十七）为员工提供膳食服务，保障饮食卫生安全。	B	167.1 医院有员工食堂，有专职部门和人员负责管理。有各项食品卫生安全管理制度和岗位责任，并落实到位。	总务科	【现场检查】有无员工食堂及专职部门和人员负责管理、作业场所流程、生熟分区，相关设施卫生符合情况。【文件查阅】食品卫生安全管理制度（含食品原料采购、仓储、加工制度和规范）、从业人员岗位职责、从业人员健康证。【记录查看】餐具消毒记录、食品留样记录、供应商提供的食材、原料合格证及票具等。	有无专职部门和人员负责管理食堂？从业人员有无健康证？如何确保食材、原料供应的安全？有无餐具清洗、消毒设施？是否执行食品留样制度？留样的样品至少应保存多久？
	B	167.2 膳食服务外包的，应签订相关合同，主管部门按合同规定进行督导、检查、考核。	总务科	【文件查阅】外包单位相关资质文件、膳食服务外包合同（约定质量服务标准）。【记录查看】主管部门按照合同规定开展定期检查与考核的记录。	外包合同中有无约定质量服务标准及违约责任？针对外包服务是否依照合同规定进行监管？
	A	167.3 建立以食品卫生为核心的餐饮服务质量监管体系，保障食品卫生安全，有突发食品安全事件应急预案，并开展演练，无食品安全事件发生。	总务科	【文件查阅】制定的突发食品安全事件应急预案、处置流程。【记录查看】主管部门的监管记录（同167.2）、突发食品安全事件应急演练记录。	有无突发食品安全事件应急预案？一旦发生如何处置？应急人员如何分工？针对预案演练过吗？

六、后勤保障管理

续表

评审标准（条）	赋分方法	细则(款)	信息采集点	评审方法	访谈要点
（一百六十八）医疗废物、废液管理符合医院感染管理要求。污水管理和处置符合规定。	A	168.1 有医疗废物管理主管、监管部门，职责清晰。制定与医疗废物安全处置有关的规章制度和在发生意外事故时的应急方案。有专人负责医疗废物和污水处理工作。各类医疗废物、污水处理符合相关规定、规范。	总务科院感办	【文件查阅】医疗废物主管部门职责、监管部门职责、医疗废物和污水处理相关管理制度、医废站和污水处理站员工岗位职责；医废溢撒、放射性医废丢失、危化品泄漏、职业暴露、污水设备设施故障等应急预案及演练记录、有关部门出具的水质监测报告。	有无明确医废、污水处置的主管部门和监管部门？相关制度与职责是否健全？制订有哪些应急预案？演练过吗？污水处理系统验收时是否经过环保部门的评价？有无水质监测报告？
	B	168.2 医废、污水处理人员经过相关法律和专业技术、安全防护以及紧急处理等知识的培训，考核合格。	总务科	【记录查看】医废站和污水处理站人员相关知识、技能的培训与考核记录。	医废、污水处理人员是否经过专业培训与考核？
	B	168.3 医疗废物处置和污水处理系统设备设施配备齐全、运转正常，并有运行日志及监测的原始记录，记录完整，可追溯；及时开展评估分析，对存在问题有整改，并有完整记录。	总务科	【现场检查】医废站和污水处理站专人设置、各类标识、医废分类保存、污水处理设备正常运行情况。【记录查看】污水处理设备、设施运行情况，运行记录与水质监测记录；针对存在的问题进行自查、评估分析，整改的记录。	污水处理系统验收时是否经过环保部门的评价？有无水质监测报告？
	A	168.4 主管部门和监管部门定期对医疗废物、废液及污水处置工作落实情况开展监督评价、反馈、整改，并有记录。	总务科院感办	【记录查看】主管部门和监管部门对医废站和污水站处置工作定期开展检查评价的记录，并针对问题下发的整改通知(含改进措施)、问题改进后反馈的改进情况报告。	有关部门监管过程中发现了哪些问题？并针对存在的问题是否制定改进措施？问题改进并反馈了吗？

续表

评审标准（条）	赋分方法	细则(款)	信息采集点	评审方法	访谈要点
（一百六十九）安全保卫组织健全，制度完善。安全保卫设备设施完好，重点环境、重点部位安装视频监控设施，监控室符合相关标准。	B	169.1 安全保卫人员配备结构合理，岗位职责明确。安全保卫组织健全，制度完善；相关人员对岗位职责和相关制度知晓，并执行。全院安全设备设施按清单配置完好。	保卫科	【文件查阅】医院安保组织文件及专职人员名单、各岗位职责、医院安全保卫管理制度、物防与技防设施设备等清单。	医院有无安全保卫机构？配置人员有多少？岗位职责有哪些要求？
	A	169.2 医院有完整的监控管理制度，明确需要监控的范围，有视频监控系统应用解决方案，视频监控系统覆盖全院重点环境、重点部位，有完善的防盗监控系统；视频监控资源使用与调阅程序规范，落实调阅、拷贝审批制度，并有详细记录；系统故障维护1小时内现场响应，2小时到位，24小时图像记录保存时间≥30天，时间误差≤30秒。	保卫科	【文件查阅】视频监控管理制度、视频监控探头分布点方案；查看、调取、拷贝视频监控信息管理制度、视频监控资源使用审批流程。设备设施维保外包协议（保证1小时内响应，2小时内到位解决）。【记录查看】查看、调取、拷贝视频监控信息审批单及视频监控资源使用登记。【现场检查】现场查看图像信息保存天数、监控系统显示的时间、日期与北京时间误差进行核对。	调取、拷贝视频监控信息有哪些规定？是否需要审批？图像信息的保存天数有多久？值班人员多久核对和调整一次时间误差？

六、后勤保障管理

续表

评审标准（条）	赋分方法	细则（款）	信息采集点	评审方法	访谈要点
续（一百六十九）	B	169.3 参照《医院安全技术防范系统要求》完成医院安防系统达标建设，安全保卫设备设施完好，重点环境、重点部位安装视频监控设施。有全院安全保卫部署方案和管理制度，医务人员人身安全有相关制度和保障措施并组织演练。有措施并落实创建"平安医院"九点要求，按照平安医院建设有关规定开展医院安检工作。	保卫科	【现场检查】 重点环境、重点部位（如财务室、仓库、档案室、计算机机房、产科、儿科、新生儿科、药库、麻醉精神药品存放柜、危化品库房、发电机房、医废站、污水站、投诉接待室与纠纷调解室等）视频监控探头的分布情况。 【文件查阅】 全院安全保卫部署方案、医务人员人身安全相关应急预案及演练记录、创建"平安医院"活动的相关文件与检查记录。	院内重点环境、重点部位是否均安装视频监控设施？医务人员人身突遭暴力袭击如何应对？预案演练过吗？是否依照创建"平安医院"的九点要求开展医院日常安全安检查工作？
	B	169.4 主管部门有检查、监管、整改，安全保卫工作有成效。	保卫科	【文件查阅】 医院安全检查记录、针对安全隐患问题下达的整改通知书（含整改措施），问题部门整改后的情况反馈；院内案件数量年度对比统计表、安全保卫工作总结。	是否定期开展院内安全检查？有无监管或检查记录？针对检查发现的安全隐患有无落实整改？
（一百七十）医院消防系统、特种设备、危险品管理符合国家相关法律法规和标准。	A	170.1 有消防安全管理部门，消防管理人员持证上岗；有消防安全岗位职责、管理制度、培训制度和应急预案；定期开展新员工培训及全院职工的消防安全教育。	保卫科	【文件查阅】 消防安全管理组织文件，消防安全管理制度，消防安全责任人、管理人、专（兼）职消防员、消防监控室人员岗位职责及培训证；消防安全培训制度、院内火灾应急预案。 【记录查看】 开展新员工及全院职工消防安全教育的记录。	有无院内火灾应急预案？每年针对新员工及全院职工是否开展消防安全教育？

评审标准(条)	赋分方法	细则(款)	信息采集点	评审方法	访谈要点
续(一百七十)	A	170.2 消防演练覆盖全院各临床医技科室及消防安全重点部门，有记录；消防通道通畅，防火器材（灭火器、消防栓等）完好，重点部门、重要部位防范有监管，有记录；定期开展消防安全巡检。	保卫科	【记录查看】各临床医技科室及消防安全重点部门开展的消防演练记录、月度消防安全检查记录（含重点部门、重要部位）、定期消防安全巡检记录。【现场检查】查看消防通道是否畅通，防火器材、消防设备设施是否齐备完好。	各临床医技科室及消防安全重点部门有无定期开展消防演练？医院消防安全检查多久进行一次？院内的消防通道、防火器材、消防设备设施检查了吗？有无检查记录？
	A	170.3 有特种设备管理的相关制度、操作规范和岗位职责；实行24小时值班制；工作人员持证上岗；有培训及三级安全教育卡；有设备运行状态标识，有维护、维修、验收记录；年检合格证在设备上展示。	总务科	【文件查阅】特种设备相关管理制度、操作规范、岗位职责、24小时排班表、特种设备操作人员上岗证。【现场检查】特种设备运行状态标识、年检合格标识。【记录查看】特种设备操作人员培训记录，三级安全教育卡，运行记录、维护、维修记录、验收记录。	特种设备操作人员有上岗资质吗？有无执行实行24小时值班制？有无设备验收、维修、运行的记录？
	A	170.4 有危险品安全管理部门、制度、岗位职责和危险品安全事件处置预案，作业人员熟悉岗位职责和管理要求，有培训，有应急预案并演练。	保卫科	【文件查阅】危险品（重点为易燃、易爆和有毒有害物品和放射源等危险品和危险设施）安全管理制度、危险品管理责任人、各科安全员、使用人岗位职责、危险品安全事件处置预案；危险品采购、存放、使用、处置、管理相关规定。【记录查看】危险品使用人员的相关培训记录；危险品安全事件处置预案的演练记录。	危险品安全管理制度、各类人员岗位职责和危险品安全事件处置预案是否健全？使用人员是否经过相关培训？相关预案演练过吗？

续表

评审标准（条）	赋分方法	细则(款)	信息采集点	评审方法	访谈要点
续（一百七十）	A	170.5 危险品专库存放，其采购、使用、消耗等账物相符；管理人员持证或培训合格后上岗；对易燃、易爆、有毒有害物品和放射源等危险品和危险设施实施重点管理。	危化品采购、使用相关部门1 保卫科2	【现场检查】1. 查看危化品库房（独立设置）、视频监控、防火器材、危化品专柜的配备。【记录查看】2. 全院危险品分布清单、危险品采购、使用、消耗台账；管理人员培训证、监管部门对危险品定期开展安全检查的记录、发现问题后下发的整改通知（含整改措施）、受检部门整改后反馈的改进情况报告。	有无全院危险品分布清单？监管部门有无定期对危险品开展安全检查？检查发现的安全隐患是否通过整改消除？
	B	170.6 科室对消防安全、特种设备及危险品实施定期巡查、自查；职能部门定期检查、分析、反馈、整改，无安全事故发生。	临床各科室1 医技各科室1 总务科1 医学装备科1 保卫科2	【记录查看】1. 科室对消防安全、特种设备及危险品实施定期巡查自查的记录；2. 监管部门定期开展检查、分析、反馈、整改的记录。	各科室对科内消防安全、危险品、特种设备有无定期实施自查？职能部门有无定期检查？针对检查发现的隐患有无落实整改？
（一百七十一）为患者提供清洁、温馨、舒适的医院环境，且符合爱国卫生运动相关要求，美化、硬化、绿化达到医院环境标准要求。	B	171.1 指定部门和人员负责医院环境卫生工作，制订环境卫生工作计划并组织实施。	总务科	【文件查阅】医院爱国卫生运动委员会文件、环境卫生相关制度、人员岗位职责、环境卫生工作计划、工作小结。	有无环境卫生相关制度、人员岗位职责？有无环境卫生工作计划、工作小结？
	B	171.2 医院标识清晰，便民措施到位，通畅老年人就诊便利通道，构建适老化就医环境，美化、硬化、绿化达到医院环境标准要求。	门诊部 总务科	【现场检查】医院的标识标牌、便民措施、老年人就诊便利通道、医院环境的美化、硬化、绿化情况。	医院有哪些便民措施？有无老年人就诊便利通道？

评审标准(条)	赋分方法	细则(款)	信息采集点	评审方法	访谈要点
续(一百七十一)	B	171.3 符合无烟医院的标准。	院内各场所	【现场检查】戒烟门诊的设置、病区戒烟宣传教育、禁烟标识、吸烟危害宣传牌等,评估医院环境是否达到无烟医院标准。	医院各类场所是否执行无烟医院的要求?

七、应急管理

评审标准(条)	赋分方法	细则(款)	信息采集点	评审方法	访谈要点
(一百七十二)成立医院应急工作领导小组,建立医院应急指挥系统,落实责任,建立并不断完善医院应急管理机制。	B	172.1 成立医院应急工作领导小组,建立医院应急指挥系统,院长是医院应急管理的第一责任人,有新闻发言人制度。	应急办(或院内指定部门)	【文件查阅】医院应急管理工作领导小组(院长为第一责任人)文件。牵头部门、协作部门、各科室负责人在应急工作中的职责与任务;医院制定的信息报告与发布制度、新闻发言人制度。医院指定发言人的授权文件。	院内哪个部门负责应急工作?相关人员熟悉应急预案以及本院的执行流程吗?有无医院应急管理工作领导小组文件?医院指定新闻发言人是谁?有无授权文件?
	A	172.2 医院总值班有明确职责,有紧急、突发事件的处理流程,值班记录完整,落实责任,建立并不断完善医院应急管理的机制。	应急办(或院内指定部门)	【文件查阅+记录查看】总值班职责(含在应急工作中的职责)、紧急、突发事件的处理流程、总值班记录、对应急实践总结分析(对应急指挥系统的效能进行分析评价,提出不足与改进措施)资料。	请描述总值班在应急工作中的职责及突发事件处理执行流程。
(一百七十三)明确医院需要应对的主要突发事件策略,制定和完善各类应急预案,提高快速反应能力。	B	173.1 组织有关人员对潜在危害、风险点加以识别,有灾难脆弱性分析报告,对突发事件可能造成的影响及医院的承受能力进行系统分析,提出加强医院应急管理的措施。	应急办(或院内指定部门)	【文件查阅】风险识别与评估表、灾害脆弱性分析报告。	是否针对医院现况,组织风险识别与评估?有灾害脆弱性分析报告吗?

续表

评审标准（条）	赋分方法	细则（款）	信息采集点	评审方法	访谈要点
续（一百七十三）	A	173.2 定期开展灾害脆弱性分析，对重点进行调整，制定和完善各类突发事件总体预案和部门预案，并开展培训与教育。	应急办（或院内指定部门）	【文件查阅】 定期（至少每年一次）的灾害脆弱性分析报告、根据不同时期风险评估后积分排序的变化，相应调整应对重点的资料；各类突发事件总体预案和部门预案、预案培训记录。	风险应对的重点与去年是否相同？有无针对不同时期的应对重点，对相应预案进行过再次审核、修订和完善？针对各类预案组织过培训与教育吗？
	B	173.3 主管部门定期对应急管理工作进行监管、分析、评价，及时完善应急预案和调整应对策略，提高快速反应能力。	应急办（或院内指定部门）	【记录查看】 主管部门定期对应急管理工作进行监管（含分析、评价）的记录。 【文件查阅】 针对演练与应对的不足点，修订后的相关应急预案。	对应急演练或应急实战是否事后总结分析？能否发现不足并提出具体改进措施？
（一百七十四）开展应急培训和演练，提高各级、各类人员的应急素质和医院的整体应急能力。	B	174.1 医院有针对各级各类人员的急救能力培训计划、演练计划，有组织实施及效果评价。	应急办（或院内指定部门）	【文件查阅+记录查看】 医院各级各类人员的急救能力培训计划、演练计划、演练记录。	有无全院各级各类人员的急救能力培训计划、演练计划？培训和演练了吗？
	A	174.2 开展各类突发事件的总体预案和专项预案应急演练，各科室（部门）根据潜在危害、风险点组织应急演练。	全院各科室	【记录查看】 医院各科室应急演练计划表及应急演练记录。	各科室（部门）有无根据潜在危害、风险点，每年组织应急演练？
	B	174.3 主管部门对应急培训和演练工作有检查、考核、监管与改进。	应急办（或院内指定部门）	【记录查看】 主管部门对应急培训和演练工作的检查与考核记录、年度医院开展各类演练的统计表及改进建议。	对应急培训和演练工作有无进行检查与考核？针对各科室（部门）演练存在的问题有无提出改进措施？

评审标准（条）	赋分方法	细则(款)	信息采集点	评审方法	访谈要点
(一百七十五)合理进行应急物资和设备的储备。	B	175.1 有应急物资和设备的管理制度、储备计划、审批程序与紧急供应保障措施。有应对应急物资设备短缺的紧急供应渠道。	应急办（或院内指定部门）1 应急物资库1、2	【文件查阅】1. 应急物资管理制度和应急设备管理制度、应急物资和设备储备计划清单、应急物资和设备使用审批程序；2. 应急物资和设备紧急供货协议、紧缺物资设备紧急供应的厂商联系方式。	有无应急物资和应急设备储备库？有无储备清单？有无应急物资和设备使用审批程序？应急物资、设备出现紧缺怎么办？
	A	175.2 有必备物资储备目录及适宜的实物储备，有应急物资和设备的使用登记。定期维护，确保物资均在有效期内。	应急物资库	【记录查看】应急物资和设备储备目录清单、应急物资使用与补充登记、应急物资定期清点与检查记录、应急设备维护保养与使用情况记录。	应急物资使用后，是否及时补充？应急设备是否随时处于完好备用状态？有无定期进行检查、维护？
	B	175.3 主管部门定期对应急物资和设备储备有检查与监管。	应急办（或院内指定部门）	【记录查看】主管部门定期对应急物资的储备种类、数量、有效期，对应急设备种类、数量、完好备用状态进行监管与检查的记录。	主管部门有无定期对应急物资库进行检查与监管？

八、科研教学与图书管理

评审标准（条）	赋分方法	细则(款)	信息采集点	评审方法	访谈要点
(一百七十六)有鼓励全员参与科研工作的制度和办法，促进科研成果向临床应用转化，并提供适当经费、条件、设施和人员支持。	B	176.1 有鼓励全员参与科研工作的制度和办法，提供适当的经费、场地、条件、设备和人员支持。	科研处	【文件查阅】科研管理制度、科研奖励制度、年度科研经费获得与支出统计、现有的科研室所面积、设备、人员清单。	有无科研奖励制度？科研项目立项后，医院是否提供适当的配套经费支持？
	B	176.2 医院有鼓励研究成果转化的支持政策，并能提供案例。	科研处	【文件查阅】科研成果转化奖励办法、支持科研成果成功转化的案例。	医院有无科研成果转化奖励办法？有无具体的支持转化的案例？

续表

评审标准（条）	赋分方法	细则(款)	信息采集点	评审方法	访谈要点
(一百七十七)开展药物、医疗器械临床试验以及研究者发起的临床研究应当符合《药物临床试验质量管理规范》《医疗器械临床试验质量管理规范》等相关规定。	B	177.1 开展药物、医疗器械临床试验以及研究者发起的临床研究应当具有国家药物、医疗器械临床试验机构资质，必须开展医学伦理审查，过程资料完整，并严格按照管理制度与标准操作规程执行。	科研处	【文件查阅】 药物临床试验机构资格证、医疗器械临床试验机构资格证、项目审查资料、伦理审查流程。	是否取得药物临床试验机构资格证、医疗器械临床试验机构资格证？有无伦理审查流程？
	B	177.2 对研究者、受试者相关制度的执行有监督和保障措施，并有相应记录；保证受试者在试验期间出现的不良事件得到适当的治疗。	科研处	【文件查阅】 伦理委员会相关制度及SOP文件、规范、指南；质量控制记录、试验期间出现不良事件的相关处理办法。	伦理委员会各项制度是否健全？制度的执行有无监管？试验期间出现不良事件有无处理办法？
	B	177.3 规范临床试验药品、器械的管理，接收、贮存、分发、回收、退还及未使用的处置等管理应当遵守相应的规定并保存记录。	科研处	【文件查阅+记录查看】 临床试验药品、器械管理制度，接收、贮存、分发、回收、退还、未使用的药品、器械处置等流程，及上述过程的相关登记。	临床试验药品在接收、贮存、分发、回收、退还方面有何具体要求？
	B	177.4 研究者将实验数据真实、准确、完整、及时、合法地记录于研究病历和病例报告表，实验记录规范、完整。	科研处	【记录查看】 临床实验有关资料与文献、实验记录。	实验数据是否合法地记录于研究病历和病例报告表？实验记录是否规范、完整？

续表

评审标准（条）	赋分方法	细则(款)	信息采集点	评审方法	访谈要点
（一百七十八）开展涉及人的生物医学研究应经伦理委员会审查。伦理委员会的人员组成、日常管理和审查工作应符合《涉及人的生物医学研究伦理审查办法》规定。	B	178.1 医院应当设立医学伦理委员会，职责明确，配备专(兼)职工作人员负责日常工作开展。伦理委员会的人员组成、日常管理和审查工作应符合《涉及人的生物医学研究伦理审查办法》规定。	科研处	【文件查阅】成立医学伦理委员会文件、职责、专(兼)职工作人员的配置、会议记录。	是否成立有医院医学伦理委员会？有无会议记录？
	A	178.2 建立医学伦理审查工作制度及规程，保证伦理审查过程独立、客观、公正。开展涉及人的生物医学研究经伦理委员会审查通过后方可实施。	科研处	【文件查阅】医学伦理审查工作制度及程序、审批资料与审批意见书。	进行医学伦理审查时，对到会人数有无具体要求？
	B	178.3 项目研究者开展研究前，应当获得受试者自愿签署的知情同意书。	科研处	【记录查看】实验项目相关的知情同意书。	涉及受试者的研究，事前是否与受试者签订实验项目知情同意书？
（一百七十九）承担临床医学教育任务的医院，师资、教学管理干部、设备、设施等资源配置符合有关教育教学标准要求，并取得相应资质认可。	B	179.1 承担临床医学教育任务的医院，设备、设施等资源配置符合有关教育教学标准要求。	教学办	【文件查阅】教学医院文件，承担的教学项目文件、教学管理制度、教师队伍名单。【现场检查】教学场所、设备、设施。	医院是否承担教学工作？承担的教学项目有哪些？有无教学管理制度？有无教学场所、设备、设施？
	B	179.2 有部门和专(兼)职人员负责教学(培训)工作，承担临床医学教育任务的医院师资、教学管理干部取得相应资质认可并符合有关教育教学标准要求。	教学办	【文件查阅】教学办专(兼)职管理人员名单、教师队伍名单、课程安排表，教师、教管人员的资格证。	有无专(兼)职人具体负责教学工作？教师、教管人员有无相应资格证？

续表

评审标准（条）	赋分方法	细则(款)	信息采集点	评审方法	访谈要点
（一百八十）根据临床、教学、科研和管理的需要，有计划、有重点地收集国内外各种医学及相关学科的图书和文献，开展多层次多种方式的读者服务工作，提高信息资源的利用率。	B	180.1 制定医学图书馆工作制度和信息服务制度，有专职人员管理，基本设置和藏书数量能满足临床科研教学需求。	图书馆	【现场检查】图书馆专职管理人员的设置。【文件查阅】图书室工作制度、信息服务制度、藏书索引种类、目录。	是否设置专职管理人员？图书馆现有藏书种类和数量有多少？能否满足临床科研、教学需求？
	B	180.2 有网上图书预约、催还、续借和馆际互借等功能。	图书馆	【现场检查】图书信息系统能否支持网上图书预约、催还、续借和馆际互借。	系统是否支持网上图书预约、催还、续借、馆际互借服务？
	B	180.3 可提供网络版医学文献数据库（中文、外文期刊库等）全文、定题文献检索以及最新文献报道等信息服务工作，满足临床、教学、科研、管理和员工的文献信息需求。	图书馆	【现场检查】现场查看网络版医学文献数据库（中文、外文期刊库等），演示文献检索功能。【文件查阅】提供的最新文献报道信息。	能否提供文献检索报告和最新文献报道信息？

九、行风与文化建设管理

评审标准（条）	赋分方法	细则(款)	信息采集点	评审方法	访谈要点
（一百八十一）医院应当加强医务人员职业道德教育，弘扬社会主义核心价值观和新时代医疗卫生职业精神，坚持"以患者为中心"，尊重患者权利，履行防病治病、救死扶伤、保护人民健康的神圣职责。	A	181.1 医院应当加强医务人员职业道德教育，弘扬社会主义核心价值观和新时代医疗卫生职业精神，在医院工作中予以体现。	医德医风办（或院内指定部门）	【记录查看】医德医风培训教育记录。【现场检查】社会主义核心价值观、医院核心价值观、愿景、精神、服务宗旨等员工知晓与认同度。	医院核心价值观、愿景、精神、服务宗旨是什么？

续表

评审标准（条）	赋分方法	细则(款)	信息采集点	评审方法	访谈要点
续(一百八十一)	B	181.2 坚持"以患者为中心"，廉洁自律、恪守医德，有医务人员职业道德相关制度和行为规范并落实；有保障患者合法权益的相关制度并公示。	医德医风办（或院内指定部门）	【文件查阅】医务人员行为规范、医德医风考评制度、医德医风考评方案与标准；医务人员医德医风考评档案。【现场检查】公示的保障患者合法权益的相关规定、患者隐私保护制度。	是否知晓员工行为准则？患者的合法权益有哪些？保障患者合法权益的相关规定是否在公共区域公示？
	B	181.3 相关职能部门定期对全体医务人员，尤其是重点部门、重点人员进行多种形式的职业道德培训及警示教育，有检查与监管。	医德医风办（或院内指定部门）	【文件查阅】重点风险岗位防控制度，重点部门、重点人员岗位风险防控措施、廉洁自律工作规范和相关约束制度。【记录查看】开展全员医德医风教育的培训记录、廉洁警示教育的资料；对重点部门、重点人员岗位风险防控措施落实情况的监管与检查记录。	重点部门、重点人员是否制定有防控措施？是否开展过职业道德培训及廉洁自律警示教育？对于防控措施落实情况有无监管与检查的记录？
(一百八十二)重视医院文化建设，建立医院文化建设制度，把医院文化培育成核心竞争力，逐步建立以患者为中心。	B	182.1 把医院文化建设纳入医院整体建设发展规划，有建设方案，逐步建立以患者为中心、注重医疗质量安全根植于医院服务理念的特色价值取向和行为标准。	党办	【文件查阅】医院文化建设方案、医院整体建设发展规划、服务理念和核心价值观。	医院建设发展规划中，在哪些地方体现出医院文化建设的相关内容？

九、行风与文化建设管理

续表

评审标准（条）	赋分方法	细则(款)	信息采集点	评审方法	访谈要点
续(一百八十二)注重医疗质量安全、根植于医院服务理念的特色价值取向和行为标准。	B	182.2 重视医院文化建设，建立医院文化建设制度，把医院文化培育成核心竞争力。	党办	【文件查阅】医院文化建设制度、医院文化培育体系构架图。【现场检查】医院文化的外在表现形式。	医院文化体现在哪些方面？
（一百八十三）执行《关于建立医务人员医德考评制度的指导意见（试行）》，建立行风建设与管理的组织和制度体系，完善工作机制。	B	183.1 贯彻执行《关于建立医务人员医德考评制度的指导意见（试行）》，建立行风建设与管理的组织和制度体系，有医德医风考评方案和量化标准，并落实；有多部门共同参与的医德医风考评及结果共享机制，医德医风考评档案管理规范。	医德医风办（或院内指定部门）	【文件查阅】医德医风领导小组文件、下设的医德医风管理部门与岗位职责、医德医风考评制度、医德医风考评方案与标准、多部门参与医德医风考评的结果、多部门就结果共享（与评先、晋升、绩效挂钩）及运用的资料、医务人员的医德医风考评档案。	医院指定的医德医风管理部门是哪个？领导小组成员由哪些部门组成？上述部门参与医德医风考核吗？医德医风考评结果公示了吗？
	B	183.2 医德考评结果与医务人员的晋职晋级、岗位聘用、评先评优、绩效工资、定期考核等直接挂钩。	医德医风办（或院内指定部门）	【文件查阅】医德医风考核结果多部门共享运用（与晋升、岗位聘用、评先、绩效考核挂钩）的相关佐证资料。	医德医风考评结果各部门互认并运用吗？

续表

评审标准（条）	赋分方法	细则(款)	信息采集点	评审方法	访谈要点
续(一百八十三)	A	183.3 有廉洁自律的工作规范和相关制度，并落实；对全体员工，尤其重点部门、重点人员开展廉洁自律及警示教育；对廉洁自律工作有自查及督查；重点岗位、重点人员实行轮岗制。	医德医风办（或院内指定部门）1、2 人力资源部3	【文件查阅】 1. 廉洁自律工作规范和相关制度。 【记录查看】 2. 对全员开展廉洁自律警示教育的资料；对重点部门、重点人员开展廉洁自律警示教育的资料；廉洁自律工作自查报告、督查记录及谈心谈话记录。 3. 人事科下达的重点岗位、重点人员轮岗通知。	出台了哪些廉洁自律的工作规范和相关制度？有无对全员开展廉洁自律警示教育？重点岗位、重点人员有无实行轮岗制？
	B	183.4 临床医技科室定期开展"九不准"自查自纠，并认真整改；主管部门定期督导、评价、反馈医德医风检查结果，并整改。	临床各科室1 医技各科室1 医德医风办（或院内指定部门）1、2	【文件查阅】 1. 医院关于开展"九不准"自查自纠工作的文件、临床医技科室开展"九不准"自查自纠工作报告、整改落实情况报告。 【记录查看】 2. 主管部门的定期医德医风督导检查与评价记录、检查情况反馈、存在问题部门的整改落实情况反馈。	临床医技科室是否定期开展"九不准"情况的自查自纠？整改落实情况如何？主管部门有无针对医德、行为规范定期进行督导检查？

附录一　评审有关说明

《三级医院评审标准(2020年版)湖北省实施细则》分为三个部分,总分1000分。适用于省内三级医院(含专科医院),二级医院可参照使用。三级专科医院评审时将结合专科特点增加部分评价内容并调整不适用条款范围。

关于前置要求(详见附录二)

一、共设3节25条,不设分值。

二、评审周期为四年,医院在评审周期内发生一项相关情形的,延期一年评审;延期期间原等次取消,按照"未定等"管理。

三、医院在申请评审前,应向各市州卫生健康委提出前置条件符合情况审核的申请,由市州卫生健康委向有关部门和社会公开征询参评医院是否存在违反前置条件的情况,征询时间不少于7个工作日。部省属医疗机构向所在地卫生健康委申请审核。

四、申请评审的医院无前置条款界定的情形,方可向省卫生健康委提出评审的申请。

关于医疗服务能力与质量安全监测数据(详见附录二)

一、分值

(一)共设五章74节,总分600分。

(二)赋分方法:第一章资源配置与运行数据指标共有5节,每节分值30分,共150分;第二章医疗服务能力与医院质量安全共有3节,每节分值100分,共300分;第三章重点专业质量控制指标包含13个重点专业,每个专业5分,共65分;第四章单病种(术种)质量控制指标和第五章重点医疗技术临床应用质量控制指标共85分。

二、指标说明

(一)第二部分指标内容包括医院资源配置、医疗服务能力、质量、安全和重点专业、病种(术种)、医疗技术质控等指标。

(二)单病种(术种)选取"平均住院日、次均费用、病死率"等指标进行评价。

(三)医疗机构所开展的限制类医疗技术、人体器官捐献、获取与移植技术,相关的质量控制指标必须纳入评审,未开展的医疗技术可不纳入评审范围;提供年度医疗质量安全改进目标相关医疗服务的医疗机构,必须将年度医疗质量安全改进目标全部纳入。

(四)综合医院参加评审的指标数量不得低于本版标准的60%。评审医院如有不纳入的单病种(术种)和重点医疗技术,需在评审前提出书面申请并经评审组核实。

三、数据采集原则

(一)数据统计周期为全评审周期。

(二)行业政策在评审周期内发布的,数据从政策发布的第二年完整取值,当年不计入统计。

(三)按日、月、季获取的数据,采用均值计算当年的年度数据,按年度获取的数据,直接采用。

(四)需要将同一指标不同年份的多个数据合并作为评审采信数据时,按照以下原则:

1. 规模类和配比类,中位数和最后一年的数据必须达标。

2. 连续监测指标,数据趋势呈与管理目标方向一致的或呈波动型的,采用中位数;数据趋势呈与管理目标方向相反的,采用最差的数据。

四、数据说明

(一)医院评审所需数据主要来源

1. 卫生资源统计年报及相关报表

2. 国家医疗质量管理与控制信息网(NCIS)

3. 全国医院质量监测系统(HQMS)

4. 国家公立医院绩效考核管理平台

5. 国家单病种质量监测平台

6. 国家医疗机构、医师、护士电子化注册系统

7. 中国人体器官分配与共享计算机系统(COTRS)

8. 各器官移植专业质控中心相关系统(肝脏移植登记注册系统、肾脏移植登记注册系统、心脏移植登记注册系统、肺脏移植登记注册系统)

9. 湖北省相关信息系统(湖北省住院医疗服务绩效评价平台、湖北省医疗技术临床应用管理信息平台等)

10. 暂不能通过信息化方式直接采集的指标由医疗机构在医院评审平台上进行填报。

(二)疾病、手术名称与编码

标准中引用的疾病名称与ICD-10编码采用国家卫生健康委发布的《疾病分类代码国家临床版2.0》(国卫办医函〔2019〕371号)。手术名称与ICD-9-CM-3编码采用国家卫生健康委发布的《手术操作分类代码国家临床版3.0》(国卫办医函〔2019〕371号)。

五、评分规则

(一)规模类和配比类指标。执行"全或无"规则，达到标准予以"满分"，否则计"零分"。

(二)连续监测指标，按照"区间赋分兼顾持续改进"原则给分。

(三)第四章及第五章指标按达标比例进行计分。

六、数据核查原则

(一)现场检查时，对本部分数据进行复核，复核数据比例不少于医疗机构上报数据的20%。

(二)医疗机构应当根据现场评审专家组的要求，按照数据核查准备指引提供相关资料备查。

(三)医院提供值与核查真实值差距在10%以上(含正负)、无法提供原始数据或被评审专家组认定为虚假数据的均视为错误数据。

(四)所有错误数据，应按核查后的数据结果再次计算，并根据错误数据占现场核查数据总数百分比，按下表进行惩罚性扣分(扣除第二部分最后评审分数的一定比例)。

错误数据比例	惩罚性扣分比例
$1\% < x \leq 2\%$	5%
$2\% < x \leq 5\%$	10%
$5\% < x \leq 10\%$	20%
$x > 10\%$	不予通过

七、数据核查准备

(一)医院应当准备所有纳入本轮评审标准的相关"医疗服务能力与质量安全监测数据"和"现场评审"标准中涉及的数据目录清单并提交给评审组。

(二)该清单应当包含每个数据定义、数据源、采集方式、采集时间范畴、采集结果等要求，各类数据应有负责部门，有条件的应设置汇总部门。

(三)对于计算所得的数据，应当有可追溯的原始数据。

现场检查部分

一、分值

(一)本部分总分400分。共设三章24节183条，574款评分细则。

(二)赋分方法：细则设A款、B款两种类别，分值分别为1分和0.5分。A款设1分、0.5分、0分三个评分档次，B款设0.5分、0.25分、0分三个评分档次。评审员根据现场评价中各条款的符合程度进行评分。

二、不适用条款说明

(一)《医疗机构设置标准》《三级医院评审标准(2020年版)湖北省实施细则》等文件中未要求三级医院设置的科室或开展的项目,评审时可申请作为不适用条款。医疗机构执业许可证中已登记而实际未开展的诊疗科目,评审时不能申请为不适用条款。医院所开展的条款相关的项目均应纳入评审。评审医院需在评审前对不适用条款提出书面申请,经评审组审核同意后方可列为不适用条款。

(二)选择不适用条款后的计分方式:

$$最终得分 = \frac{实际得分}{实际总分} \times 400$$

评审结果判定

一、判定为甲等的,总分不得低于 900 分,现场检查部分得分不得低于 360 分,医疗服务能力与质量安全监测数据部分不得低于 540 分。

二、判定为乙等的,总分不得低于 800 分,现场检查部分得分不得低于 320 分,医疗服务能力与质量安全监测数据部分不得低于 480 分。

三、判定为丙等的,总分不得低于 700 分,现场检查部分得分不得低于 280 分,医疗服务能力与质量安全监测数据部分不得低于 420 分。

附录二　三级医院评审标准(2020年版)湖北省实施细则

第一部分　前置要求

一、依法设置与执业

(一)医院规模和基本设置未达到《医疗机构管理条例》《医疗机构基本标准(试行)》所要求的医院标准。	1.1　医院规模和基本设置未达到《医疗机构管理条例》《医疗机构基本标准(试行)》所要求的医院标准,包括但不限于床位、科室设置、人员、房屋、设备、注册资金等方面的要求。
(二)违反《中华人民共和国基本医疗卫生与健康促进法》《医疗机构管理条例》,伪造、变造、买卖、出租、出借《医疗机构执业许可证》;医院命名不符合《医疗机构管理条例实施细则》等有关规定,未按时校验、拒不校验或有暂缓校验记录,擅自变更诊疗科目或有诊疗活动超出诊疗科目登记范围;政府举办的医疗卫生机构与其他组织投资设立非独立法人资格的医疗卫生机构;医疗卫生机构对外出租、承包医疗科室;非营利性医疗卫生机构向出资人、举办者分配或变相分配收益。	2.1　违反《中华人民共和国基本医疗卫生与健康促进法》《医疗机构管理条例》,伪造、变造、买卖、出租、出借《医疗机构执业许可证》。
	2.2　医院命名不符合《医疗机构管理条例实施细则》等有关规定,未按时校验、拒不校验或有暂缓校验记录,擅自变更诊疗科目或有诊疗活动超出诊疗科目登记范围。
	2.3　政府举办的医疗卫生机构与其他组织投资设立非独立法人资格的医疗卫生机构。
	2.4　医疗卫生机构对外出租、承包医疗科室。
	2.5　非营利性医疗卫生机构向出资人、举办者分配或变相分配收益。
(三)违反《中华人民共和国执业医师法》《医疗机构管理条例》《护士条例》,使用非卫生技术人员从事医疗卫生技术工作。	3.1　违反《中华人民共和国执业医师法》《医疗机构管理条例》《护士条例》,使用非卫生技术人员从事医疗卫生技术工作。
	3.2　发生被主管部门通报或媒体曝光的严重违反依法执业行为。
	3.3　未按相关规定完成全院医师、护士的电子化证照注册。
(四)违反《中华人民共和国药品管理法》《医疗器械监督管理条例》,违法违规采购或使用药品、设备、器械、耗材开展诊疗活动,造成严重后果;未经许可配置使用需要准入审批的大型医用设备。	4.1　违反《中华人民共和国药品管理法》《医疗器械监督管理条例》,违法违规采购或使用药品、设备、器械、耗材开展诊疗活动,造成严重后果。
	4.2　未经许可配置使用需要准入审批的大型医用设备。
(五)违反《中华人民共和国母婴保健法》,未取得母婴保健技术服务执业许可证开展相关母婴保健技术。	5.1　违反《中华人民共和国母婴保健法》,未取得母婴保健技术服务执业许可证开展相关母婴保健技术。
	5.2　医疗机构在开展母婴保健技术服务过程中,被卫生行政主管部门公开处罚通报。

续表

(六)违反《人体器官移植条例》，买卖人体器官或者从事与买卖人体器官有关的活动，未经许可开展人体器官获取与移植技术。	6.1 开展人体器官获取与移植技术的医疗机构未获批器官移植诊疗科目；器官移植的医师不具备相应的资质。
	6.2 被卫生健康行政部门责令暂停器官移植的情形发生。
	6.3 参与非法买卖人体器官或者从事与买卖人体器官有关的活动。
(七)违反《中华人民共和国献血法》，非法采集血液，非法组织他人出卖血液，出售无偿献血的血液。	7.1 违反《中华人民共和国献血法》，发生非法采集血液的情形。
	7.2 违反《中华人民共和国献血法》，非法组织他人出卖血液。
	7.3 违反《中华人民共和国献血法》，出售无偿献血的血液。
(八)违反《中华人民共和国传染病防治法》，造成传染病传播、流行或其他严重后果；或其他重大医疗违规事件，造成严重后果或情节严重；卫生健康行政部门或监督执法机构近两年来对其进行传染病防治分类监督综合评价为重点监督单位(以两年来最近一次评价结果为准)。	8.1 违反《中华人民共和国传染病防治法》，发生传染病传播、流行或其他严重后果，且受到卫生健康行政部门通报处罚的情况。
	8.2 发生造成严重后果或情节严重的重大医疗违规事件，且受到卫生健康行政部门通报处罚的情况。
	8.3 卫生健康行政部门或监督执法机构近两年来对其进行传染病防治分类监督综合评价为重点监督单位情况(以两年来最近一次评价结果为准)。
(九)违反《医疗纠纷预防和处理条例》《医疗事故处理条例》，篡改、伪造、隐匿、毁灭病历资料造成严重后果。	9.1 违反《医疗纠纷预防和处理条例》《医疗事故处理条例》，篡改、伪造、隐匿、毁灭病历资料，造成严重后果。
(十)违反《医疗技术临床应用管理办法》，将未通过技术评估与伦理审查的医疗新技术、禁止类医疗技术应用于临床，造成严重后果。	10.1 医疗机构违反《医疗技术临床应用管理办法》，开展医疗新技术未通过技术评估与伦理审查。
	10.2 医疗机构开展限制类技术未在医疗机构执业许可证副本有登记备案。
	10.3 医疗机构开展禁止类技术。
(十一)违反《麻醉药品和精神药品管理条例》《易制毒化学品管理条例》《处方管理办法》，违规购买、储存、调剂、开具、登记、销毁麻醉药品和第一类精神药品，使用未取得处方权的人员或被取消处方权的医师开具处方，造成严重后果。	11.1 违规购买麻醉药品和第一类精神药品管理，造成严重后果。
	11.2 医疗机构在麻醉药品和第一类精神药品储存、调剂、开具、登记、销毁等环节管理不规范，导致麻醉药品和第一类精神药品滥用、被盗抢、丢失、骗取、冒领或者其他流入非法渠道等事件，造成严重后果。
	11.3 违反《易制毒化学品管理条例》规定，未经许可、备案，违规购买、运输易制毒化学品。

(十二)违反《放射诊疗管理规定》,未取得放射诊疗许可从事放射诊疗工作,造成严重后果。	12.1 从事放射诊疗活动的医疗机构未取得《放射诊疗许可证》。
	12.2 医护人员未取得放射诊疗资质,从事放射诊疗工作造成严重后果。
(十三)违反《中华人民共和国职业病防治法》,未依法开展职业健康检查或职业病诊断、未依法履行职业病与疑似职业病报告等法定职责,造成严重后果。	13.1 违反《中华人民共和国职业病防治法》,未依法开展职业健康检查或职业病诊断。
	13.2 未依法履行职业病与疑似职业病报告等法定职责,造成严重后果。
(十四)违反《中华人民共和国广告法》《医疗广告管理办法》,违规发布医疗广告,情节严重。	14.1 违反《中华人民共和国广告法》《医疗广告管理办法》,违规发布医疗广告,情节严重。
(十五)其他重大违法、违规事件,造成严重后果或情节严重。	15.1 医疗机构发生其他重大违法、违规事件,造成严重后果或情节严重。

二、公益性责任和行风诚信

(十六)应当完成而未完成对口支援、中国援外医疗队、突发公共事件医疗救援、公共卫生任务等政府指令性工作。	16.1 应当完成而未完成对口支援、中国援外医疗队、突发公共事件医疗救援、公共卫生任务等政府指令性工作的情形。
(十七)应当执行而未执行国家基本药物制度和分级诊疗政策。	17.1 未执行国家基本药物制度。
	17.2 未建立分级诊疗制度。
(十八)医院领导班子发生3起以上严重职务犯罪或严重违纪事件,或医务人员发生3起以上违反《医疗卫生行风建设"九不准"》的群体性事件(≧3人/起),造成重大社会影响。	18.1 医院领导班子发生3起以上严重职务犯罪或严重违纪事件,或医务人员发生3起以上违反《医疗卫生行风建设"九不准"》的群体性事件(≧3人/起),造成重大社会影响的情形。
(十九)发生重大价格或收费违法事件,以及恶意骗取医保基金。	19.1 医疗机构发生重大价格或收费违法事件。
	19.2 发生通过伪造、变造、隐匿、涂改、销毁医学文书,医学证明,会计凭证,电子信息等有关资料,或者虚构医药服务项目等方式,恶意骗取医疗保障基金的行为。
(二十)违反《中华人民共和国统计法》《医疗质量管理办法》《医学科研诚信和相关行为规范》相关要求,提供、报告虚假住院病案首页等医疗服务信息、统计数据、申报材料和科研成果,情节严重。	20.1 医疗机构违反《中华人民共和国统计法》《医疗质量管理办法》等规定,发生重大数据泄露或严重的数据上报错误,导致严重质量安全事件。
	20.2 医疗机构因科研诚信问题和学术不端现象,受到上级有关部门的通报。
	20.3 医疗机构提供、报告虚假住院病案首页等医疗服务信息,造成严重后果的情形。

三、安全管理与重大事件

（二十一）发生定性为完全责任的一级医疗事故或直接被卫生健康行政部门判定的重大医疗事故。	21.1 医疗机构在评审周期内发生定性为完全责任的一级医疗事故或直接被卫生健康行政部门判定的重大医疗事故。
（二十二）发生重大医院感染事件，造成严重后果。	22.1 医疗机构在评审周期内发生受到卫生健康行政部门通报或处理的重大医院感染事件。
（二十三）发生因重大火灾、放射源泄漏、有害气体泄漏等被通报或处罚的重大安全事故。	23.1 医疗机构在评审周期内发生重大火灾、放射源泄漏、有害气体泄漏并被通报或处罚的安全事故。
（二十四）发生瞒报、漏报重大医疗过失事件的行为。	24.1 医疗机构在评审周期内发生瞒报、漏报重大医疗过失事件的行为。
（二十五）发生大规模医疗数据泄露或其他重大网络安全事件，造成严重后果。	25.1 医疗机构在评审周期内因发生大规模医疗数据泄露或其他重大网络安全事件而被社会媒体曝光或上级主管部门通报处罚的情形。

第二部分 医疗服务能力与质量安全监测数据

第一章 资源配置与运行数据指标

一、床位配置

指标	定义	计算公式	数据来源
（一）核定床位数	即编制床位，由卫生健康行政部门核定的床位数。	以《医疗机构执业许可证》副本登记的床位数为准。	卫生资源统计年报
（二）实际开放床位数	实有床位数，指年底固定实有床位数量。	统计正规床、简易床、监护床、超过半年加床、正在消毒和修理的床位、因扩建或大修而停用的床位数。不包括产科新生儿床、接产室待产床、库存床、观察床、临时加床和病人陪侍床。	卫生资源统计年报
（三）平均床位使用率	每天使用床位与实有床位的比率。	（实际占用的总床日数/同期实际开放的总床日数）×100%	卫生资源统计年报

二、卫生技术人员配备

指标	定义	计算公式	数据来源
（一）卫生技术人员数与开放床位数比	年度医院卫生技术人员数与同期全院实际开放床位数之比。	本年度医院卫生技术人员数/同期全院实际开放床位数	卫生资源统计年报
（二）全院护士人数与开放床位数比	年度医院护士人数与同期全院实际开放床位数之比。	本年度医院护士人员数/同期全院实际开放床位数	卫生资源统计年报

续表

指标	定义	计算公式	数据来源
（三）病区护士人数与开放床位数比	年度病区护士人数与同期病区实际开放床位数之比（(1)全院病区护士与实际开放床位比不低于0.5∶1，(2)ICU护士与实际开放床位比不低于2.5~3∶1，(3)手术室护士与实际开放手术床位比不低于3∶1(4)麻醉后恢复室护士与实际开放恢复室床位比不低于1∶2）。	本年度病区护士人员数/同期病区实际开放床位数	卫生资源统计年报
（四）医院感染管理专职人员数与开放床位数比	年度医院感染管理专职人员数与同期全院实际开放床数之比（医院感染管理专职人员是指专门从事医院感染管理的工作人员，是经过省级以上卫生健康行政部门指定的医院感染管理培训单位的培训，并取得省级卫生健康行政部门颁发的《医院感染管理专业岗位培训证书》的医院感染管理专业技术人员）。	本年度医院感染管理专职人员数/同期全院实际开放床位数	卫生资源统计年报

三、相关科室资源配置

指标		定义	计算公式	数据来源
（一）急诊医学科	1.1 固定急诊医师人数占急诊在岗医师人数的比例	年度医院固定急诊医师数在同期急诊科在岗医师总数所占比例。	(本年度医院注册的固定在急诊科的在岗医师数/同期医院急诊科在岗医师数)×100%	国家医疗机构、医师、护士电子化注册系统
	1.2 固定急诊护士人数占急诊在岗护士人数的比例	年度医院固定急诊护士数在同期急诊科在岗护士总数所占的比例。	(本年度医院注册的固定在急诊的在岗护士数/同期医院急诊科在岗护士总数)×100%	国家医疗机构、医师、护士电子化注册系统
（二）重症医学科	2.1 重症医学科开放床位数占医院开放床位数的比例	年度重症医学科开放床位数占同期医院开放床位数的比例。	(本年度重症医学科开放床位数/同期医院开放床位数)×100%	卫生资源统计年报
	2.2 重症医学科医师人数与重症医学科开放床位数比	年度医院重症医学科医师总数与同期重症医学科实际开放床位数之比。	本年度医院注册的重症医学科在岗医师数/同期重症医学科实际开放床位数	国家医疗机构、医师、护士电子化注册系统
	2.3 重症医学科护士人数与重症医学科开放床位数比	年院重症医学科护士数与同期重症医学科实际开放床位数之比。	本年度医院注册的重症医学科在岗护士数/同期重症医学科实际开放床位数	国家医疗机构、医师、护士电子化注册系统

续表

	指标	定义	计算公式	数据来源
（三）麻醉科	3.1 麻醉科医师数与手术间数比	年度医院麻醉科医师总数与同期医院手术室间数之比。	本年度医院注册的麻醉科在岗医师总数/同期医院手术室间数	国家医疗机构、医师、护士电子化注册系统
	3.2 麻醉科医师数与日均全麻手术台次比	年度医院麻醉科医师总数与同期医院日均全麻手术台次之比。	本年度医院注册的麻醉科在岗医师总数/同期医院日均全麻手术台次数	国家医疗机构、医师、护士电子化注册系统
（四）中医科	4.1 中医科开放床位数占医院开放床位数的比例	年度中医科开放床位数占同期医院开放床位总数的比例。	（本年度中医科开放床位数/同期医院开放床位总数）×100%	卫生资源统计年报
	4.2 中医科中医类别医师人数与中医科开放床位数比	年度医院中医科中医类别医师人数与同期中医科实际开放床位数之比。	本年度医院注册的中医科在岗中医类别医师人数/同期中医科实际开放床位数	国家医疗机构、医师、护士电子化注册系统
	4.3 中医科护士人数与中医科开放床位数比	年度医院中医科护士人数与同期中医科实际开放床位数之比。	本年度医院注册的中医科在岗护士人数/同期中医科实际开放床位数	国家医疗机构、医师、护士电子化注册系统
（五）康复医学科	5.1 康复科开放床位数占医院开放床位数的比例	年度康复科开放床位数占同期医院开放床位数的比例（康复科医师是指按照有关规定取得康复专业任职资格的在职人员）。	（本年度康复科开放床位数/同期医院开放床位总数）×100%	卫生资源统计年报
	5.2 康复科医师人数与康复科开放床位数比	年度医院康复科医师人数与同期康复科实际开放床位数之比。	本年度医院注册的康复科在岗医师人数/同期康复科实际开放床位数	卫生资源统计年报
	5.3 康复科康复师人数与康复科开放床位数比	年度医院康复科康复师人数与同期康复科实际开放床位数之比（康复师是指编制在册的在职卫生技术人员，不含后勤等辅助部门的人员）。	本年度康复科在岗的康复师人数/同期康复科开放床位数	卫生资源统计年报
	5.4 康复科护士人数与康复科开放床位数比	年度医院康复科在岗护士人数与同期康复科实际开放床位数之比（康复护理人员是指编制在册的在康复护士，不含后勤等辅助部门的人员）。	本年度医院注册的康复科在岗护士人数/同期康复科实际开放床位数	卫生资源统计年报

续表

指标		定义	计算公式	数据来源
（六）感染性疾病科	6.1 固定医师人数占感染性疾病科在岗医师人数的比例	年度医院固定在感染性疾病科医师人数占同期感染性疾病科在岗医师总数的比例。	（本年度医院注册的固定在感染性疾病科的在岗医师人数/同期医院感染性疾病科在岗医师总数）×100%	国家医疗机构、医师、护士电子化注册系统
	6.2 固定护士人数占感染性疾病科在岗护士人数的比例	年度固定在感染性疾病科护士人数与同期感染性疾病科在岗护士总数之比。	（本年度医院注册的感染性疾病科的在岗护士的总数/同期医院感染性疾病科在岗护士总数）×100%	卫生资源统计年报
	6.3 感染性疾病科开放床位数占医院开放床位数的比例	年度感染性疾病科开放床位数占同期医院开放床位总数的比例。	（本年度感染性疾病科开放床位数/同期医院开放床位数）×100%	卫生资源统计年报
（七）药学部门	7.1 药学专业技术人员占比	药学专业技术人员数占同期医疗机构卫生专业技术人员总数的比例。	（药学专业技术人员数/同期医疗机构卫生专业技术人员总数）×100%	卫生资源统计年报
	7.2 每百张病床临床药师数	每100张实际开放床位临床药师人数。	（临床药师数/同期该医疗机构实际开放床位数）×100	卫生资源统计年报

四、运行指标

指标	定义	计算公式	数据来源
（一）相关手术科室年手术台次数占其出院人次比例	年度出院患者施行手术治疗台次数占同期出院患者总人次数的比例。	（本年度出院患者手术台次数/同期出院患者总人次数）×100%	卫生资源统计年报
（二）人员支出占业务支出的比重	年度人员经费占医疗活动费用的比例。	（本年度人员经费/同期医疗活动费用）×100%	卫生资源统计年报

五、科研指标

指标		定义	计算公式	数据来源
（一）新技术临床转化数量	1.1 每百名卫生技术人员科研项目经费	年度每百名卫生技术人员立项的科研经费总金额。	（本年度科研项目立项经费总金额/同期医院卫生技术人员总数）×100	国家公立医院绩效考核管理平台
	1.2 每百名卫生技术人员科技成果转化金额	年度每百名卫生技术人员科研成果转化的金额数。	（本年度科技成果转化总金额/同期医院卫生技术人员总数）×100	国家公立医院绩效考核管理平台
（二）取得临床相关国家专利数量	2.1 每百名卫生技术人员发明专利数量	年度每百名卫生技术人员发明专利数。	（本年度医院发明专利总项数/同期医院卫生技术人员总数）×100	医院自行填报
	2.2 每百名卫生技术人员实用新型专利数量	年度每百名卫生技术人员实用新型专利数。	（本年度医院实用新型专利总项数/同期医院卫生技术人员总数）×100	医院自行填报

第二章 医疗服务能力与医院质量安全指标

一、医疗服务能力

指标	定义	计算公式	数据来源
（一）收治病种数量（ICD-10四位亚目数量）	年度医院收治病种（ICD-10四位亚目数量）数量。	根据ICD-10四位亚目，从病案首页中统计主要诊断数量以及不同主要诊断对应收治病例数量。	湖北省住院医疗服务绩效评估平台
（二）住院术种数量（ICD-9-CM-3四位亚目数量）	年度医院住院术种病种（ICD-9-CM-3）数量。	根据ICD-9-CM-3，从病案首页中统计主要手术以及不同主要手术段对应收治病例数量。	
（三）DRG-DRGs组数	年度运用DRG分组器测算产生的DRG分组，主要考核年度医院疾病收治范围。	医院病例数经过DRG分组器的运算可以分入"k"个DRG，即是该医院的DRG数量。	
（四）DRG-CMI	年度运用DRG分组器测算产生的CMI值（病例组合指数），主要考核年度医院疾病收治难度。	参照DRG评价标准计算方法。	
（五）DRG时间指数	年度运用DRG分组器测算产生的时间消耗指数，主要考核年度医院治疗疾病所花费的时间。	参照DRG评价标准计算方法。	
（六）DRG费用指数	年度运用DRG分组器测算产生的费用消耗指数，主要考核年度医院治疗疾病所花费的费用。	参照DRG评价标准计算方法。	

二、医院质量指标

指标	定义	计算公式	数据来源
（一）年度国家医疗质量安全目标改进情况			
1.1 急性ST段抬高型心肌梗死再灌注治疗率	发病12小时内的急性STEMI患者给予经皮冠状动脉介入治疗（PCI）或静脉溶栓治疗（首选PCI治疗）的患者数占发病12小时内的STEMI患者总数的比例。	（发病12小时内给予静脉溶栓或PCI的STEMI患者数/同期发病12小时内的STEMI患者总数）×100%	NCIS
1.2 急性脑梗死再灌注治疗率	发病6小时内接受静脉溶栓治疗和（或）血管内治疗的急性脑梗死患者占同期发病6小时内的急性脑梗死患者总数的比例。	[（发病6小时内接受静脉溶栓和/或血管内治疗的急性脑梗死患者数）/同期发病6小时内的急性脑梗死患者总数）]×100%	NCIS
1.3 肿瘤治疗前临床TNM分期评估率	肿瘤治疗前完成临床TNM分期评估病例数占同期住院肿瘤患者人次的比例。（重点关注肺癌、胃癌、肝癌、结直肠癌、乳腺癌5个病种）	（住院肿瘤患者治疗前完成临床TNM分期评估例数/同期住院肿瘤患者人次）×100%	NCIS

续表

指标	定义	计算公式	数据来源
1.4 住院患者抗菌药物治疗前病原学送检率	住院患者使用抗菌药物治疗前病原学送检病例数占同期使用抗菌药物治疗病例总数的比例。检验项目包括：细菌培养、真菌培养；降钙素原检测、白介素-6检测、真菌1-3-β-D葡聚糖检测(G试验)等。	(使用抗菌药物前病原学检验标本送检病例数/同期使用抗菌药物治疗病例总数)×100%	NCIS
1.5 静脉血栓栓塞症规范预防率			
1.5.1 VTE风险初始评估率	入院24小时内接受VT风险评估的出院患者例数之和与同期出院患者比值。	(入院24小时内接受VTE风险评估的出院患者总例数/同期出院患者人次)×100%	湖北省住院医疗服务绩效评估平台
1.5.2 出血风险评估率	接受出血风险评估的出院患者例数之和与同期出院患者总例数比值。	(接受出血风险评估的出院患者总例数/同期出院患者总例数)×100%	NCIS
1.5.3 采取VTE规范预防措施比率	实施VTE规范预防措施的出院患者例数之和与同期VTE风险评估为高危和/或中危出院患者例数之和的比。	[采取VTE规范预防措施的出院患者总例数/(VTE风险评估为高危(内科)/或中高危(外科)的出院患者总例数)]×100%	
1.5.4 医院相关性VTE发生率	出院确诊医院内静脉血栓栓塞症的出院患者例数之和与同期出院患者例数之和的比值(出院确诊医院内静脉血栓栓塞症的出院患者指在本次住院被确诊为院内获得性VTE的患者)。	(出院确诊医院内静脉血栓栓塞症的出院患者总例数/出院患者总例数)×100%	
1.6 病案首页主要诊断编码正确率			湖北省住院医疗服务绩效评估平台
1.6.1 病案首页主要诊断编码正确率	住院病案首页中主要诊断编码正确的出院患者病历数占同期出院患者病历总数的比例。	(病案首页中主要诊断编码正确的出院患者病历数/同期出院患者病历总数)×100%	
1.6.2 病案首页主要诊断填写正确率	病案首页中主要诊断填写正确的出院患者病历数占同期出院患者病历总数的比例。	(病案首页中主要诊断填写正确的出院患者病历数/同期出院患者病历总数)×100%	
1.7 医疗质量安全不良事件报告率			
1.7.1 床均医疗质量安全不良事件报告率	年度医疗质量安全不良事件报告与同期开放床位数量的比例	(医疗质量安全不良事件报告例数/同期开放床位数)×100%	
1.7.2 每百名出院人次医疗质量安全不良事件报告例数	年度每百名出院患者医疗质量安全不良事件报告例数	(医疗质量安全不良事件报告例数/同期出院患者人次)×100	

续表

指标	定义	计算公式	数据来源
1.8 住院患者静脉输液使用率	使用静脉输液的住院患者数占同期住院患者总数的比例。静脉输液包括静脉滴注和静脉推注。疫苗、溶媒、局麻、封闭、结膜下、肌肉、皮下、球后注射药、皮试液等不列入静脉输液的统计范围。同一患者使用多种静脉注药物（含中药注射剂），记为1例。为便于统计，使用静脉输液的住院患者数和住院患者总数均以出院患者的人数计算。	（使用静脉输液的住院患者数/同期住院患者总数）×100%	湖北省住院医疗服务绩效评估平台
1.9 血管内导管相关血流感染发生率	使用血管内导管住院患者中新发血管内导管相关血流感染的发病频率。（例/千导管日）	（血管内导管相关血流感染发生例次数/同期患者使用血管内导管留置总天数）×100%	NCIS
1.10 阴道分娩并发症发生率	产妇阴道分娩并发症发生人数占同期阴道分娩产妇总人数的比例。	（产妇阴道分娩并发症发生人数/同期阴道分娩产妇总人数）×100%	
（二）患者住院总死亡率	年度住院总死亡患者人数占同期出院患者总人次的比例。	（住院总死亡患者人数/同期出院患者人次）×100%	
（三）新生儿患者住院死亡率	年度新生儿住院死亡人数占同期新生儿出院患者人次的比例。	（新生儿住院死亡人数/同期新生儿出院患者人次）×100%	湖北省住院医疗服务绩效评估平台
（四）手术患者住院死亡率	年度手术患者住院死亡人数占同期手术患者出院人次的比例。	（手术患者住院死亡人数/同期手术患者出院人次）×100%	
（五）住院患者出院后0~31天非预期再住院率	年度出院后0~31天非预期再住院患者人次占同期出院患者总人次（除死亡患者外）的比例。	出院后0~31天非预期再住院患者人次/同期出院患者总人次（除死亡患者外）	
（六）手术患者术后48小时/31天内非预期重返手术室再次手术率			
6.1 手术患者术后48小时内非预期重返手术室再次手术率	手术患者手术后48小时内因各种原因导致患者需进行的计划外再次手术占同期出院患者手术例数的比例。	（手术患者术后48小时内非预期重返手术室再次手术例数/同期出院患者手术例数）×100%	
6.2 手术患者术后31天内非预期重返手术室再次手术率	手术患者手术后31天内因各种原因导致患者需进行的计划外再次手术占同期出院患者手术例数的比例。	（手术患者术后31天内非预期重返手术室再次手术例数/同期出院患者手术例数）×100%	湖北省住院医疗服务绩效评估平台
（七）ICD低风险病种患者住院死亡率	年度医院出院患者中低风险病种出现死亡数量占出院人次中低风险病种总人数的比例。	（ICD低风险病种患者住院死亡例数/ICD低风险组病例数）×100%	

续表

指标	定义	计算公式	数据来源
说明：115个低风险病种按照《三级医院评审标准(2020年版)》(国卫医发[2020]26号)执行。			湖北省住院医疗服务绩效评估平台
(八)DRGs低风险组患者住院死亡率	年度运用DRGs分组器测算产生低风险组病例，其死亡率是指该组死亡的病例数占低风险组全部病例数量的比例。	(DRGs低风险组患者住院死亡例数/DRGs低风险组病例数)×100%	湖北省住院医疗服务绩效评估平台

三、医疗安全指标(年度医院获得性指标)

指标	定义	计算公式	数据来源
(一)手术患者手术后肺栓塞发生例数和发生率			
1.1 手术患者手术后肺栓塞发生例数	ICD-10编码：I26.9的手术患者肺栓塞发生例数。	择期手术患者发生肺栓塞例数	湖北省住院医疗服务绩效评估平台
1.2 手术患者手术后肺栓塞发生率	手术患者手术后肺栓塞发生例数占同期手术患者出院人次的比例。	(择期手术患者发生肺栓塞例数/同期择期手术台次数)×100%	
(二)手术患者手术后深静脉血栓发生例数和发生率			
2.1 手术患者手术后深静脉血栓发生例数	ICD-10编码：I80.2，I82.8的手术患者手术后深静脉血栓发生例数。	择期手术患者发生深静脉血栓例数	湖北省住院医疗服务绩效评估平台
2.2 手术患者手术后深静脉血栓发生率	手术患者手术后深静脉血栓患者发生例数占同期手术患者出院人次的比例。	(择期手术患者发生深静脉血栓例数/同期择期手术台次数)×100%	
(三)手术患者手术后败血症发生例数和发生率			
3.1 手术患者手术后败血症发生例数	ICD-10编码：A40.0至A40.9，A41.0至A41.9，T81.411的手术患者手术后败血症发生例数。	择期手术患者发生败血症的例数	湖北省住院医疗服务绩效评估平台
3.2 手术患者手术后败血症发生率	手术患者手术后败血症发生例数占同期手术患者出院人次的比例。	(择期手术患者发生败血症例数/同期择期手术台次数)×100%	
(四)手术患者手术后出血或血肿发生例数和发生率			
4.1 手术患者手术后出血或血肿发生例数	ICD-10编码：T81.0的手术出院患者手术后出血或血肿发生。	择期手术患者发生手术后出血或血肿例数	湖北省住院医疗服务绩效评估平台
4.2 手术患者手术后出血或血肿发生率	手术患者手术后出血或血肿发生例数占同期手术患者出院人次的比例。	(择期手术患者发生手术后出血或血肿例数/同期择期手术台次数)×100%	
(五)手术患者手术伤口裂开发生例数和发生率			
5.1 手术患者手术伤口裂开发生例数	ICD-10编码：T81.3的手术患者手术伤口裂开发生例数。	择期手术患者发生手术后伤口裂开例数	湖北省住院医疗服务绩效评估平台
5.2 手术患者手术伤口裂开发生率	手术患者手术伤口裂开发生例数占同期手术患者出院人次的比例。	(年度择期手术患者发生手术后伤口裂开例数/同期择期手术台次数)×100%	

续表

指标	定义	计算公式	数据来源
(六)手术患者手术后猝死发生例数和发生率			
6.1 手术患者手术后猝死发生例数	ICD-10 编码：R96.0，R96.1，I46.1 的手术患者手术后猝死发生例数。	择期手术患者发生手术后猝死例数	湖北省住院医疗服务绩效评估平台
6.2 手术患者手术后猝死发生率	手术患者手术后猝死发生例数占同期手术出院人次的比例。	(择期手术患者手术后猝死例数/同期择期手术台次数)×100%	
(七)手术患者手术后呼吸衰竭发生例数和发生率			
7.1 手术患者手术后呼吸衰竭发生例数	ICD-10 编码：J96.0，J96.1，J96.9 的手术患者手术后呼吸衰竭发生例数。	择期手术患者手术后发生呼吸衰竭例数	湖北省住院医疗服务绩效评估平台
7.2 手术患者手术后呼吸衰竭发生率	手术患者手术后呼吸衰竭发生例数占同期手术患者出院人次的比例。	(择期手术患者手术后发生呼吸衰竭的例数/同期择期手术台次数)×100%	
(八)手术患者手术后生理/代谢紊乱发生例数和发生率			
8.1 手术患者手术后生理/代谢紊乱发生例数	ICD-10 编码：E89.0 至 E89.9 的手术患者手术后生理/代谢紊乱发生例数。	择期手术患者发生手术后生理/代谢紊乱例数	湖北省住院医疗服务绩效评估平台
8.2 手术患者手术后生理/代谢紊乱发生率	手术患者手术后生理/代谢紊乱发生例数占同期手术患者出院人次的比例。	(择期手术患者发生手术后生理/代谢紊乱发生例数/同期择期手术台次数)×100%	
(九)与手术/操作相关感染发生例数和发生率			
9.1 与手术/操作相关感染发生例数	ICD-10 编码：T81.4 与手术/操作相关感染发生例数。	择期手术患者发生与手术/操作相关感染例数	湖北省住院医疗服务绩效评估平台
9.2 与手术/操作相关感染发生率	与手术/操作相关感染发生例数占同期手术/操作患者出院人次的比例。	[(择期手术患者发生与手术/操作相关感染例数)/同期择期手术台次数]×100%	
(十)手术过程中异物遗留发生例数和发生率			
10.1 手术过程中异物遗留发生例数	ICD-10 编码：T81.5，T81.6 的手术患者手术过程中异物遗留发生例数。	择期手术患者发生手术过程中异物遗留例数	湖北省住院医疗服务绩效评估平台
10.2 手术过程中异物遗留发生率	手术过程中异物遗留发生例数占同期手术患者出院人次的比例。	(择期手术患者发生手术过程中异物遗留例数/同期择期手术台次数)×100%	
(十一)手术患者麻醉并发症发生例数和发生率			

续表

指标	定义	计算公式	数据来源
11.1 手术患者麻醉并发症发生例数	ICD-10 编码：T88.2 至 T88.5 的手术患者麻醉并发症发生例数。	择期手术患者发生麻醉并发症例数	湖北省住院医疗服务绩效评估平台
11.2 手术患者麻醉并发症发生率	手术患者麻醉并发症发生例数占同期手术患者出院人次的比例。	（择期手术患者发生麻醉并发症例数/同期择期手术台次数）×100%	湖北省住院医疗服务绩效评估平台
（十二）手术患者肺部感染与肺机能不全发生例数和发生率			
12.1 手术患者肺部感染与肺机能不全发生例数	ICD-10 编码：J95.1 至 J95.9，J98.4 的手术患者肺部感染与肺机能不全发生例数。	择期手术患者发生肺部感染与肺机能不全例数	湖北省住院医疗服务绩效评估平台
12.2 手术患者肺部感染与肺机能不全发生率	手术患者肺部感染与肺机能不全发生例数占同期手术患者出院人次的比例。	（择期手术患者发生肺部感染与肺机能不全例数/同期择期手术台次）×100%	湖北省住院医疗服务绩效评估平台
（十三）手术意外穿刺伤或撕裂伤发生例数和发生率			
13.1 手术意外穿刺伤或撕裂伤发生例数	ICD-10 编码：T81.2 的手术患者手术意外穿刺伤或撕裂伤发生例数。	择期手术患者发生手术意外穿刺伤或撕裂伤例数	湖北省住院医疗服务绩效评估平台
13.2 手术意外穿刺伤或撕裂伤发生率	手术意外穿刺伤或撕裂伤发生例数占同期手术患者出院人次的比例。	（择期手术患者发生手术意外穿刺伤或撕裂伤例数/同期择期手术台次数）×100%	湖北省住院医疗服务绩效评估平台
（十四）手术后急性肾衰竭发生例数和发生率			
14.1 手术后急性肾衰竭发生例数	ICD-10 编码：N17.0 至 N17.9，N99.0 的手术患者手术后急性肾衰竭发生例数。	择期手术患者发生手术后急性肾衰竭例数	湖北省住院医疗服务绩效评估平台
14.2 手术后急性肾衰竭发生率	手术后急性肾衰竭发生例数占同期手术患者出院人次的比例。	（择期手术患者发生手术后急性肾衰竭例数/同期择期手术台次数）×100%	湖北省住院医疗服务绩效评估平台
（十五）各系统/器官术后并发症发生例数和发生率			
15.1 各系统/器官术后并发症发生例数	择期手术患者消化（K91.0 至 K91.9 的手术出院患者）、循环（I97.0，I97.1，I97.8，I97.9 的手术出院患者）、神经（G97.0，G97.1，G97.2，G97.8，G97.9，I60 至 I64 的手术出院患者）、眼和附器（H59.0，H59.8，H59.9 的手术出院患者）、耳和乳突（H95.0，H95.1，H95.8，H95.9 的手术出院患者）、肌肉骨骼（M96.0 至 M96.9 的手术出院患者）、泌尿生殖（N98.0 至 N98.3，N98.8，N98.9，N99.0 至 N99.9 的手术出院患者）、口腔（K11.4，S04.3，S04.5，T81.2 的手术出院患者）等系统/器官术后并发症发生例数。	各系统/器官术后并发症发生例数	湖北省住院医疗服务绩效评估平台

续表

指标	定义	计算公式	数据来源
15.2 各系统/器官术后并发症发生率	择期手术患者消化、循环、神经、眼和附器、耳和乳突、肌肉骨骼、泌尿生殖、口腔等系统/器官术后并发症发生例数占同期手术患者出院人次的比例。	(择期手术患者发生消化、循环、神经、眼和附器、耳和乳突、肌肉骨骼、泌尿生殖、口腔等系统/器官术后并发症发生例数/同期择期手术台次数)×100%	湖北省住院医疗服务绩效评估平台
(十六)植入物的并发症(不包括脓毒症)发生例数和发生率			
16.1 植入物的并发症(不包括脓毒症)发生例数	择期手术患者心脏和血管(T82.0至T82.9的手术出院患者)、泌尿生殖道(T83.0至T83.9的手术出院患者)、骨科(T84.0至T84.9的手术出院患者)及其他(T85.0至T85.9的手术出院患者)植入物的并发症(不包括脓毒症)发生例数。	择期手术患者发生心脏和血管、泌尿生殖道、骨科及其他植入物的并发症(不包括脓毒症)发生例数	湖北省住院医疗服务绩效评估平台
16.2 植入物的并发症(不包括脓毒症)发生率	择期手术患者心脏和血管、泌尿生殖道、骨科及其他植入物的并发症(不包括脓毒症)发生例数占同期手术患者出院人次的比例。	[择期手术患者发生心脏和血管、泌尿生殖道、骨科及其他植入物的并发症(不包括脓毒症)发生例数/同期择期手术台次数]×100%	
(十七)移植的并发症发生例数和发生率			
17.1 移植的并发症发生例数	择期手术患者(ICD-10编码:T86.0至T86.9的手术出院患者)发生移植的并发症例数。	年度内肝脏、肾脏、胰腺、心脏及肺脏移植术后出现的排斥反应、严重感染、出血、吻合口漏或狭窄(血管、输尿管、胆道、气道等)、原发性移植物无功能、移植物切除丢失及受体死亡等并发症的例数	湖北省住院医疗服务绩效评估平台
17.2 移植的并发症发生率	择期肝脏、肾脏、胰腺、心脏及肺脏移植术后出现的排斥反应、严重感染、出血、吻合口漏或狭窄(血管、输尿管、胆道、气道等)、原发性移植物无功能、移植物切除回丢失及受体死亡等并发症的例数占年度移植例数总和的比率。	(择期手术患者发生移植的并发症例数/同期择期手术台次数)×100%	
(十八)再植和截肢的并发症发生例数和发生率			
18.1 再植和截肢的并发症发生例数	ICD-10编码:T87.0至T87.6的再植和截肢并发症发生例数。	择期手术患者发生再植和截肢的并发症例数	湖北省住院医疗服务绩效评估平台
18.2 再植和截肢的并发症发生率	择期再植和截肢并发症发生例数占同期再植和截肢患者出院人次的比例。	(择期手术患者发生再植和截肢的并发症例数/同期择期手术台次数)×100%	

指标	定义	计算公式	数据来源
(十九)介入操作与手术后患者其他并发症发生例数和发生率			
19.1 介入操作与手术后患者其他并发症发生例数	ICD-10 编码：T81.1，T81.7，T81.8，T81.9 介入操作与手术后患者其他并发症发生例数。	择期手术和介入操作患者发生介入操作与手术后患者其他并发症例数	湖北省住院医疗服务绩效评估平台
19.2 介入操作与手术后患者其他并发症发生率	介入操作与手术后患者其他并发症发生例数占同期介入操作与手术患者出院人次的比例。	(择期手术和介入操作患者发生介入操作与手术后患者其他并发症例数/同期择期手术台次数)×100%	
(二十)新生儿产伤发生例数和发生率			
20.1 新生儿产伤发生例数	ICD-10 编码：P10.0 至 P10.9，P11.0 至 P11.9，P12.0 至 P12.9，P13.0 至 P13.9，P14.0 至 P14.9，P15.0 至 P15.9，A33 发生产伤的新生儿出院患者人次。	新生儿产伤发生例数	湖北省住院医疗服务绩效评估平台
20.2 新生儿产伤发生率	发生产伤的新生儿出院患者人次占同期活产儿人数的比例。	(新生儿发生产伤例数/同期新生儿出院患者人次数)×100%	
(二十一)阴道分娩产妇产程和分娩并发症发生例数和发生率			
21.1 阴道分娩产妇产程和分娩并发症发生例数	ICD-10 编码：O70.1，O70.2，O70.3，O70.9，O71.0 至 O71.9，O72.0，O72.1，O72.2，O72.3，O73.0，O73.1，O74.0 至 O74.9，O75.0 至 O75.9，O86.0 至 O86.8，O87.0 至 O87.9，O88.0 至 O88.8，O89.0 至 O89.9，O90.1 至 O90.9，A34 的阴道分娩产妇产程和分娩并发症发生例数。	阴道分娩产妇发生产程和分娩并发症例数	湖北省住院医疗服务绩效评估平台
21.2 阴道分娩产妇产程和分娩并发症发生率	阴道分娩产妇产程和分娩并发症发生例数占同期阴道分娩出院产妇人数的比例。	(阴道分娩产妇发生产程和分娩并发症例数/同期阴道分娩产妇出院人次数)×100%	
(二十二)剖宫产分娩产妇产程和分娩并发症发生例数和发生率			
22.1 剖宫产分娩产妇产程和分娩并发症发生例数	ICD-10 编码：O71.0 至 O71.9，O72.0，O72.1，O72.2，O72.3，O73.0，O73.1，O74.0 至 O74.9，O75.0 至 O75.9，O86.0 至 O86.8，O87.0 至 O87.9，O88.0 至 O88.8，O89.0 至 O89.9，O90.1 至 O90.9，O95，A34 的剖宫产分娩产妇产程和分娩并发症发生例数。	剖宫产分娩产妇发生产程和分娩并发症例数	湖北省住院医疗服务绩效评估平台

续表

指标	定义	计算公式	数据来源
22.2 剖宫产分娩产妇产程和分娩并发症发生率	剖宫产分娩产妇产程和分娩并发症发生例数占同期剖宫产分娩产妇出院人数的比例。	(剖宫产分娩产妇发生产程和分娩并发症发生例数/同期剖宫产分娩产妇出院人次数)×100%	湖北省住院医疗服务绩效评估平台
(二十三)发生2期及以上院内压力性损伤例数和发生率			
23.1 发生2期及以上院内压力性损伤例数	ICD-10编码：L89.1，L89.2，L89.3，L89.9出院患者2期及以上院内压力性损伤发生例数。	发生2期及以上院内压力性损伤的患者例数	湖北省住院医疗服务绩效评估平台
23.2 发生2期及以上院内压力性损伤率	新发2期及以上院内压力性损伤病例数占统计周期住院患者总数的比例。	(发生2期及以上院内压力性损伤新发病例数/统计周期住院患者总数)×100%	
(二十四)输注反应发生例数和发生率			
24.1 输注反应发生例数	ICD-10编码：T80.0，T80.1，T80.2，T80.8，T80.9出院患者输注反应发生例数。	出院患者中输注反应发生例数	湖北省住院医疗服务绩效评估平台
24.2 输注反应发生率	出院患者输注反应发生例数以及占同期接受输注出院患者人次数的比例。	(输注反应发生例数/同期接受输注出院患者人次数)×100%	
(二十五)输血反应发生例数和发生率			
25.1 输血反应发生例数	ICD10编码：T80.0至T80.9发生输血反应的出院患者例数。	输血反应发生例数	湖北省住院医疗服务绩效评估平台
25.2 输血反应发生率	发生输血反应的出院患者例数占同期出院患者输血人次数的比例。	(发生输血反应的出院患者例数/同期出院患者输血人次数)×100%	
(二十六)医源性气胸发生例数和发生率			
26.1 医源性气胸发生例数	ICD-10编码：J93.8，J93.9，J95.8，T81.218发生医源性气胸出院患者例数。	出院患者中发生医源性气胸例数	湖北省住院医疗服务绩效评估平台
26.2 医源性气胸发生率	发生医源性气胸出院患者例数以及占同期出院患者人次数的比例。	(发生医源性气胸例数/同期出院患者人次数)×100%	
(二十七)住院患者医院内跌倒/坠床所致髋部骨折发生例数和发生率			
27.1 住院患者医院内跌倒/坠床所致髋部骨折发生例数	ICD-10编码：S32.4，S32.7，S32.8，S72.0至S72.9，S73.0，S73.1住院患者医院内跌倒/坠床所致髋部骨折发生例数。	住院患者医院内跌倒/坠床所致髋部骨折发生例数	湖北省住院医疗服务绩效评估平台
27.2 住院患者医院内跌倒/坠床所致髋部骨折发生率	同期住院患者中医院内跌倒/坠床所致髋部骨折发生例次数占统计周期内住院患者跌倒/坠床例次数的比例。	(同期住院患者中医院内跌倒与坠床所致髋部骨折发生例次数/统计周期内住院患者跌倒与坠床例次数)×100%	

指标	定义	计算公式	数据来源
(二十八)临床用药所致的有害效应(不良事件)发生例数和发生率			
28.1 临床用药所致的有害效应(不良事件)发生例数	住院患者中全身性抗菌药物(Y40.0至Y40.9的出院患者)、降血糖药物(Y42.3的出院患者)、抗肿瘤药物(Y43.1,Y43.3的出院患者)、抗凝剂(Y44.2,Y44.3,Y44.4,Y44.5的出院患者)、镇痛药和解热药(Y45.0至Y45.9的出院患者)、心血管系统用药(Y52.0至Y52.9的出院患者)、X线造影剂及其他诊断性制剂(Y57.5,Y57.6的出院患者)等有害效应发生例数。	年度住院患者中发生全身性抗菌药物、降血糖药物、抗肿瘤药物、抗凝剂、镇痛药和解热药、心血管系统用药、X线造影剂及其他诊断性制剂等有害效应的例数	NCIS
28.2 临床用药所致的有害效应(不良事件)发生率	住院患者中全身性抗菌药物、降血糖药物、抗肿瘤药物、抗凝剂、镇痛药和解热药、心血管系统用药、X线造影剂及其他诊断性制剂等有害效应发生例数占同期出院患者人次数的比例。	(年度住院患者中发生全身性抗菌药物、降血糖药物、抗肿瘤药物、抗凝剂、镇痛药和解热药、心血管系统用药、X线造影剂及其他诊断性制剂等有害效应的例数/同期出院患者人次数)×100%	
(二十九)血液透析所致并发症发生例数和发生率			
29.1 血液透析所致并发症发生例数	ICD-10编码:T80.0,T80.8,T80.9,T82.4,T82.7住院患者血液透析所致并发症发生例数。	住院患者血液透析所致并发症发生例数	NCIS
29.2 血液透析所致并发症发生率	住院患者血液透析所致并发症发生例数占同期血液透析出院患者人次数的比例。	(住院患者血液透析所致并发症发生例数/同期血液透析出院患者人次数)×100%	

第三章 重点专业质量控制指标

一、麻醉专业医疗质量控制指标(2015年版)

指标	定义	计算公式	数据来源
(一)麻醉科人力资源配置			
1.1 麻醉科医患比	麻醉科固定在岗(本院)医师总数占同期麻醉科完成麻醉总例次数(万例次)的比例。	[麻醉科固定在岗(本院)医师总数/同期麻醉科完成麻醉总例次数(万例次)]×100%	国家医疗机构、医师、护士电子化注册系统
1.2 麻醉科护台比	麻醉科固定在岗(本院)护士总数(非手术室护士)占麻醉科手术台数比例。	[麻醉科固定在岗护士(非手术室护士)总数/麻醉科手术台数]×100%	

续表

指标	定义	计算公式	数据来源
(二)各 ASA 分级麻醉患者比例	根据美国麻醉医师协会(ASA)分级标准,对于接受麻醉患者的病情危重程度进行分级。各 ASA 分级麻醉患者比例是指该 ASA 分级麻醉患者数占同期各 ASA 分级麻醉患者总数的比例。	(该 ASA 分级麻醉患者数/同期各 ASA 分级麻醉患者总数)×100%	NCIS
(三)急诊非择期麻醉比例	急诊非择期手术所实施的麻醉数占同期麻醉总数的比例。	(急诊非择期手术所实施的麻醉数/同期麻醉总数)×100%	NCIS
(四)各类麻醉方式比例	各类麻醉方式比例是指该麻醉方式数占同期各类麻醉方式总数的比例。麻醉方式分为5类:(1)椎管内麻醉,包括硬膜外麻醉,腰麻,腰硬联合麻醉,骶麻,鞍麻;(2)插管全麻,包括支气管插管全麻,气管插管全麻,喉罩全麻,喉罩+气管插管全麻;(3)非插管全麻;(4)复合麻醉:包括插管全麻+椎管内麻醉,非插管全麻+椎管内麻醉;插管全麻+神经阻滞,非插管全麻+神经阻滞,椎管内麻醉+神经阻滞;(5)其他麻醉方式,包括神经阻滞,局麻强化 MAC,其他。	(该麻醉方式数/同期各类麻醉方式总数)×100%	湖北省住院医疗服务绩效评估平台
(五)麻醉开始后手术取消率	麻醉开始后手术取消率是指麻醉开始后手术开始前手术取消的数占同期麻醉总数的比例(麻醉开始是指麻醉医师开始给予患者麻醉药物)。	(麻醉开始后手术开始前手术取消的数/同期麻醉总数)×1000‰	NCIS
(六)麻醉后监测治疗(PACU)转出延迟率	入 PACU 超过3小时的患者数占同期入 PACU 患者总数的比例。	(入 PACU 超过3小时的患者数/同期入 PACU 患者总数)×1000‰	NCIS
(七)PACU 入室低体温率	PACU 入室低体温率,是指 PACU 入室低体温患者数占同期入 PACU 患者总数的比例(体温测量的方式推荐为红外耳温枪。PACU 入室低体温是指患者入 PACU 第一次测量体温低于35.5℃)。	(PACU 入室低体温患者数/同期入 PACU 患者总数)×100%	NCIS
(八)非计划转入 ICU 率	非计划转入 ICU 率,是指非计划转入 ICU 患者数占同期转入 ICU 患者总数的比例(非计划转入 ICU 是指在开始麻醉诱导前并无术后转入 ICU 的计划,而术中或术后决定转入 ICU)。	(非计划转入 ICU 患者数/同期转入 ICU 患者总数)×100%	NCIS
(九)非计划二次气管插管率	非计划二次气管插管率,是指非计划二次气管插管患者数占同期术后气管插管拔除患者总数的比例(非计划二次气管插管是指在患者术后气管插管拔除后6小时内,非计划再次行气管插管术)。	(非计划二次气管插管患者数/同期术后气管插管拔除患者总数)×100%	NCIS

续表

指标	定义	计算公式	数据来源
(十)麻醉开始后24小时内死亡率	麻醉开始后24小时内死亡患者数占同期麻醉患者总数的比例(患者死亡原因包括患者本身病情严重、手术、麻醉以及其他任何因素)。	(麻醉开始后24小时内死亡患者数/同期麻醉患者总数)×100%	NCIS
(十一)麻醉开始后24小时内心跳骤停率	麻醉开始后24小时内心跳骤停率,是指麻醉开始后24小时内心跳骤停患者数占同期麻醉患者总数的比例(麻醉开始后24小时内心跳骤停是指麻醉开始后24小时内非医疗目的的心脏停跳。患者心跳骤停原因包括患者本身病情严重、手术、麻醉以及其他任何因素)。	(麻醉开始后24小时内心跳骤停患者数/同期麻醉患者总数)×100%	NCIS
(十二)术中自体血输注率	麻醉中,接受400mL及以上自体血(包括自体全血及自体血红细胞)输注患者数占同期接受400mL及以上输血治疗的患者总数的比例。	[麻醉中接受400mL及以上自体血(包括自体全血及自体血红细胞)输注患者数/同期麻醉中接受400mL及以上输血治疗的患者总数]×100%	NCIS
(十三)麻醉期间严重过敏反应发生率	麻醉期间严重过敏反应发生率,是指麻醉期间严重过敏反应发生例数占同期麻醉总例数的比例[严重过敏反应是指发生循环衰竭和/或严重气道反应(痉挛、水肿),明显皮疹,需要使用肾上腺素治疗的过敏反应。麻醉期间严重过敏反应是指麻醉期间各种原因导致的严重过敏反应]。	(麻醉期间严重过敏反应发生例数/同期麻醉总例数)×1000‰	NCIS
13.1 椎管内麻醉后严重神经并发症发生率	椎管内麻醉后严重神经并发症发生率,是指椎管内麻醉后严重神经并发症发生例数占同期椎管内麻醉总例数的比例[椎管内麻醉后严重神经并发症,是指在椎管内麻醉后新发的重度头痛、局部感觉异常(麻木或异感)、运动异常(肌无力甚至瘫痪)等,持续超过72小时,并排除其他病因者]。	(椎管内麻醉后严重神经并发症发生例数/同期椎管内麻醉总例数)×1000‰	NCIS
13.2 中心静脉穿刺严重并发症发生率	中心静脉穿刺严重并发症发生率,是指中心静脉穿刺严重并发症发生例数占同期中心静脉穿刺总例数的比例[中心静脉穿刺严重并发症是指由中心静脉穿刺、置管引起的气胸、血胸、局部血肿、导管或导丝异常等,需要外科手段(含介入治疗)干预的并发症]。	(中心静脉穿刺严重并发症发生例数/同期中心静脉穿刺总例数)×1000‰	NCIS

续表

指标	定义	计算公式	数据来源
13.3 全麻气管插管拔管后声音嘶哑发生率	全麻气管插管拔管后声音嘶哑发生率，是指全麻气管插管拔管后声音嘶哑发生例数占同期全麻气管插管总例数的比例（全麻气管插管拔管后声音嘶哑，是指新发的、在拔管后72小时内没有恢复的声音嘶哑，排除咽喉、颈部以及胸部手术等原因）。	（全麻气管插管拔管后声音嘶哑发生例数/同期全麻气管插管总例数）×1000‰	NCIS
13.4 麻醉后新发昏迷发生率	麻醉后新发昏迷发生率，是指麻醉后新发昏迷发生例数占同期麻醉总例数的比例（麻醉后新发昏迷是指麻醉前清醒患者麻醉手术后没有苏醒，持续昏迷超过24小时；昏迷原因可包括患者本身疾患、手术、麻醉以及其他任何因素，除因医疗目的给予镇静催眠者外）。	（麻醉后新发昏迷发生例数/同期麻醉总例数）×1000‰	NCIS

二、重症医学专业医疗质量控制指标（2015年版）

指标	定义	计算公式	数据来源
（一）ICU 患者收治率和 ICU 患者收治床日率			
1.1 ICU 患者收治率	ICU 患者收治率是指 ICU 收治患者总数占同期医院收治患者总数的比例。	（ICU 收治患者总数/同期医院收治患者总数）×100%	NCIS
1.2 ICU 患者收治床日率	ICU 患者收治床日率是指 ICU 收治患者总床日数占同期医院收治患者总床日数的比例。同一患者同一次住院多次转入 ICU，记为"多人次"。	（ICU 收治患者总床日数/同期医院收治患者总床日数）×100%	NCIS
（二）急性生理与慢性健康评分（APACHE Ⅱ 评分）≥15分患者收治率（入ICU24 小时内）	入 ICU24 小时内，APACHE Ⅱ 评分≥15分患者数占同期 ICU 收治患者总数的比例。	（APACHE Ⅱ 评分≥15分患者数/同期 ICU 收治患者总数）×100%	NCIS
（三）感染性休克3h 集束化治疗（bundle）完成率	感染性休克 3h 集束化治疗（bundle）完成率，是指入 ICU 诊断为感染性休克并全部完成3小时 bundle 的患者数占同期入 ICU 诊断为感染性休克患者总数的比例。不包括住 ICU 期间后续新发生的感染性休克病例[感染性休克3小时集束化治疗（bundle），是指感染性休克诊断后3小时内完成：测量乳酸浓度；抗菌药物治疗前进行血培养；予以广谱抗菌药物；低血压或乳酸≥4mmol/L，给予30mL/kg 晶体液进行目标复苏]。	（入 ICU 诊断为感染性休克并全部完成3小时集束化治疗的患者数/同期入 ICU 诊断为感染性休克患者总数）×100%	NCIS

续表

指标	定义	计算公式	数据来源
(四)感染性休克6小时集束化治疗(bundle)完成率	感染性休克6小时集束化治疗(bundle)完成率,是指入ICU诊断为感染性休克全部完成6小时bundle的患者数占同期入ICU诊断为感染性休克患者总数的比例。不包括住ICU期间后续新发生的感染性休克病例[感染性休克6小时集束化治疗(bundle),是指在3小时集束化治疗(bundle)的基础上加上:低血压对目标复苏效果差立即予以升压药;脓毒症休克或乳酸≥4mmol/L容量复苏后仍持续低血压,需立即测量CVP和$ScvO_2$;初始乳酸高于正常患者需重复测量乳酸水平]。	(入ICU诊断为感染性休克并全部完成6小时集束化治疗的患者数/同期入ICU诊断为感染性休克患者总数)×100%	NCIS
(五)ICU抗菌药物治疗前病原学送检率	以治疗为目的使用抗菌药物的ICU住院患者,使用抗菌药物前病原学检验标本送检病例数占同期使用抗菌药物治疗病例总数的比例。病原学检验标本包括:各种微生物培养、降钙素原、白介素-6等感染指标的血清学检验。	(使用抗菌药物前病原学检验标本送检病例数/同期使用抗菌药物治疗病例总数)×100%	NCIS
(六)ICU深静脉血栓(DVT)预防率	进行深静脉血栓(DVT)预防的ICU患者数占同期ICU收治患者总数的比例。深静脉血栓预防措施包括药物预防(肝素或低分子肝素抗凝)、机械预防(肢体加压泵、梯度压力弹力袜等)以及下腔静脉滤器等。	[进行深静脉血栓(DVT)预防的ICU患者数/同期ICU收治患者总数]×100%	NCIS
(七)ICU患者预计病死率	ICU患者预计病死率是指ICU收治患者预计病死率的总和与同期ICU收治患者总数的比值。通过患者疾病危重程度(APACHE Ⅱ评分)来预测的可能病死率。患者死亡危险性(R)的公式:$\ln(R/1-R)=-3.517+(APACHE Ⅱ 评分 × 0.146)+0.603$(仅限于急诊手术后患者)+患者入ICU的主要疾病得分(按国际标准)。	(ICU收治患者预计病死率总和/同期ICU收治患者总数)×100%	NCIS
(八)ICU患者标化病死指数	通过患者疾病危重程度校准后的病死率,为ICU患者实际病死率与同期ICU患者预计病死率的比值。ICU实际病死率为ICU死亡患者数(包括因不可逆疾病而自动出院的患者)占同期ICU收治患者总数的比例,除入院时已脑死亡、因器官捐献而收治ICU的患者外。	(ICU患者实际病死率/同期ICU患者预计病死率)×100%	NCIS

续表

指标	定义	计算公式	数据来源
(九)ICU非计划气管插管拔管率	非计划气管插管拔管例数占同期ICU患者气管插管拔管总数的比例。	(非计划气管插管拔管例数/同期ICU患者气管插管拔管总数)×100%	NCIS
(十)ICU气管插管拔管后48小时内再插管率	气管插管计划拔管后48小时内再插管例数占同期ICU患者气管插管拔管总例数的比例。不包括非计划气管插管拔管后再插管。	(气管插管计划拔管后48小时内再插管例数/同期ICU患者气管插管拔管总例数)×100%	NCIS
(十一)非计划转入ICU率	非计划转入ICU率是指非计划转入ICU患者数占同期转入ICU患者总数的比例。非计划转入ICU的原因应进行分层分析(缺乏病情恶化的预警、麻醉因素和手术因素等)。非计划转入ICU是指非早期预警转入,或在开始麻醉诱导前并无术后转入ICU的计划,而术中或术后决定转入ICU。	(非计划转入ICU患者数/同期转入ICU患者总数)×100%	NCIS
(十二)转出ICU后48小时内重返率	转出ICU后48小时内重返ICU的患者数占同期转出ICU患者总数的比例。	(转出ICU后48小时内重返ICU的患者数/同期转出ICU患者总数)×100%	NCIS
(十三)ICU呼吸机相关性肺炎(VAP)发病率	VAP发生例数占同期ICU患者有创机械通气总天数的比例。单位:例/千机械通气日。	[ICU呼吸机相关性肺炎(VAP)发生例数/同期ICU患者有创机械通气总天数]×1000‰	NCIS
(十四)ICU血管内导管相关血流感染(CRBSI)发病率	CRBSI发生例数占同期ICU患者血管内导管留置总天数的比例。单位:例/千导管日。	[ICU血管内导管相关血液感染(CRBSI)发生例数/同期ICU患者血管内导管留置总天数]×1000‰	NCIS
(十五)ICU导尿管相关泌尿系感染(CAUTI)发病率	CAUTI发生例数占同期ICU患者导尿管留置总天数的比例。单位:例/千导尿管日。	[ICU导尿管相关泌尿系感染(CAUTI)发生例数/同期ICU患者导尿管留置天数]×1000‰	NCIS

三、急诊专业医疗质量控制指标(2015年版)

指标	定义	计算公式	数据来源
(一)急诊科医患比	急诊科固定在岗(本院)医师总数占同期急诊科接诊患者总数(万人次)的比例。	[急诊科固定在岗(本院)医师总数/同期急诊科接诊患者总数(万人次)]×100%	国家医疗机构、医师、护士电子化注册系统
(二)急诊科护患比	急诊科固定在岗(本院)护士(师)总数占同期急诊科接诊患者总数(万人次)的比例。	[急诊科固定在岗(本院)护士(师)总数/同期急诊科接诊患者总数(万人次)]×100%	国家医疗机构、医师、护士电子化注册系统

续表

指标	定义	计算公式	数据来源
(三)急诊各级患者比例	急诊各级患者比例,是指急诊科就诊的各级患者总数占同期急诊科就诊患者总数的比例(急诊患者病情分级:Ⅰ级是濒危患者,Ⅱ级是危重患者,Ⅲ级是急症患者,Ⅳ级是非急症患者)。	(急诊科就诊的各级患者总数/同期急诊科就诊患者总数)×100%	NCIS
(四)急诊抢救患者滞留时间中位数	抢救室滞留时间是指急诊抢救室患者从进入抢救室到离开抢救室(不包括死亡患者)的时间(以小时为单位)。抢救室滞留时间中位数是指将急诊抢救室患者从进入抢救室到离开抢救室(不包括死亡患者)的时间由长到短排序后取其中位数。	抢救室滞留时间中位数 = $X_{(n+1)/2}$, n 为奇数; 抢救室滞留时间中位数 = $(X_{n/2}+X_{n/2+1})/2$, n 为偶数 注:n 为急诊抢救室患者数,X 为抢救室滞留时间	NCIS
(五)急性心肌梗死(STEMI)患者平均门药时间及门药时间达标率			
5.1 行溶栓药物治疗的急性心肌梗死(STEMI)患者平均门药时间	急性心肌梗死(STEMI)患者平均门药时间是指行溶栓药物治疗的急性心肌梗死(STEMI)患者从进入急诊科到开始溶栓药物治疗的平均时间。	[行溶栓药物治疗的急性心肌梗死(STEMI)患者的门药时间总和/同期行溶栓药物治疗的急性心肌梗死(STEMI)患者总数]×100%	
5.2 急性心肌梗死(STEMI)患者门药时间达标率	急性心肌梗死(STEMI)患者门药时间达标率是指急性心肌梗死(STEMI)患者门药时间达标的患者数占同期就诊时在溶栓药物时间窗内应行溶栓药物治疗的急性心肌梗死(STEMI)患者总数的比例[急性心肌梗死(STEMI)患者门药时间达标是指在溶栓药物时间窗(发病12小时)内,就诊的急性心肌梗死(STEMI)患者门药时间在30分钟内]。	[急性心肌梗死(STEMI)患者门药时间达标的患者数/同期就诊时在溶栓药物时间窗内应行溶栓药物治疗的急性心肌梗死(STEMI)患者总数]×100%	NCIS
(六)急性心肌梗死(STEMI)患者平均门球时间及门球时间达标率			
6.1 急性心肌梗死(STEMI)患者平均门球时间	急性心肌梗死(STEMI)患者平均门球时间是指行急诊PCI的急性心肌梗死(STEMI)患者,从进入急诊科到开始PCI的平均时间。	[行急性PCI的急性心肌梗死(STEMI)患者的门球时间总和/同期行PCI的急性心肌梗死(STEMI)患者总数]×100%	NCIS
6.2 急性心肌梗死(STEMI)患者门球时间达标率	急性心肌梗死(STEMI)患者门球时间达标率是指急性心肌梗死(STEMI)患者门球时间达标的患者数占同期就诊时在PCI时间窗内应行PCI的急性心肌梗死(STEMI)患者总数的比例[急性心肌梗死(STEMI)患者门球时间达标是指在PCI时间窗(发病12小时)内,就诊的急性心肌梗死(STEMI)患者门球时间在90分钟内]。	[急性心肌梗死(STEMI)患者门球时间达标的患者数/同期就诊时在PCI时间窗内应行PCI的急性心肌梗死(STEMI)患者总数]×100%	NCIS

续表

指标	定义	计算公式	数据来源
（七）急诊抢救室患者死亡率	急诊抢救室患者死亡率是指急诊抢救室患者死亡总数占同期急诊抢救室抢救患者总数的比例。急诊抢救室患者死亡是指患者从进入急诊抢救室开始72小时内死亡（包括因不可逆疾病而自动出院的患者）。	（急诊抢救室患者死亡总数/同期急诊抢救室抢救患者总数）×100%	NCIS
（八）急诊手术患者死亡率	急诊手术患者（急诊进入手术室）死亡是指急诊患者接受急诊手术，术后1周内死亡，除与手术无关的原发疾病引起的死亡外。急诊手术患者死亡率是指急诊手术患者死亡总数占同期急诊手术患者总数的比例。	（急诊手术患者死亡总数/同期急诊手术患者总数）×100%	NCIS
（九）ROSC成功率	ROSC成功率是指ROSC成功总例次数占同期急诊呼吸心脏骤停患者行心肺复苏术总例次数的比例。同一患者24小时内行多次心肺复苏术，记为"一例次"。ROSC（心肺复苏术后自主呼吸循环恢复）成功是指急诊呼吸心脏骤停患者，心肺复苏术（CPR）后自主呼吸循环恢复超过24小时。	（ROSC成功总例次数/同期急诊呼吸心脏骤停患者行心肺复苏术总例次数）×100%	NCIS
（十）非计划重返抢救室率	因相同或相关疾病，72小时内非计划重返急诊抢救室患者总数占同期离开急诊抢救室（出院或转其他区域）患者总数的比例。	（72小时内非计划重返急诊抢救室患者总数/同期离开急诊抢救室患者总数）×100%	NCIS
（十一）急诊诊断符合率	急诊入院的患者主要急诊诊断与同期所有急诊入院患者出院后主要诊断的符合比例。	（急诊入院主诊断与出院主诊断符合的总人数/同期急诊所有收住入院总人数）×100%	NCIS

四、临床检验专业医疗质量控制指标（2015年版）

指标	定义	计算公式	数据来源
（一）标本类型错误率	类型不符合要求的标本数占同期标本总数的比例。	（类型不符合要求的标本数/同期标本总数）×100%	NCIS
（二）标本容器错误率	采集容器不符合要求的标本数占同期标本总数的比例。	（采集容器不符合要求的标本数/同期标本总数）×100%	NCIS
（三）标本采集量错误率	采集量不符合要求的标本数占同期标本总数的比例。	（采集量不符合要求的标本数/同期标本总数）×100%	NCIS

续表

指标	定义	计算公式	数据来源
(四)血培养污染率	污染的血培养标本数占同期血培养标本总数的比例。	(污染的血培养标本数/同期血培养标本总数)×100%	NCIS
(五)抗凝标本凝集率	凝集的标本数占同期需抗凝的标本总数的比例。	(凝集的标本数/同期需抗凝的标本总数)×100%	NCIS
(六)检验前周转时间中位数	检验前周转时间是指从标本采集到实验室接收标本的时间(以分钟为单位)。检验前周转时间中位数,是指将检验前周转时间由长到短排序后取其中位数。	检验前周转时间中位数 = $X_{(n+1)/2}$,n 为奇数;检验前周转时间中位数 = $(X_{n/2}+X_{n/2+1})/2$,n 为偶数。注:n 为检验标本数,X 为检验前周转时间。	NCIS
(七)室内质控项目开展率	开展室内质控的检验项目数占同期检验项目总数的比例。	(开展室内质控的检验项目数/同期检验项目总数)×100%	NCIS
(八)室内质控项目变异系数不合格率	室内质控项目变异系数高于要求的检验项目数占同期对室内质控项目变异系数有要求的检验项目总数的比例。	(室内质控项目变异系数高于要求的检验项目数/同期对室内质控项目变异系数有要求的检验项目总数)×100%	NCIS
(九)室间质评项目参加率	参加室间质评的检验项目数占同期特定机构(国家、省级等)已开展的室间质评项目总数的比例。	(参加室间质评的检验项目数/同期特定机构已开展的室间质评项目总数)×100%	NCIS
(十)室间质评项目不合格率	室间质评不合格的检验项目数占同期参加室间质评检验项目总数的比例。反映实验室参加室间质评计划的合格情况,是检验中的重要质量指标。	(室间质评不合格的检验项目数/同期参加室间质评检验项目总数)×100%	NCIS
(十一)实验室间比对率(用于无室间质评计划检验项目)	执行实验室间比对的检验项目数占同期无室间质评计划检验项目总数的比例。	(执行实验室间比对的检验项目数/同期无室间质评计划检验项目总数)×100%	NCIS
(十二)实验室内周转时间中位数	实验室内周转时间是指从实验室收到标本到发送报告的时间(以分钟为单位)。实验室内周转时间中位数,是指将实验室内周转时间由长到短排序后取其中位数。	实验室内周转时间中位数 = $X_{(n+1)/2}$,n 为奇数 实验室内周转时间中位数 = $(X_{n/2}+X_{n/2+1})/2$,n 为偶数。注:n 为检验标本数,X 为实验室内周转时间。	NCIS

续表

指标	定义	计算公式	数据来源
（十三）检验报告不正确率	检验报告不正确率是指实验室发出的不正确检验报告数占同期检验报告总数的比例。检验报告不正确是指实验室已发出的报告，其内容与实际情况不相符，包括结果不正确、患者信息不正确、标本信息不正确等。	（实验室发出的不正确检验报告数/同期检验报告总数）×100%	NCIS
（十四）危急值通报率	危急值通报率是指已通报的危急值检验项目数占同期需要通报的危急值检验项目总数的比例。危急值是指除检查仪器或试剂等技术原因出现的表明患者可能正处于生命危险的边缘状态外，必须立刻进行记录并第一时间报告给该患者主管医师的检验结果。	（已通报的危急值检验项目数/同期需要通报的危急值检验项目总数）×100%	NCIS
（十五）危急值通报及时率	危急值通报时间(从结果确认到与临床医生交流的时间)符合规定时间的检验项目数占同期需要危急值通报的检验项目总数的比例。	（危急值通报时间符合规定时间的检验项目数/同期需要危急值通报的检验项目总数）×100%	NCIS

五、病理专业医疗质量控制指标（2015年版）

指标	定义	计算公式	数据来源
（一）每百张病床病理医师数	平均每100张实际开放病床病理医师的数量。	病理医师数/（同期该医疗机构实际开放床位数/100）	卫生资源统计年报
（二）每百张病床病理技术人员数	病理技术人员是指进行病理切片、染色、免疫组化及分子病理等工作的专业技术人员。每百张病床病理技术人员数，是指平均每100张实际开放病床病理技术人员的数量。	病理技术人员数/（同期该医疗机构实际开放床位数/100）	卫生资源统计年报
（三）标本规范化固定率	标本规范化固定是指病理标本及时按行业推荐方法切开，以足量10%中性缓冲福尔马林充分固定。有特殊要求者可使用行业规范许可的其他固定液。标本规范化固定率是指规范化固定的标本数占同期标本总数的比例。	（规范化固定的标本数/同期标本总数）×100%	NCIS
（四）HE染色切片优良率	HE染色优良切片是指达到行业优良标准要求的HE染色切片。HE染色切片优良率，是指HE染色优良切片数占同期HE染色切片总数的比例。	（HE染色优良切片数/同期HE染色切片总数）×100%	NCIS

续表

指标	定义	计算公式	数据来源
（五）免疫组化染色切片优良率	免疫组化染色切片优良率，是指免疫组化染色优良切片数占同期免疫组化染色切片总数的比例。免疫组化染色优良切片是指达到行业优良标准要求的免疫组化染色切片。	（免疫组化染色优良切片数/同期免疫组化染色切片总数）×100%	NCIS
（六）术中快速病理诊断及时率	在规定时间内，完成术中快速病理诊断报告的标本数占同期术中快速病理诊断标本总数的比例。规定时间是指单例标本术中快速病理诊断报告在收到标本后30分钟内完成。若前一例标本术中快速病理诊断报告未完成，新标本术中快速病理诊断报告在收到标本后45分钟内完成。	（在规定的时间内完成术中快速病理诊断报告的标本数/同期术中快速病理诊断标本总数）×100%	NCIS
（七）组织病理诊断及时率	在规定时间内，完成组织病理诊断报告的标本数占同期组织病理诊断标本总数的比例。规定时间是指穿刺、内窥镜钳取活检的小标本，自接收标本起，≤3个工作日发出病理报告；其他类型标本自接收标本起，≤5个工作日发出病理报告；需特殊处理、特殊染色、免疫组化染色、分子检测的标本，按照有关行业标准增加相应的工作日。	（在规定时间内完成组织病理诊断报告的标本数/同期组织病理诊断标本总数）×100%	NCIS
（八）细胞病理诊断及时率	在规定时间内，完成细胞病理诊断报告的标本数占同期细胞病理诊断标本总数的比例。规定时间是指自接收标本起，≤2个工作日发出细胞病理诊断报告；需特殊处理、特殊染色、免疫组化染色、分子检测的标本，按照有关行业标准增加相应的工作日。	（在规定时间内完成细胞病理诊断报告的标本数/同期细胞病理诊断标本总数）×100%	NCIS
（九）各项分子病理检测室内质控合格率	分子病理检测室内质控合格是指检测流程及结果达到行业标准要求。各项分子病理检测室内质控合格率，是指各项分子病理检测室内质控合格病例数占同期同种类型分子病理检测病例总数的比例。	（各项分子病理检测室内质控合格病例数/同期同种类型分子病理检测病例总数）×100%	NCIS
（十）免疫组化染色室间质评合格率	免疫组化染色室间质评合格，是指参加省级以上病理质控中心组织的免疫组化染色室间质评，并达到合格标准。免疫组化染色室间质评合格率，是指免疫组化染色室间质评合格次数占同期免疫组化染色室间质评总次数的比例。	（免疫组化染色室间质评合格次数/同期免疫组化染色室间质评总次数）×100%	NCIS

续表

指标	定义	计算公式	数据来源
（十一）各项分子病理室间质评合格率	分子病理室间质评合格，是指参加省级以上病理质控中心组织的分子病理室间质评，并达到合格标准。各项分子病理室间质评合格率，是指各项分子病理室间质评合格次数占同期同种分子病理室间质评总次数的比例。	（分子病理室间质评合格次数/同期同种分子病理室间质评总次数）×100%	NCIS
（十二）细胞学病理诊断质控符合率	细胞学原病理诊断与抽查质控诊断符合的标本数占同期抽查质控标本总数的比例。抽查标本数应占总阴性标本数至少5%。	（细胞学病理诊断与抽查质控诊断符合的标本数/同期抽查质控标本总数）×100%	NCIS
（十三）术中快速诊断与石蜡诊断符合率	术中快速诊断与石蜡诊断符合是指二者在良恶性病变的定性诊断方面一致。术中快速诊断与石蜡诊断符合率，是指术中快速诊断与石蜡诊断符合标本数占同期术中快速诊断标本总数的比例。	（术中快速诊断与石蜡诊断符合标本数/同期术中快速诊断标本总数）×100%	NCIS

六、医院感染管理医疗质量控制指标（2015年版）

指标	定义	计算公式	数据来源
（一）医院感染发病（例次）率	医院感染发病（例次）率是指住院患者中发生医院感染新发病例（例次）的比例。医院感染新发病例是指观察期间发生的医院感染病例，即观察开始时没有发生医院感染，观察开始后直至结束时发生的医院感染病例，包括观察开始时已发生医院感染，在观察期间又发生新的医院感染的病例。	[医院感染新发病例（例次）数/同期住院患者总数]×100%	湖北省住院医疗服务绩效评估平台
（二）医院感染现患（例次）率	确定时段或时点住院患者中，医院感染患者（例次）数占同期住院患者总数的比例。	[确定时段或时点住院患者中医院感染患者（例次）数/同期住院患者总数]×100%	NCIS
（三）医院感染病例漏报率	应当报告而未报告的医院感染病例数占同期应报告医院感染病例总数的比例。	（应当报告而未报告的医院感染病例数/同期应报告医院感染病例总数）×100%	NCIS
（四）多重耐药菌感染发现率	多重耐药菌感染患者数（例次数）与同期住院患者总数的比例。多重耐药菌主要包括：耐碳青霉烯类肠杆菌科细菌（CRE）、耐甲氧西林金黄色葡萄球菌（MRSA）、耐万古霉素肠球菌（VRE）、耐碳青霉烯鲍曼不动杆菌（CRABA）、耐碳青霉烯铜绿假单胞菌（CRPAE）。	[多重耐药菌感染患者数（例次数）/同期住院患者总数]×100%	NCIS

续表

指标	定义	计算公式	数据来源
（五）多重耐药菌感染检出率	多重耐药菌检出菌株数与同期该病原体检出菌株总数的比例。	（多重耐药菌检出菌株数/同期该病原体检出菌株总数）×100%	NCIS
（六）医务人员手卫生依从率	受调查的医务人员实际实施手卫生次数占同期调查中应实施手卫生次数的比例。	（受调查的医务人员实际实施手卫生次数/同期调查中应实施手卫生次数）×100%	NCIS
（七）住院患者抗菌药物使用率	住院患者中使用抗菌药物（全身给药）患者数占同期住院患者总数的比例。	[住院患者中使用抗菌药物（全身给药）患者数/同期住院患者总数]×100%	NCIS
（八）抗菌药物治疗前病原学送检率	以治疗为目的使用抗菌药物的住院患者，使用抗菌药物前病原学检验标本送检病例数占同期使用抗菌药物治疗病例总数的比例。病原学检验项目包括：细菌培养、真菌培养、降钙素原检测、白介素-6检测、真菌1-3-β-D葡聚糖检测（G试验）等。	（使用抗菌药物前病原学检验标本送检病例数/同期使用抗菌药物治疗病例总数）×100%	NCIS
（九）Ⅰ类切口手术部位感染率	Ⅰ类切口手术部位感染是指发生在Ⅰ类（清洁）切口，即手术未进入炎症区，未进入呼吸、消化及泌尿生殖道，以及闭合性创伤手术符合上述条件的手术切口的感染，包括无植入物手术后30天内、有植入物手术后1年内发生的手术部位感染。Ⅰ类切口手术部位感染率，是指发生Ⅰ类切口手术部位感染病例数占同期接受Ⅰ类切口手术患者总数的比例。	（发生Ⅰ类切口手术部位感染病例数/同期接受Ⅰ类切口手术患者总数）×100%	NCIS
（十）Ⅰ类切口手术抗菌药物预防使用率	Ⅰ类切口手术预防使用抗菌药物的患者数占同期Ⅰ类切口手术患者总数的比例。	（Ⅰ类切口手术预防使用抗菌药物的患者数/同期Ⅰ类切口手术患者总数）×100%	NCIS
（十一）血管内导管相关血流感染发病率	使用血管内导管住院患者中新发血管内导管相关血流感染的发病频率（例/千导管日）。	（血管内导管相关血流感染例数/同期患者使用血管内导管留置总天数）×1000‰	NCIS
（十二）呼吸机相关肺炎发病率	使用呼吸机住院患者中新发呼吸机相关肺炎的发病频率（例/千机械通气日）。	（呼吸机相关肺炎例数/同期患者使用呼吸机总天数）×1000‰	NCIS
（十三）导尿管相关泌尿系感染发病率	使用导尿管住院患者中新发导尿管相关泌尿系感染的发病频率（例/千导尿管日）。	（导尿管相关泌尿系感染例数/同期患者使用导尿管总天数）×1000‰	NCIS

续表

七、临床用血质量控制指标(2019年版)

指标	定义	计算公式	数据来源
（一）每千单位用血输血专业技术人员数	输血科(血库)专职专业技术人员数与医疗机构年度每千单位用血数之比。医疗机构年度用血总单位数指医疗机构一年时间使用全血、红细胞成分和血浆的总单位数。	[输血科(血库)专职专业技术人员数/医疗机构年度用血总单位数]×1000	卫生资源统计年报
（二）《临床输血申请单》合格率	填写规范且符合用血条件的《临床输血申请单》数量占同期输血科(血库)接收的《临床输血申请单》总数的百分比。	[填写规范且符合用血条件的申请单数/同期输血科(血库)接收的申请单总数]×100%	NCIS/湖北省住院医疗服务绩效评估平台
（三）受血者标本血型复查率	是指输血科(血库)对受血者血液标本复查血型的数量占同期接收受血者血液标本总数的百分比。	(受血者血液标本复查血型数/同期接收的受血者血液标本总数)×100%	
（四）输血相容性检测项目室内质控率	开展室内质控的输血相容性检测项目数占医疗机构开展的输血相容性检测项目总数的百分比。	(开展室内质控的输血相容性检测项目数/医疗机构开展的输血相容性检测项目总数)×100%	NCIS/湖北省住院医疗服务绩效评估平台
（五）输血相容性检测室间质评项目参加率	参加室间质评的输血相容性检测项目数占所参加的室间质评机构输血相容性检测室间质评项目总数的百分比。	(参加室间质评的输血相容性检测项目数/所参加的室间质评机构输血相容性检测室间质评项目总数)×100%	
（六）千输血人次输血不良反应上报例数	单位时间内，每千输血人次中输血不良反应上报例数。	输血不良反应上报例数/(输血人次/1000)	
（七）一二级手术台均用血量	单位时间一级和二级手术台均用血量。此处仅统计红细胞成分及全血用量。	一级和二级手术用血总单位数/同期一级和二级手术总台次	卫生资源统计年报
（八）三四级手术台均用血量	单位时间三级和四级手术台均用血量。此处仅统计红细胞成分及全血用量。	三级和四级手术用血总单位数/同期三级和四级手术总台次	卫生资源统计年报
（九）手术患者自体输血率	单位时间手术患者住院期间自体输血量占手术患者异体输血量和自体输血量之和的百分比。此处仅统计红细胞成分及全血用量。	[手术患者自体输血总单位数/(同期手术患者异体输血单位数+自体输血单位数)]×100%	NCIS/湖北省住院医疗服务绩效评估平台
（十）出院患者人均用血量	单位时间出院患者人均用血量。此处仅统计红细胞成分及全血用量。	出院患者用血总单位数/同期出院患者人次	卫生资源统计年报

八、呼吸内科专业医疗质量控制指标(2019年版)

指标	定义	计算公式	数据来源
(一)急性肺血栓栓塞症(PTE)患者确诊检查比例	单位时间内,出院诊断为急性PTE患者进行确诊检查的人数与同期急性PTE患者总数的比值。确诊检查包括CT肺动脉造影、放射性核素肺通气灌注扫描、磁共振肺动脉造影和肺动脉造影中任一项。	(急性PTE患者行确诊检查人数/同期急性PTE患者总数)×100%	湖北省住院医疗服务绩效评估平台
(二)急性PTE患者行深静脉血栓相关检查比例	单位时间内,急性PTE患者行深静脉血栓相关检查的人数与同期急性PTE患者总数的比值。深静脉血栓相关检查包括:静脉超声、CT静脉超声、放射性核素静脉显像、磁共振静脉造影、静脉造影中任一项。	(急性PTE患者行深静脉血栓相关检查人数/同期急性PTE患者总数)×100%	
(三)急性PTE患者行危险分层相关检查比例	单位时间内,急性PTE患者行危险分层相关检查的人数与同期急性PTE患者总数的比值。危险分层相关检查包括影像学检查和心脏生物学标志物检查。其中影像学检查包括超声心动图或CT肺动脉造影检查;心脏生物学标志物包括BNP/NT-proBNP、肌钙蛋白。	(急性PTE患者行危险分层相关检查人数/同期急性PTE患者总数)×100%	
(四)住院期间行溶栓治疗的高危急性PTE患者比例	单位时间内,住院期间行溶栓治疗的高危急性PTE患者数与同期行溶栓治疗的急性PTE患者总数的比值。	(住院期间行溶栓治疗高危急性PTE患者数/同期行溶栓治疗的急性PTE患者总数)×100%	NCIS
(五)急性PTE患者住院期间抗凝治疗比例	单位时间内,急性PTE患者住院期间抗凝治疗人数与同期急性PTE患者总数的比值。高度疑诊或确诊急性PTE的患者应立即予抗凝治疗,抗凝治疗包括普通肝素、低分子肝素、华法令、选择性Xa因子抑制剂等,任何患者只要使用了上述任一种药物即认为完成了治疗。	(急性PTE患者住院期间抗凝治疗人数/同期急性PTE患者总数)×100%	NCIS
(六)急性PTE患者住院死亡率	单位时间内,住院急性PTE患者死亡人数与同期住院急性PTE患者总数的比值。反映医疗机构急性PTE患者疾病的严重程度及对急性PTE的救治能力。	(住院急性PTE患者死亡人数/同期住院急性PTE患者总数)×100%	湖北省住院医疗服务绩效评估平台
(七)急性PTE患者住院期间发生大出血比例	单位时间内,住院急性PTE患者发生大出血的人数与同期住院急性PTE患者总数的比值。大出血是影响患者预后的重要因素之一,也是评价抗凝及溶栓等治疗手段安全性的重要指标之一。	(急性PTE患者发生大出血的人数/同期住院急性PTE患者总数)×100%	

续表

指标	定义	计算公式	数据来源
(八)慢阻肺急性加重患者住院期间行动脉血气分析比例	单位时间内,住院期间至少进行一次动脉血气分析的慢阻肺急性加重患者数占同期住院慢阻肺急性加重患者总数的比例。反映慢阻肺急性加重患者的病情严重程度。	(住院期间行动脉血气分析慢阻肺急性加重患者数/同期住院慢阻肺急性加重患者总数)×100%	湖北省住院医疗服务绩效评估平台
(九)慢阻肺急性加重患者住院期间胸部影像学检查比例	单位时间内,住院期间行胸部影像学检查(X线/CT)的慢阻肺急性加重患者数占同期住院慢阻肺患者总数的比例。反映慢阻肺急性加重有无并发症及合并症。	(住院期间行胸部影像学检查慢阻肺急性加重患者数/同期住院慢阻肺急性加重患者总数)×100%	NCIS
(十)慢阻肺急性加重患者住院期间心电图检查比例	单位时间内,住院期间行心电图检查的慢阻肺急性加重患者数占同期住院慢阻肺患者总数的比例。	(住院期间进行心电图检查慢阻肺患者数/同期住院慢阻肺患者总数)×100%	NCIS
(十一)慢阻肺急性加重患者住院期间超声心动图检查比例	单位时间内,住院期间行超声心动图检查的慢阻肺急性加重患者数占同期住院慢阻肺急性加重患者总数的比例。	(住院期间进行超声心动图检查慢阻肺急性加重患者数/同期住院慢阻肺急性加重住院患者总数)×100%	NCIS
(十二)慢阻肺急性加重患者住院期间抗感染治疗前病原学送检比例	单位时间内,住院慢阻肺急性加重患者抗感染治疗前病原学送检人数占同期住院慢阻肺急性加重患者总数的比例。	(住院慢阻肺急性加重患者抗感染治疗前病原学送检人数/同期住院慢阻肺急性加重患者总数)×100%	NCIS
(十三)慢阻肺急性加重患者住院期间雾化吸入支气管扩张剂应用比例	单位时间内,住院期间应用雾化吸入支气管扩张剂治疗的慢阻肺急性加重患者数占同期住院慢阻肺急性加重患者总数的比值。反映慢阻肺急性加重期治疗的规范性。	(住院期间应用雾化吸入支气管扩张剂治疗的慢阻肺急性加重患者数/同期住院慢阻肺急性加重患者总数)×100%	NCIS
(十四)慢阻肺急性加重患者住院死亡率	单位时间内,住院慢阻肺急性加重患者死亡人数占同期住院慢阻肺急性加重患者总数的比例。反映慢阻肺急性加重患者疾病严重程度。	(住院慢阻肺急性加重患者死亡人数/同期住院慢阻肺急性加重患者总数)×100%	NCIS
(十五)使用有创机械通气慢阻肺急性加重患者死亡率	单位时间内,使用有创机械通气治疗的慢阻肺急性加重患者死亡人数占同期住院使用有创机械通气治疗的慢阻肺急性加重患者总数的比例。反映医疗机构对病情严重需要有创机械通气治疗的慢阻肺患者的救治能力。	(使用有创机械通气治疗的慢阻肺急性加重患者死亡人数/同期住院使用有创机械通气的慢阻肺急性加重患者总数)×100%	NCIS

续表

续表

指标	定义	计算公式	数据来源
（十六）住院成人CAP患者进行CAP严重程度评估的比例	单位时间内，进行了CAP严重程度评估的住院CAP患者数占同期住院CAP患者总数的比例。反映CAP患者诊断的规范性。	（进行了CAP严重程度评估的住院CAP患者数/同期住院CAP患者总数）×100%	NCIS
（十七）低危CAP患者住院比例	单位时间内，住院低危CAP患者数占同期住院CAP患者总数的比例。反映对CAP患者住院指征的把握能力及对医疗资源的管理能力。根据CAP病情严重程度评估，低危患者应该门诊治疗。低危CAP患者住院治疗意味着占用有限的病床资源，造成不必要的医疗花费。	（住院低危CAP患者数/同期住院CAP患者总数）×100%	NCIS
（十八）CAP患者住院期间抗感染治疗前病原学送检比例	单位时间内，抗感染治疗前行病原学送检的住院CAP患者数占同期住院CAP患者总数的比例。反映医疗机构对CAP诊疗的规范性。	（抗感染治疗前行病原学送检的住院CAP患者数/同期住院CAP患者总数）×100%	NCIS
（十九）CAP患者住院死亡率	单位时间内，住院CAP患者死亡人数与同期住院CAP患者总数的比值。反映收治CAP患者的疾病严重程度。	（住院CAP患者死亡人数/同期住院CAP患者总数）×100%	NCIS
（二十）住院CAP患者接受机械通气的比例	单位时间内，住院期间接受机械通气（包括无创/有创机械通气）的CAP患者数与住院CAP患者总数的比值。机械通气是CAP患者合并呼吸衰竭时重要的治疗手段，该指标有助于评价收治患者的严重程度及相应治疗的规范性。	（住院期间接受机械通气的CAP患者数/同期住院CAP患者总数）×100%	NCIS

九、产科专业医疗质量控制指标（2019年版）

指标	定义	计算公式	数据来源
（一）剖宫产率/初产妇剖宫产率			
1.1 剖宫产率	单位时间内，剖宫产分娩产妇人数占同期分娩产妇（分娩孕周≥28周）总人数的比例。	（剖宫产分娩产妇人数/同期分娩产妇总人数）×100%	NCIS
1.2 初产妇剖宫产率	单位时间内，初产妇（定义：妊娠≥28周初次分娩的产妇，既往无28周及以上孕周分娩史）实施剖宫产手术人数占同期初产妇总人数的比例。	（初产妇剖宫产人数/同期初产妇总人数）×100%	NCIS
（二）阴道分娩椎管内麻醉使用率	单位时间内，阴道分娩产妇实施椎管内麻醉人数（不含术中转剖宫产产妇人数）占同期阴道分娩产妇总人数（不含术中转剖宫产产妇人数）的比例。	（阴道分娩产妇实施椎管内麻醉人数/同期阴道分娩产妇总人数）×100%	NCIS

续表

指标	定义	计算公式	数据来源
(三)早产率/早期早产率			
3.1 早产率	单位时间内,早产(孕周在 28~36^{+6} 周之间的分娩)产妇人数占同期分娩产妇(分娩孕周≥28 周)总人数的比例。	(早产产妇人数/同期分娩产妇总人数)×100%	NCIS
3.2 早期早产率	单位时间内,早期早产(孕周在 28~33^{+6} 周之间的分娩)产妇人数占同期分娩产妇(分娩孕周≥28 周)总人数的比例。	早期早产产妇人数/同期分娩产妇总人数×100%	NCIS
(四)巨大儿发生率	单位时间内,巨大儿(出生体重≥4000g)人数占同期活产数的比例。说明:活产数是指妊娠满 28 周及以上或出生体重达 1000 克及以上,娩出后有心跳、呼吸、脐带搏动、肌张力 4 项生命体征之一的新生儿数。	(巨大儿人数/同期活产数)×100%	NCIS
(五)严重产后出血发生率	单位时间内,发生严重产后出血(分娩 24 小时内出血量≥1000mL)的产妇人数占同期分娩产妇(分娩孕周≥28 周)总人数的比例。	(严重产后出血产妇人数/同期分娩产妇总人数)×100%	NCIS
(六)严重产后出血患者输血率	单位时间内,发生严重产后出血(分娩 24 小时内出血量≥1000mL)实施输血治疗(含自体输血)人数占同期发生严重产后出血患者总数的比例。	(严重产后出血输血治疗人数/同期严重产后出血患者总数)×100%	NCIS
(七)孕产妇死亡活产比	单位时间内,孕产妇在孕期至产后 42 天内因各种原因造成的孕产妇死亡人数占同期活产数的比例。	(孕产妇死亡人数/同期活产数)×(100000/100000)	NCIS
(八)妊娠相关子宫切除率	单位时间内,妊娠相关因素导致实施子宫切除人数占同期分娩产妇(分娩孕周≥28 周)总人数的比例。说明:妊娠相关因素包括产前/产后出血、子宫破裂及感染等妊娠早期、中期和晚期出现的产科相关因素,不包括妇科肿瘤及其他妇科疾病相关因素。	(妊娠相关子宫切除人数/同期分娩产妇总人数)×(100000/100000)	NCIS
(九)产后或术后非计划再次手术率	单位时间内,产妇在同一次住院期间,产后或术后因各种原因导致患者需重返手术室进行计划外再次手术(含介入手术)的人数占同期分娩产妇(分娩孕周≥28 周)总人数的比例。	(产后或术后发生非计划再次手术人数/同期分娩产妇总人数)×(100000/100000)	NCIS
(十)足月新生儿 5 分钟 Apgar 评分<7 分发生率	单位时间内,足月新生儿(分娩孕周≥37 周)出生后 5 分钟 Apgar 评分<7 分人数占同期内足月活产儿总数的比例。	(足月新生儿 5 分钟 Apgar 评分<7 分人数/同期足月活产儿总数)×100%	NCIS

十、神经系统疾病医疗质量控制指标(2020年版)

(一)癫痫与惊厥癫痫持续状态

指标	定义	计算公式	数据来源
1.1 癫痫发作频率记录率	单位时间内,住院癫痫患者中各种发作类型的发作频率均得到记录的人数占同期住院癫痫患者总数的比例。	(各种发作类型的发作频率均得到记录的住院癫痫患者数/同期住院癫痫患者总数)×100%	NCIS
1.2 抗癫痫药物规范服用率	单位时间内,住院癫痫患者(确诊3月及以上)中近3月按照癫痫诊断类型规范使用抗癫痫药物治疗的人数占同期住院癫痫患者(确诊3月及以上)人数的比例。	[近3月规范使用抗癫痫药物治疗的住院癫痫患者(确诊3月及以上)数/同期住院癫痫患者(确诊3月及以上)总数]×100%	NCIS
1.3 抗癫痫药物严重不良反应发生率	单位时间内,住院癫痫患者病程中发生抗癫痫药物严重不良反应的人次数与同期住院癫痫患者总人次数的比值。	(病程中发生抗癫痫药物严重不良反应的住院癫痫患者人次数/同期住院癫痫患者总人次数)×100%	NCIS
1.4 癫痫患者病因学检查完成率	单位时间内,住院癫痫患者完成神经影像学检查(如头颅CT或核磁共振)及脑电图学相关检查(普通或视频长程脑电图)的人数占同期住院癫痫患者总数的比例。	(完成神经影像学及脑电图学相关检查的住院癫痫患者数/同期住院癫痫患者总数)×100%	NCIS
1.5 癫痫患者精神行为共患病筛查率	单位时间内,住院癫痫患者完成共患病(抑郁症、焦虑症)筛查人数占同期住院癫痫患者总数的比例。	(进行精神行为共患病筛查的住院癫痫患者数/同期住院癫痫患者总数)×100%	NCIS
1.6 育龄期女性癫痫患者妊娠宣教执行率	单位时间内,住院育龄期(18~44岁,月经周期正常)女性癫痫患者(或照料者)在一年内至少接受过1次关于癫痫及治疗如何影响避孕或妊娠咨询者占同期育龄期女性住院癫痫患者的比例。	[每年至少接受过1次关于癫痫及其治疗如何影响避孕或妊娠的咨询的育龄期女性住院癫痫患者(或其照料者)数/同期住院育龄期女性癫痫患者总数]×100%	NCIS
1.7 癫痫患者择期手术在院死亡率	单位时间内,所有住院行癫痫择期手术的癫痫患者术后在院死亡率。	(行癫痫择期手术后在院死亡患者数/同期住院行癫痫择期手术的患者总数)×100%	NCIS
1.8 癫痫患者术后并发症发生率	单位时间内,所有住院行癫痫手术的癫痫患者术后并发症发生率。	(行癫痫手术后在院并发症发生人数/同期住院行癫痫手术的患者总数)×100%	NCIS
1.9 癫痫患者术后病理明确率	单位时间内,所有住院行癫痫病灶切除手术的癫痫患者术后病理结果明确率。	(行癫痫手术后病理明确患者数/同期住院行癫痫手术的患者总数)×100%	NCIS

续表

指标	定义	计算公式	数据来源
1.10 癫痫手术患者出院时继续抗癫痫药物治疗率	单位时间内,所有住院行手术治疗的癫痫患者出院时继续抗癫痫药物治疗率。	(出院时继续抗癫痫药物治疗的癫痫手术患者数/同期住院行癫痫手术的患者总数)×100%	NCIS
1.11 惊厥性癫痫持续状态发作控制率	单位时间内,惊厥性癫痫持续状态患者中发作在接诊后1小时内得到控制的人数占同期住院惊厥性癫痫持续状态患者总数的比例。	(发作在接诊后1小时内得到控制的惊厥性癫痫持续状态患者数/同期住院惊厥性癫痫持续状态患者总数)×100%	NCIS
1.12 惊厥性癫痫持续状态初始治疗标准方案应用率	单位时间内,住院惊厥性癫痫持续状态患者中应用指南推荐的初始治疗标准方案治疗的患者数占同期住院惊厥性癫痫持续状态患者总数的比例。	(应用标准初始治疗方案治疗的住院惊厥性癫痫持续状态患者数/同期住院惊厥性癫痫持续状态患者总数)×100%	NCIS
1.13 难治性惊厥性癫痫持续状态患者麻醉药物应用率	单位时间内,住院难治性惊厥性癫痫持续状态患者应用麻醉药物治疗的人数占同期住院难治性惊厥性癫痫持续状态患者总数的比例。	(应用麻醉药物治疗的住院难治性惊厥性癫痫持续状态患者数/同期住院难治性惊厥性癫痫持续状态患者总数)×100%	NCIS
1.14 难治性惊厥性癫痫持续状态患者气管插管或机械通气应用率	单位时间内,收治入院的难治性惊厥性癫痫持续状态患者启动气管插管或机械通气治疗的人数占同期住院难治性惊厥性癫痫持续状态患者总数的比例。	(启动气管插管或机械通气的难治性惊厥性癫痫持续状态住院患者数/同期住院难治性惊厥性癫痫持续状态患者总数)×100%	NCIS
1.15 在院惊厥性癫痫持续状态患者脑电监测率	单位时间内,住院惊厥性癫痫持续状态患者中入院24小时内完成同步脑电监测的人数占同期住院惊厥性癫痫持续状态患者总数的比例。	(入院24小时内完成同步脑电监测的惊厥性癫痫持续状态患者数/同期住院惊厥性癫痫持续状态患者总数)×100%	NCIS
1.16 在院惊厥性癫痫持续状态患者影像检查率	单位时间内,住院惊厥性癫痫持续状态患者中入院72小时内完成神经影像学检查的人数占同期住院惊厥性癫痫持续状态患者总数的比例。	(入院72小时内完成神经影像学检查的惊厥性癫痫持续状态患者数/同期住院惊厥性癫痫持续状态患者总数)×100%	NCIS
1.17 在院惊厥性癫痫持续状态患者脑脊液检查率	单位时间内,住院惊厥性癫痫持续状态患者中入院72小时内完成脑脊液相关病因学检查的人数占同期住院惊厥性癫痫持续状态患者总数的比例。	(入院72小时内完成脑脊液相关病因学检查的惊厥性癫痫持续状态患者数/同期住院惊厥性癫痫持续状态患者总数)×100%	NCIS

续表

指标	定义	计算公式	数据来源
1.18 在院期间惊厥性癫痫持续状态患者病因明确率	单位时间内,住院惊厥性癫痫持续状态患者中在院期间病因明确的患者数占同期住院惊厥性癫痫持续状态患者总数的比例。	(住院期间病因明确的惊厥性癫痫持续状态患者数/同期住院惊厥性癫痫持续状态患者总数)×100%	NCIS
1.19 惊厥性癫痫持续状态患者在院死亡率	单位时间内,住院惊厥性癫痫持续状态患者中院内死亡的患者数占同期住院惊厥性癫痫持续状态患者总数的比例。	(院内死亡的惊厥性癫痫持续状态住院患者数/同期住院惊厥性癫痫持续状态患者总数)×100%	NCIS
1.20 惊厥性癫痫持续状态患者随访(出院30天内)死亡率	单位时间内,住院惊厥性癫痫持续状态患者中出院30天内死亡患者数占同期住院惊厥性癫痫持续状态患者总数的比例。	(出院30天内死亡的惊厥性癫痫持续状态患者数/同期住院惊厥性癫痫持续状态患者总数)×100%	NCIS

(二)脑梗死

指标	定义	计算公式	数据来源
2.1 脑梗死患者神经功能缺损评估率	单位时间内,入院时采用美国国立卫生研究院卒中量表(NIHSS)进行神经功能缺损评估的脑梗死患者数,占同期住院脑梗死患者总数的比例。	(入院时行神经功能缺损NIHSS评估的脑梗死患者数/同期住院脑梗死患者总数)×100%	NCIS
2.2 发病24小时内脑梗死患者急诊就诊30分钟内完成头颅CT影像学检查率	单位时间内,发病24小时内急诊就诊行头颅CT影像学检查的脑梗死患者中,30分钟内获得头颅CT影像学诊断信息的患者所占的比例。	(发病24小时内急诊就诊的脑梗死患者30分钟内获得头颅CT影像学诊断信息的人数/同期发病24小时内急诊就诊行头颅CT影像学检查的脑梗死患者总数)×100%	NCIS
2.3 发病24小时内脑梗死患者急诊就诊45分钟内临床实验室检查完成率	单位时间内,发病24小时内到急诊就诊行实验室检查(包括血常规、血糖、凝血、电解质、肝肾功能)的脑梗死患者中,45分钟内获得临床实验室诊断信息的患者所占的比例。	(发病24小时内急诊就诊的脑梗死患者45分钟内获得临床实验室诊断信息的人数/同期发病24小时内急诊就诊行实验室检查的脑梗死患者总数)×100%	NCIS
2.4 发病4.5小时内脑梗死患者静脉溶栓率	单位时间内,发病4.5小时内静脉溶栓治疗的脑梗死患者数占同期发病4.5小时内到院的脑梗死患者总数的比例。	(发病4.5小时内静脉溶栓治疗的脑梗死患者数/同期发病4.5小时内到院的脑梗死患者总数)×100%	NCIS
2.5 静脉溶栓的脑梗死患者到院到给药时间小于60分钟的比例	单位时间内,从到院到给予静脉溶栓药物的时间(DNT)小于60分钟的脑梗死患者数,占同期给予静脉溶栓治疗的脑梗死患者总数的比例。	(静脉溶栓DNT小于60分钟的脑梗死患者数/同期给予静脉溶栓治疗的脑梗死患者总数)×100%	NCIS

续表

指标	定义	计算公式	数据来源
2.6 发病6小时内前循环大血管闭塞性脑梗死患者血管内治疗率	单位时间内，在发病6小时内行血管内治疗的前循环大血管闭塞性脑梗死患者数，占同期发病6小时内到院的前循环大血管闭塞的脑梗死患者总数的比例。	(发病6小时内行血管内治疗的前循环大血管闭塞性脑梗死患者数/同期发病6小时到院的前循环大血管闭塞的脑梗死患者总数)×100%	NCIS
2.7 脑梗死患者入院48小时内抗血小板药物治疗率	单位时间内，入院48小时内给予抗血小板药物治疗的脑梗死患者数占同期住院脑梗死患者总数的比例。	(发病48小时内给予抗血小板药物治疗的脑梗死患者数/同期住院脑梗死患者总数)×100%	NCIS
2.8 非致残性脑梗死患者发病24小时内双重强化抗血小板药物治疗率	单位时间内，发病24小时内给予阿司匹林和氯吡格雷强化抗血小板药物治疗的非致残性脑梗死(NIHSS≤3分)患者数，占同期住院非致残性脑梗死患者总数的比例。	(发病24小时内给予双重强化抗血小板治疗的非致残性脑梗死患者数/同期住院非致残性脑梗死患者总数)×100%	NCIS
2.9 不能自行行走的脑梗死患者入院48小时内深静脉血栓预防率	单位时间内，不能自行行走的脑梗死患者入院48小时内给予深静脉血栓(DVT)预防措施的人数，占同期不能自行行走住院脑梗死患者的比例。	(不能自行行走脑梗死患者入院48小时内给予深静脉血栓预防措施的人数/同期不能自行行走的住院脑梗死患者总数)×100%	NCIS
2.10 脑梗死患者住院7天内血管评价率	单位时间内，脑梗死患者住院7天内完善颈部和颅内血管评价的人数占同期住院脑梗死患者的比例。	(住院7天内完善血管评价的脑梗死患者数/同期住院脑梗死患者总数)×100%	NCIS
2.11 住院期间脑梗死患者他汀类药物治疗率	单位时间内，住院期间使用他汀类药物治疗的脑梗死患者数占同期住院脑梗死患者总数的比例。	(住院期间使用他汀类药物治疗的脑梗死患者数/同期住院脑梗死患者总数)×100%	NCIS
2.12 住院期间合并房颤的脑梗死患者抗凝治疗率	单位时间内，脑梗死合并房颤患者住院期间使用抗凝药物治疗的人数占同期住院脑梗死合并房颤患者总数的比例。	(使用抗凝药物治疗的合并房颤的住院脑梗死患者数/同期合并房颤的脑梗死住院患者总数)×100%	NCIS
2.13 脑梗死患者吞咽功能筛查率	单位时间内，进食、水前进行吞咽功能筛查的住院脑梗死患者数，占同期住院治疗的脑梗死患者总数的比例。	(进食、水前进行吞咽功能筛查的住院脑梗死患者数/同期住院脑梗死患者总数)×100%	NCIS
2.14 脑梗死患者康复评估率	单位时间内，进行康复评估的住院脑梗死患者数，占同期住院治疗的脑梗死患者总数的比例。	(进行康复评估的住院脑梗死患者数/同期脑梗死住院患者总数)×100%	NCIS

续表

指标	定义	计算公式	数据来源
2.15 出院时脑梗死患者抗栓/他汀类药物治疗率	单位时间内,出院时给予抗栓药物治疗(包括抗血小板药物和抗凝药物治疗)的脑梗死患者数占同期住院脑梗死患者总数的比例。	(出院时给予抗栓药物治疗的脑梗死患者数/同期住院脑梗死患者总数)×100%	NCIS
	单位时间内,出院时给予他汀类药物治疗的脑梗死患者数占同期住院脑梗死患者总数的比例。	(出院时给予他汀药物治疗的脑梗死患者数/同期住院脑梗死患者总数)×100%	
2.16 出院时合并高血压/糖尿病/房颤的脑梗死患者降压/降糖药物/抗凝治疗率	单位时间内,出院时给予降压药物治疗的合并高血压的脑梗死患者数,占同期合并高血压的住院脑梗死患者总数的比例。	(出院时给予降压药物治疗的合并高血压的脑梗死患者数/同期合并高血压的住院脑梗死患者总数)×100%	NCIS
	单位时间内,出院时给予降糖药物治疗的合并糖尿病的脑梗死患者数占同期合并糖尿病的住院脑梗死患者总数的比例。	(出院时给予降糖药物治疗的合并糖尿病的脑梗死患者数/同期合并糖尿病的住院脑梗死患者总数)×100%	
	单位时间内,出院时给予抗凝药物治疗的合并房颤的脑梗死患者数占同期合并房颤的住院脑梗死患者总数的比例。	(出院时给予抗凝药物治疗的合并房颤的脑梗死患者数/同期合并房颤的住院脑梗死患者总数)×100%	
2.17 脑梗死患者住院死亡率	单位时间内,在住院期间死亡的脑梗死患者数占同期住院脑梗死患者总数的比例。	(住院期间死亡的脑梗死患者数/同期住院脑梗死患者总数)×100%	NCIS
2.18 发病24小时内脑梗死患者血管内治疗率	单位时间内,发病24小时内行血管内治疗脑梗死患者数与同期收治发病24小时内脑梗死患者总数的比例。	(发病24小时内行血管内治疗的脑梗死患者数/同期收治发病24小时内脑梗死患者总数)×100%	NCIS
2.19 发病24小时内脑梗死患者血管内治疗术前影像学评估率	单位时间内,发病24小时内脑梗死患者行血管内治疗术前行影像学评估人数占发病24小时内脑梗死患者行血管内治疗人数的比例。	(发病24小时内脑梗死患者行血管内治疗术前行影像学评估人数/同期发病24小时内脑梗死患者行血管内治疗人数)×100%	NCIS
2.20 发病24小时内脑梗死患者行血管内治疗90分钟内完成动脉穿刺率	单位时间内,发病24小时内脑梗死患者行血管内治疗者中,从入院到完成动脉穿刺时间(DPT)在90分钟内的患者所占比例。	(发病24小时内脑梗死患者行血管内治疗从入院到完成动脉穿刺在90分钟内人数/同期发病24小时内脑梗死患者行血管内治疗人数)×100%	NCIS
2.21 发病24小时内脑梗死患者行血管内治疗60分钟内成功再灌注率	单位时间内,发病24小时内脑梗死患者行血管内治疗者中,从完成动脉穿刺到成功再灌注时间(PRT)在60分钟内的患者所占比例。	(发病24小时内脑梗死患者行血管内治疗从完成动脉穿刺到成功再灌注时间在60分钟内人数/同期发病24小时内脑梗死患者行血管内治疗人数)×100%	NCIS

续表

指标	定义	计算公式	数据来源
2.22 发病24小时内脑梗死患者行血管内治疗术后即刻再通率	单位时间内，发病24小时内脑梗死患者行血管内治疗者中，术后即刻脑血管造影提示靶血管成功再通的患者所占比例。	(发病24小时内脑梗死患者行血管内治疗术后即刻脑血管造影提示靶血管成功再通人数/同期发病24小时内脑梗死患者行血管内治疗人数)×100%	NCIS
2.23 发病24小时内脑梗死患者行血管内治疗术中新发部位栓塞发生率	单位时间内，发病24小时内脑梗死患者行血管内治疗者中，术中新发部位栓塞的患者所占比例。	(发病24小时内脑梗死患者行血管内治疗术中发生新发部位栓塞人数/同期发病24小时内脑梗死患者行血管内治疗人数)×100%	NCIS
2.24 发病24小时内脑梗死患者行血管内治疗术后症状性颅内出血发生率	单位时间内，发病24小时内脑梗死患者行血管内治疗者中，术后住院期间发生症状性颅内出血(sICH)的患者所占比例。	(发病24小时内脑梗死患者行血管内治疗术后住院期间发生症状性颅内出血人数/同期发病24小时内脑梗死患者行血管内治疗人数)×100%	NCIS
2.25 发病24小时内脑梗死患者行血管内治疗术后90天mRS评估率	单位时间内，发病24小时内脑梗死患者行血管内治疗者中，术后90天随访行改良Rankin量表(mRS)评估的患者所占比例。	(发病24小时内脑梗死患者行血管内治疗术后90天行mRS评估人数/同期发病24小时内脑梗死患者行血管内治疗人数)×100%	NCIS
2.26 发病24小时内脑梗死患者行血管内治疗术后90天良好神经功能预后率	单位时间内，发病24小时内脑梗死患者行血管内治疗并在术后90天行mRS评估的患者中，达到良好神经功能预后的患者所占比例。	(发病24小时内脑梗死患者行血管内治疗并在术后90天行mRS评估达良好神经功能预后人数/同期发病24小时内脑梗死患者行血管内治疗并在术后90天行mRS评估的患者总数)×100%	NCIS
2.27 发病24小时内脑梗死患者行血管内治疗术后死亡率	单位时间内，发病24小时内脑梗死患者行血管内治疗者中，术后住院期间、术后90天死亡的患者所占比例。	(发病24小时内脑梗死患者行血管内治疗术后住院期间死亡人数/同期发病24小时内脑梗死患者行血管内治疗人数)×100% (发病24小时内脑梗死患者行血管内治疗术后90天死亡人数/同期发病24小时内脑梗死患者行血管内治疗人数)×100%	NCIS

(三)帕金森病

指标	定义	计算公式	数据来源
3.1 住院帕金森病患者规范诊断率	单位时间内,使用国际运动障碍疾病协会标准(2015年版)或中国帕金森病的诊断标准(2016年版)进行诊断的住院帕金森病患者数占同期住院帕金森病患者总数的比例。	[使用国际运动障碍疾病协会标准(2015年版)或中国帕金森病的诊断标准(2016年版)诊断的住院帕金森病患者数/同期住院帕金森病患者总数]×100%	NCIS
3.2 住院帕金森病患者完成头颅MRI或CT检查率	单位时间内,进行头部MRI或CT检查的住院帕金森病患者数占同期住院帕金森病患者总数的比例。	(进行头颅MRI或CT检查的住院帕金森病患者数/同期住院帕金森病患者总数)×100%	NCIS
3.3 住院帕金森病患者进行急性左旋多巴试验评测率	单位时间内,进行急性左旋多巴试验评测的住院帕金森病患者数占同期住院帕金森病患者总数的比例。	(进行急性左旋多巴试验评测的住院帕金森病患者数/同期住院帕金森病患者总数)×100%	NCIS
3.4 住院帕金森病患者进行临床分期的比例	单位时间内,进行临床分期的住院帕金森病患者数占同期住院帕金森病患者总数的比例。	(进行临床分期的住院帕金森病患者数/同期住院帕金森病患者总数)×100%	NCIS
3.5 住院帕金森病患者全面神经功能缺损评估率	单位时间内,进行全面神经功能缺损评估的住院帕金森病患者数占同期住院帕金森病患者总数的比例。	(进行全面神经功能缺损评估的住院帕金森病患者数/同期住院帕金森病患者总数)×100%	NCIS
3.6 住院帕金森病患者运动并发症筛查率	单位时间内,进行运动并发症(包括运动波动、异动症)筛查的住院帕金森病患者数占同期住院帕金森病患者总数的比例。	(进行运动并发症筛查的住院帕金森病患者数/同期住院帕金森病患者总数)×100%	NCIS
3.7 住院帕金森病患者认知功能障碍筛查率	单位时间内,进行认知功能障碍筛查的住院帕金森病患者数占同期住院帕金森病患者总数的比例。认知功能障碍筛查至少包括MMSE和MoCA量表评测。	(进行认知功能筛查的住院帕金森病患者数/同期住院帕金森病患者总数)×100%	NCIS
3.8 住院帕金森病体位性低血压筛查率	单位时间内,进行体位性低血压筛查的住院帕金森病患者数占同期住院帕金森病患者总数的比例。	(进行体位性低血压筛查的住院帕金森病患者数/同期住院帕金森病患者总数)×100%	NCIS
3.9 合并运动并发症的住院帕金森病患者DBS适应证筛选评估率	进行DBS(脑深部电刺激)适应证筛选评估的合并运动并发症的住院帕金森病患者数占同期合并运动并发症的住院帕金森病患者总数的比例。	(进行DBS筛选的合并运动并发症的住院帕金森病患者数/同期合并运动并发症的住院帕金森病患者总数)×100%	NCIS

续表

指标	定义	计算公式	数据来源
3.10 住院帕金森病患者康复评估率	单位时间内,进行康复评估的住院帕金森病患者数占同期住院帕金森病患者总数的比例。	(进行康复评估的住院帕金森病患者数/同期住院帕金森病患者总数)×100%	NCIS
3.11 住院帕金森病患者焦虑症状和抑郁症状筛查率	单位时间内,进行焦虑症状和抑郁症状筛查的住院帕金森病患者数占同期住院帕金森病患者总数的比例。	(进行焦虑症状和抑郁症状筛查的住院帕金森病患者数/同期住院帕金森病患者总数)×100%	NCIS

(四)颈动脉支架置入术

指标	定义	计算公式	数据来源
4.1 颈动脉支架置入术患者术前mRS评估率	单位时间内,术前行改良Rankin量表(mRS)评估的颈动脉支架置入术患者数占颈动脉支架置入术患者总数的比例。	(术前行mRS评估的颈动脉支架置入术患者数/同期颈动脉支架置入术患者总数)×100%	湖北省医疗技术临床应用管理信息平台
4.2 颈动脉支架置入术患者术前颈动脉无创影像评估率	单位时间内,术前行颈动脉无创影像评估的颈动脉支架置入术患者数占颈动脉支架置入术患者总数的比例。	(术前行颈动脉无创影像评估的颈动脉支架置入术患者数/同期颈动脉支架置入术患者总数)×100%	技术临床应用管理信息平台
4.3 颈动脉支架置入术手术指征符合率	单位时间内,符合手术指征的颈动脉支架置入术患者数占颈动脉支架置入术患者总数的比例。	(符合手术指征的颈动脉支架置入术患者数/同期颈动脉支架置入术患者总数)×100%	湖北省医疗技术临床应用管理信息平台
4.3.1 无症状颈动脉狭窄患者颈动脉支架置入术手术指征符合率	单位时间内,符合手术指征的无症状颈动脉狭窄患者颈动脉支架植入术患者数占颈动脉支架植入术患者总数的比例。	(无症状颈动脉狭窄患者行颈动脉支架置入术符合手术指征治疗人数/同期无症状颈动脉狭窄患者行颈动脉支架置入术总人数)×100%	
4.3.2 症状性颈动脉狭窄患者颈动脉支架置入术手术指征符合率	单位时间内,符合手术指征的症状性颈动脉狭窄患者颈动脉支架植入术患者数占颈动脉支架植入术患者总数的比例。	(症状性颈动脉狭窄患者行颈动脉支架置入术符合手术指征治疗人数/同期症状性颈动脉狭窄行颈动脉支架置入术总人数)×100%	
4.4 颈动脉支架置入术患者术前规范化药物治疗率	单位时间内,颈动脉支架置入术患者术前规范化药物(双重抗血小板药物+他汀类药物)治疗人数占颈动脉支架置入术患者总数的比例。	(颈动脉支架置入术患者术前规范化药物治疗人数/同期颈动脉支架置入术患者总数)×100%	湖北省医疗技术临床应用管理信息平台
4.4.1 颈动脉支架置入术患者术前双重抗血小板药物治疗率	单位时间内,颈动脉支架植入术患者术前双重抗血小板药物治疗人数占颈动脉支架植入术患者总数的比例。	(颈动脉支架置入术患者术前双重抗血小板药物治疗人数/同期颈动脉支架置入术患者总数)×100%	

指标	定义	计算公式	数据来源
4.4.2 颈动脉支架置入术患者术前他汀类药物治疗率	单位时间内，颈动脉支架植入术患者术前他汀类药物治疗人数占颈动脉支架植入术患者总数的比例。	（颈动脉支架置入术患者术前他汀类药物治疗人数/同期颈动脉支架置入术患者总数）×100%	湖北省医疗技术临床应用管理信息平台
4.5 颈动脉支架置入术保护装置使用率	单位时间内，颈动脉支架置入术使用保护装置人数占颈动脉支架置入术患者总数的比例。	（颈动脉支架置入术使用保护装置患者数/同期颈动脉支架置入术患者总数）×100%	湖北省住院医疗服务绩效评估平台
4.6 颈动脉支架置入术技术成功率	单位时间内，颈动脉支架置入术技术成功人数占颈动脉支架置入术患者总数的比例。	（颈动脉支架置入术技术成功人数/同期颈动脉支架置入术患者总数）×100%	
4.7 颈动脉支架置入术并发症发生率	单位时间内，发生并发症的颈动脉支架置入术患者数占颈动脉支架置入术患者总数的比例。	（发生并发症的颈动脉支架置入术患者数/同期颈动脉支架置入术患者总数）×100%	
4.8 颈动脉支架置入术患者出院规范化药物治疗率			
4.8.1 颈动脉支架置入术患者出院双重抗血小板药物治疗率	单位时间内，出院时给予规范化药物治疗的颈动脉支架置入术患者数占颈动脉支架置入术患者总数的比例。	（出院时给予双重抗血小板药物治疗的颈动脉支架置入术患者数/同期颈动脉支架置入术患者总数）×100%	NCIS
4.8.2 颈动脉支架置入术患者出院他汀类药物治疗率		（出院时给予他汀类药物治疗的颈动脉支架置入术患者数/同期颈动脉支架置入术患者总数）×100%	
4.8.3 合并高血压的颈动脉支架置入术患者出院降压药物治疗率		（出院时给予降压药物治疗的合并高血压的颈动脉支架置入术患者数/同期合并高血压的颈动脉支架置入术患者总数）×100%	
4.8.4 合并糖尿病的颈动脉支架置入术患者出院降糖药物治疗率		（出院时给予降糖药物治疗的合并糖尿病的颈动脉支架置入术患者数/同期合并糖尿病的颈动脉支架置入术患者总数）×100%	
4.9 颈动脉支架置入术患者卒中和死亡发生率			
4.9.1 颈动脉支架置入术患者术后住院期间卒中和死亡发生率		（颈动脉支架置入术患者术后住院期间卒中和死亡人数/同期颈动脉支架置入术患者总数）×100%	NCIS

续表

指标	定义	计算公式	数据来源
4.9.2 颈动脉支架置入术患者术后30天卒中和死亡发生率		(颈动脉支架置入术患者术后30天卒中和死亡人数/同期颈动脉支架置入术患者完成术后30天随访人数)×100%	NCIS

4.10 颈动脉支架置入术患者术后同侧缺血性卒中发生率

指标	定义	计算公式	数据来源
4.10.1 颈动脉支架置入术患者术后30天同侧缺血性卒中发生率	单位时间内，颈动脉支架置入术患者术后发生同侧缺血性卒中人数占颈动脉支架置入术患者总数的比例。	(颈动脉支架置入术患者术后30天发生同侧缺血性卒中人数/同期颈动脉支架置入术患者完成术后30天随访人数)×100%	NCIS
4.10.2 颈动脉支架置入术患者术后1年同侧缺血性卒中发生率		(颈动脉支架置入术患者术后1年发生同侧缺血性卒中人数/同期颈动脉支架置入术患者完成术后1年随访人数)×100%	NCIS

(五)脑血管造影术

指标	定义	计算公式	数据来源
5.1 脑血管造影术(DSA)前无创影像评估率	单位时间内，脑血管造影术前完善无创血管影像评估人数占行脑血管造影术的患者总数的比例。	(脑血管造影术前完善无创影像评估的患者数/同期行脑血管造影术的患者总数)×100%	NCIS
5.2 脑血管造影术中非离子型对比剂应用率	单位时间内，脑血管造影术中应用非离子型对比剂的患者数占行脑血管造影术的患者总数的比例。	(脑血管造影术中应用非离子型对比剂的患者数/同期行脑血管造影术的患者总数)×100%	NCIS
5.3 脑血管造影术造影时相完整率	单位时间内，脑血管造影术中靶血管造影显示时相完整的患者数占行脑血管造影术的患者总数的比例。	(脑血管造影术中靶血管造影显示时相完整的患者数/同期行脑血管造影术的患者总数)×100%	NCIS
5.4 脑血管造影术造影阳性率	单位时间内，脑血管造影术检查有异常发现的患者数占行脑血管造影术的患者总数的比例。	(脑血管造影术检查有异常发现的患者数/同期行脑血管造影术的患者总数)×100%	NCIS
5.5 脑血管造影术严重并发症发生率	单位时间内，脑血管造影术发生严重并发症的患者数占行脑血管造影术的患者总数的比例。	(脑血管造影术发生严重并发症的患者数/同期行脑血管造影术的患者总数)×100%	NCIS

续表

指标	定义	计算公式	数据来源
5.6 脑血管造影术穿刺点并发症发生率	单位时间内，脑血管造影术后住院期间发生穿刺点并发症的患者数占行脑血管造影术的患者总数的比例。	(脑血管造影术后住院期间发生穿刺点并发症的患者数/同期行脑血管造影术的患者总数)×100%	NCIS
5.7 脑血管造影术死亡率	单位时间内，脑血管造影术后住院期间死亡患者数占行脑血管造影术的患者总数的比例。	(脑血管造影术后住院期间死亡患者数/同期行脑血管造影术的患者总数)×100%	NCIS

十一、肾病专业医疗质量控制指标(2020年版)

(一)IgA肾病

指标	定义	计算公式	数据来源
1.1 肾活检患者术前检查完成率	肾活检患者2周内完成全部相关术前检查的比例。	(2周内完成术前检查的肾活检患者数/同期肾活检患者总数)×100%	NCIS
1.2 肾脏病理切片染色规范率	肾活检术后2周内规范完成肾脏病理切片染色的患者比例。	(肾活检术后2周内规范完成肾脏病理切片染色患者数/同期完成肾脏病理切片染色的患者总数)×100%	NCIS
1.3 IgA肾病患者病理分型诊断率	肾活检术后2周内完成肾脏病理分型诊断的IgA肾病患者比例。	(肾活检术后2周内完成肾脏病理分型诊断的IgA肾病患者数/同期完成肾脏病理诊断的IgA肾病患者总数)×100%	NCIS
1.4 IgA肾病患者RAS阻断剂的使用率	适合使用RAS阻断剂的IgA肾病患者中使用RAS阻断剂的比例。	(使用RAS阻断剂的IgA肾病患者数/同期适合使用RAS阻断剂的IgA肾病患者总数)×100%	NCIS
1.5 IgA肾病患者随访完成率	IgA肾病患者完成随访的患者比例。	(完成随访的IgA肾病患者数/同期IgA肾病患者总数)×100%	医院自行填报
1.6 IgA肾病患者血压控制达标率	血压<130/80mmHg的IgA肾病患者占同期随访的IgA肾病患者总数的比例。	(血压<130/80mmHg的IgA肾病患者数/同期随访的IgA肾病患者总数)×100%	医院自行填报
1.7 肾功能恶化率	治疗6个月后，血肌酐倍增的IgA肾病患者比例。	(治疗6个月后，血肌酐倍增的IgA肾病患者数/同期随访的IgA肾病患者总数)×100%	医院自行填报

续表

指标	定义	计算公式	数据来源
1.8 治疗6个月后24小时尿蛋白<1g的患者比例	IgA肾病随访患者中治疗6个月后24小时尿蛋白<1g的患者比例。	(治疗6个月后,24小时尿蛋白<1g的IgA肾病患者数/同期随访的IgA肾病患者总数)×100%	NCIS
1.9 肾活检严重并发症发生率	肾活检发生严重并发症的患者比例。	(肾活检发生严重并发症的IgA肾病患者数/同期完成肾活检术的IgA肾病患者总数)×100%	NCIS
1.10 激素、免疫抑制剂治疗的严重并发症发生率	IgA肾病患者应用激素、免疫抑制剂6个月内出现严重并发症的比例。	(应用激素、免疫抑制剂治疗6个月内出现严重并发症的IgA肾病患者数/同期应用激素、免疫抑制剂治疗的IgA肾病患者总数)×100%	NCIS/湖北省住院医疗服务绩效评估平台

(二)血液净化技术

指标	定义	计算公式	数据来源
2.1 治疗室消毒合格率			
2.1.1 血液透析治疗室消毒合格率	血液透析室(中心)/腹膜透析室治疗室消毒合格的月份数量在当年所占的比例。	(血液透析治疗室消毒合格的月份数量/12)×100%	医院自行填报
2.1.2 腹膜透析治疗室消毒合格率		(腹膜透析治疗室消毒合格的月份数量/12)×100%	
2.2 透析用水生物污染检验合格率	血液透析室(中心)的透析用水生物污染检验合格的月份/季度在当年所占的比例。	[透析用水生物污染检验合格月份数量(或季度数量)/12(或4)]×100%	医院自行填报
2.3 新入血液透析患者血源性传染病标志物检验完成率	单位时间内,完成血源性传染病标志物检验的新入血液透析患者比例。	(新入血液透析患者血源性传染病标志物检验的患者数/同期新入血液透析患者总数)×100%	NCIS
2.4 维持性血液透析患者血源性传染病标志物定时检验完成率	每6个月,完成血源性传染病标志物检验的维持性血液透析患者比例。	(每6个月完成血源性传染病标志物检验的患者数/同期维持性血液透析患者总数)×100%	NCIS
2.5 维持性血液透析患者的乙型肝炎和丙型肝炎发病率	每年新发生乙型肝炎和丙型肝炎的维持性血液透析患者比例。	(维持性血液透析患者中每年新增乙型肝炎和丙型肝炎患者数/同期维持性血液透析患者总数)×100%	NCIS

续表

指标	定义	计算公式	数据来源
2.6 血液透析患者尿素清除指数（Kt/V）和尿素下降率（URR）控制率	单位时间内，单室 Kt/V（spKt/V）>1.2 且尿素下降率（URR）>65%的维持性血液透析患者比例。	（spKt/V>1.2 且 URR>65%的维持性血液透析患者数/同期维持性血液透析患者总数）×100%	NCIS
2.7 腹膜透析患者尿素清除指数（Kt/V）及总内生肌酐清除率（Ccr）控制率	单位时间内，Kt/V≥1.7/周且总 Ccr≥50L/1.73m^2/周的腹膜透析患者比例。	（Kt/V≥1.7/周且总 Ccr≥50L/1.73m^2/周的腹膜透析患者数/同期腹膜透析患者总数）×100%	NCIS
2.8 透析患者 β2 微球蛋白定时检验完成率			
2.8.1 维持性血液透析患者 β2 微球蛋白定时检验完成率	每 6 个月，完成 β2 微球蛋白检验的维持性血液透析/腹膜透析患者比例。	（每 6 个月完成 β2 微球蛋白检验的维持性血液透析患者数/同期维持性血液透析患者总数）×100%	医院自行填报
2.8.2 腹膜透析患者 β2 微球蛋白定时检验完成率		（每 6 个月完成 β2 微球蛋白检验的腹膜透析患者数/同期腹膜透析患者总数）×100%	
2.9 血液透析患者透析间期体重增长控制率	单位时间内，透析间期体重增长<5%的维持性血液透析患者比例。	（透析间期体重增长<5%的维持性血液透析患者数/同期维持性血液透析患者总数）×100%	医院自行填报
2.10 维持性血液透析患者的动静脉内瘘长期使用率	单位时间内，同一动静脉内瘘持续使用时间>2 年的维持性血液透析患者比例。	（同一动静脉内瘘持续使用时间>2 年的维持性血液透析患者数/同期维持性血液透析患者总数）×100%	医院自行填报
2.11 腹膜透析患者腹膜平衡试验记录定时完成率	每 6 个月，完成腹膜平衡试验记录的腹膜透析患者比例。	（6 个月内完成腹膜平衡试验记录的腹膜透析患者数/同期腹膜透析患者总数）×100%	医院自行填报
2.12 腹膜透析退出患者治疗时间	单位时间内，退出患者的平均腹膜透析时间。	退出患者腹膜透析病人月总和/同期退出腹膜透析患者数	NCIS
2.13 透析患者血常规定时检验率			
2.13.1 维持性血液透析患者血常规定时检验率	每 3 个月，完成血常规检验的维持性血液透析与腹膜透析患者比例。	（每 3 个月完成血常规检验的维持性血液透析患者数/同期维持性血液透析患者总数）×100%	湖北省住院医疗服务绩效评估平台
2.13.2 腹膜透析患者血常规定时检验率		（每 3 个月完成血常规检验的腹膜透析患者数/同期腹膜透析患者总数）×100%	

续表

指标	定义	计算公式	数据来源
2.14 透析患者血液生化定时检验率			
2.14.1 维持性血液透析患者血液生化定时检验率	每3个月，完成血液生化检验的维持性血液透析与腹膜透析患者比例。	（每3个月完成血液生化检验的维持性血液透析患者数/同期维持性血液透析患者总数）×100%	医院自行填报
2.14.2 腹膜透析患者血液生化定时检验率		（每3个月完成血液生化检验的腹膜透析患者数/同期腹膜透析患者总数）×100%	
2.15 透析患者全段甲状旁腺素(iPTH)定时检验完成率			
2.15.1 维持性血液透析患者iPTH定时检验完成率	每6个月，完成全段甲状旁腺素（iPTH）检验的维持性血液透析与腹膜透析患者比例。	（每6个月完成iPTH检验的维持性血液透析患者数/同期维持性血液透析患者总数）×100%	医院自行填报
2.15.2 腹膜透析患者iPTH定时检验完成率		（每6个月完成iPTH检验的腹膜透析患者数/同期腹膜透析患者总数）×100%	
2.16 透析患者的血清铁蛋白和转铁蛋白饱和度定时检验完成率			
2.16.1 维持性血液透析患者的血清铁蛋白和转铁蛋白饱和度定时检验完成率	每6个月，完成血清铁蛋白和转铁蛋白饱和度检验的维持性血液透析/腹膜透析患者比例。	（每6个月完成血清铁蛋白和转铁蛋白饱和度检验的维持性血液透析患者数/同期维持性血液透析患者总数）×100%	医院自行填报
2.16.2 腹膜透析患者的血清铁蛋白和转铁蛋白饱和度定时检验完成率		（每6个月完成血清铁蛋白和转铁蛋白饱和度检验的腹膜透析患者数/同期腹膜透析患者总数）×100%	
2.17 透析患者的血清前白蛋白定时检验完成率			
2.17.1 维持性血液透析患者的血清前白蛋白定时检验完成率	每6个月，完成血清前白蛋白检验的维持性血液透析与腹膜透析患者比例。	（每6个月完成血清前白蛋白检验的维持性血液透析患者数/同期维持性血液透析患者总数）×100%	NCIS
2.17.2 腹膜透析患者的血清前白蛋白定时检验完成率		（每6个月完成血清前白蛋白检验的腹膜透析患者数/同期腹膜透析患者总数）×100%	
2.18 透析患者的C反应蛋白(CRP)定时检验完成率			

续表

指标	定义	计算公式	数据来源
2.18.1 维持性血液透析患者的C反应蛋白（CRP）定时检验完成率	每6个月，完成C反应蛋白（CRP）检验的维持性血液透析与腹膜透析患者比例。	（每6个月完成CRP检验的维持性血液透析患者数/同期维持性血液透析患者总数）×100%	医院自行填报
2.18.2 腹膜透析患者的C反应蛋白（CRP）定时检验完成率		（每6个月完成CRP检验的腹膜透析患者数/同期腹膜透析患者总数）×100%	
2.19 透析患者高血压控制率			
2.19.1 维持性血液透析患者高血压控制率	单位时间内，血压控制达标的维持性血液透析与腹膜透析患者比例。	（血压控制达标的维持性血液透析患者数/同期维持性血液透析患者总数）×100%	医院自行填报
2.19.2 腹膜透析患者高血压控制率		（血压控制达标的腹膜透析患者数/同期腹膜透析患者总数）×100%	
2.20 透析患者肾性贫血控制率			
2.20.1 维持性血液透析患者肾性贫血控制率	单位时间内，血红蛋白≥110g/L的维持性血液透析与腹膜透析患者比例。	（血红蛋白≥110g/L的维持性血液透析患者数/同期维持性血液透析患者总数）×100%	医院自行填报
2.20.2 腹膜透析患者肾性贫血控制率		（血红蛋白≥110g/L的腹膜透析患者数/同期腹膜透析患者总数）×100%	
2.21 透析患者慢性肾脏病-矿物质与骨异常（CKD-MBD）指标控制率			
2.21.1 维持性血液透析患者CKD-MBD指标控制率	单位时间内，CKD-MBD指标控制达标的维持性血液透析与腹膜透析患者比例。	（CKD-MBD指标控制达标的维持性血液透析患者数/同期维持性血液透析患者总数）×100%	NCIS
2.21.2 腹膜透析患者CKD-MBD指标控制率		（CKD-MBD指标控制达标的腹膜透析患者数/同期腹膜透析患者总数）×100%	
2.22 透析患者血清白蛋白控制率			
2.22.1 维持性血液透析患者血清白蛋白控制率	单位时间内，血清白蛋白≥35g/L的维持性血液透析与腹膜透析患者比例。	（血清白蛋白≥35g/L的维持性血液透析患者数/同期维持性血液透析患者总数）×100%	NCIS/湖北省住院医疗服务绩效评估平台
2.22.2 腹膜透析患者血清白蛋白控制率		（血清白蛋白≥35g/L的腹膜透析患者数/同期腹膜透析患者总数）×100%	

十二、护理专业医疗质量控制指标(2020年版)

指标	定义	计算公式	数据来源
(一)床护比			
1.1 医疗机构床护比(1:X)	统计周期内提供护理服务的单位实际开放床位与所配备的执业护士人数比例，反映平均每张开放床位所配备的执业护士数量。根据护理服务单位的类型，可分为医疗机构总床护比、普通病房护理单元床护比、重症病房护理单元床护比及特殊护理单元床护比等。	1：医疗机构执业护士人数/同期实际开放床位数	卫生资源统计年报
1.2 病区床护比(1:X)		1：医疗机构病区执业护士人数/同期实际开放床位数	
1.3 重症医学科床护比(1:X)		1：重症医学科执业护士人数/同期重症医学科实际开放床位数	
1.4 儿科病区床护比(1:X)		1：儿科病区执业护士人数/同期儿科病区实际开放床位数	
(二)护患比			
2.1 白班护患比(1:X)	1. 白班护患比：单位时间内，每天白班责任护士数之和与其负责照护的住院患者数之和的比。	1：每天白班护理患者数之和/同期每天白班责任护士数之和	卫生资源统计年报
2.2 夜班护患比(1:X)	2. 夜班护患比：单位时间内，每天夜班责任护士数之和与其负责照护的住院患者数之和的比。	1：每天夜班护理患者数之和/同期每天夜班责任护士数之和	
2.3 平均护患比(1:X)	3. 平均护患比：单位时间内，每天白班(夜班)责任护士数之和与其负责照护的住院患者数之和的比。	1：每天各班次护理患者数之和/同期每天各班次责任护士之和	
(三)每住院患者24小时平均护理时数	单位时间内，医疗机构病区执业护士实际上班小时数与住院患者实际占用床日数的比。	医疗机构病区执业护士实际上班小时数/同期住院患者实际占用床日数	卫生资源统计年报
(四)不同级别护士配置占比			
4.1 病区5年以下护士占比	1. 病区5年以下护士占比单位时间内，在病区工作、工作年限<5年的护士在病区执业护士中所占的比例。	(病区工作年限<5年的护士总人数/同期病区执业护士总人数)×100%	卫生资源统计年报
4.2 20年及以上护士占比	2. 病区20年及以上护士占比(NQI-04B)。 定义：单位时间内，在病区工作、工作年限≥20年的护士在病区执业护士中所占的比例。	(病区工作年限≥20年的护士总人数/同期病区执业护士总人数)×100%	
(五)护士离职率	单位时间内，某医疗机构护士离职人数与执业护士总人数的比例。	护士离职人数/[(期初医疗机构执业护士总人数+期末医疗机构执业护士总人数)/2]×100%	卫生资源统计年报

指标	定义	计算公式	数据来源
(六)住院患者身体约束率	单位时间内,住院患者身体约束日数与住院患者实际占用床日数的比例。	(住院患者身体约束日数/同期住院患者实际占用床日数)×100%	湖北省住院医疗服务绩效评估平台
(七)住院患者跌倒发生率	单位时间内,住院患者发生跌倒例次数(包括造成或未造成伤害)与住院患者实际占用床日数的千分比。	(同期住院患者中发生跌倒例次数/统计周期内住院患者实际占用床日数)×1000‰	
7.1 住院患者跌倒伤害占比	单位时间内,住院患者跌倒伤害例次数占住院患者发生的跌倒例次数的比例(跌倒伤害指住院患者跌倒后造成不同程度的伤害甚至死亡)。	(同期住院患者中发生跌倒伤害例次数/统计周期内住院患者跌倒例次数)×100%	
(八)住院患者2期及以上院内压力性损伤发生率	单位时间内,住院患者2期及以上院内压力性损伤新发病例数与住院患者总数的比例。	(住院患者2期及以上院内压力性损伤新发病例数/同期住院患者总数)×100%	
(九)置管患者非计划拔管率			
9.1 气管导管(气管插管、气管切开)非计划拔管率	某类导管非计划拔管率指单位时间内住院患者发生某类导管非计划拔管的例次数与该类导管留置总日数的千分比。非计划拔管又称意外拔管,是指住院患者有意造成或任何意外所致的拔管,即医护人员非诊疗计划范畴内的拔管。	[气管导管(气管插管、气管切开)非计划拔管例次数/同期气管导管(气管插管、气管切开)留置总日数]×1000‰	湖北省住院医疗服务绩效评估平台
9.2 经口、经鼻胃肠导管非计划拔管率		(经口、经鼻胃肠导管非计划拔管例次数/同期经口、经鼻胃肠导管留置总日数)×1000‰	
9.3 导尿管非计划拔管率		(导尿管非计划拔管例次数/同期导尿管留置总日数)×1000‰	
9.4 CVC非计划拔管率		(CVC非计划拔管例次数/同期CVC留置总日数)×1000‰	
9.5 PICC非计划拔管率		(PICC非计划拔管例次数/同期PICC留置总日数)×1000‰	

续表

指标	定义	计算公式	数据来源
(十)导管相关感染发生率			
10.1 导尿管相关尿路感染发生率	单位时间内，留置导尿管患者中尿路感染例数与患者导尿管留置总日数的千分比。	(留置导尿管患者中尿路感染例数/同期患者导尿管留置总日数)×1000‰	湖北省住院医疗服务绩效评估平台
10.2 CVC相关血流感染发生率	单位时间内，中心静脉导管(CVC)相关血流感染发生例数与患者CVC留置总日数的千分比。	(CVC相关血流感染例数/同期患者CVC留置总日数)×1000‰	
10.3 PICC相关血流感染发生率	单位时间内，经外周置入中心静脉导管(PICC)相关血流感染发生例数与患者PICC留置总日数的千分比。	(PICC相关血流感染例数/同期患者PICC留置总日数)×1000‰	
(十一)呼吸机相关性肺炎(VAP)发生率	单位时间内，呼吸机相关性肺炎例数与住院患者有创机械通气总日数的千分比。	(呼吸机相关性肺炎例数/同期住院患者有创机械通气总日数)×1000‰	
(十二)护理级别占比			
12.1 特级护理占比	单位时间内，医疗机构特级护理患者占用床日数与住院患者实际占用床日数的百分比。	(特级护理患者占用床日数/住院患者实际占用床日数)×100%	湖北省住院医疗服务绩效评估平台
12.2 一级护理占比	单位时间内，医疗机构一级护理患者占用床日数与住院患者实际占用床日数的百分比。	(一级护理患者占用床日数/住院患者实际占用床日数)×100%	
12.3 二级护理占比	单位时间内，医疗机构二级护理患者占用床日数与住院患者实际占用床日数的百分比。	(二级护理患者占用床日数/住院患者实际占用床日数)×100%	
12.4 三级护理占比	单位时间内，医疗机构三级护理患者占用床日数与住院患者实际占用床日数的百分比。	(三级护理患者占用床日数/住院患者实际占用床日数)×100%	

十三、药事管理专业医疗质量控制指标(2020年版)

指标	定义	计算公式	数据来源
(一)处方审核率			
1.1 门诊处方审核率	门诊处方审核率是药品收费前药师审核门诊处方人次数占同期门诊处方总人次数的比例。	(药品收费前药师审核门诊处方人次数/同期门诊处方总人次数)×100%	国家公立医院绩效考核管理平台
1.2 急诊处方审核率	急诊处方审核率是药品收费前药师审核急诊处方人次数占同期急诊处方总人次数的比例。急诊处方审核率仅统计急诊患者，急诊留观和抢救患者除外。	药品收费前药师审核急诊处方人次数/同期急诊处方总人次数×100%	

续表

指标	定义	计算公式	数据来源
(二)住院用药医嘱审核率	药品调配前药师审核住院患者用药医嘱条目数占同期住院患者用药医嘱总条目数的比例。	(药品调配前药师审核住院患者用药医嘱条目数/同期住院患者用药医嘱总条目数)×100%	医院自行填报
(三)静脉用药集中调配医嘱干预率	药师审核静脉用药集中调配医嘱时发现不适宜医嘱，经过沟通，医师同意对不适宜静脉用药集中调配医嘱进行修改的医嘱条目数占同期静脉用药集中调配医嘱总条目数的比例。	(医师同意修改的不适宜静脉用药集中调配医嘱条目数/同期静脉用药调配医嘱总条目数)×100%	医院自行填报
(四)门诊处方点评率	医疗机构点评的门诊处方人次数占同期门诊处方总人次数的比例。	(点评的门诊处方人次数/同期门诊处方总人次数)×100%	NCIS
(五)门诊处方合格率	合格的门诊处方人次数占同期点评门诊处方总人次数的比例。	(合格的门诊处方人次数/同期点评门诊处方总人次数)×100%	NCIS
(六)住院患者药学监护率	实施药学监护的住院患者数占同期住院患者总数的比例。	(实施药学监护的住院患者数/同期住院患者总数)×100%	NCIS
(七)用药错误报告率	医疗机构某一时间范围内报告给医疗机构管理部门的用药错误人次数占同期用药患者总数的比例。	(报告给医疗机构管理部门的用药错误人次数/同期用药患者总数)×100%	NCIS
(八)严重或新的药品不良反应上报率	医疗机构单位时间内上报的严重或新的药品不良反应人数占同期用药患者总数的比例。	(严重的或新的药品不良反应上报人数/同期用药患者总数)×100%	NCIS
(九)住院患者抗菌药物使用情况			
9.1 住院患者抗菌药物使用率	住院患者使用抗菌药物人数占同期医疗机构住院患者总数的比例。	(住院患者使用抗菌药物人数/同期住院患者总数)×100%	NCIS
9.2 住院患者抗菌药物使用强度	住院患者平均每日每百张床位所消耗抗菌药物的DDD数。	[住院患者抗菌药物使用量(累计DDD数)/同期住院患者床日数]×100	NCIS
9.3 住院患者特殊使用级抗菌药物使用量占比	住院患者特殊使用级抗菌药物使用量占同期住院患者抗菌药物使用量的比例。	[住院患者特殊使用级抗菌药物使用量(累计DDD数)/同期住院患者抗菌药物使用量(累计DDD数)]×100%	NCIS

续表

指标	定义	计算公式	数据来源
9.4 Ⅰ类切口手术抗菌药物预防使用率	Ⅰ类切口手术预防使用抗菌药物的患者数占同期Ⅰ类切口手术患者总数的比例。	(Ⅰ类切口手术预防使用抗菌药物的患者数/同期Ⅰ类切口手术患者总数)×100%	NCIS
(十)住院患者静脉输液使用率	使用静脉输液的住院患者数占同期住院患者总数的比例。	(使用静脉输液的住院患者数/同期住院患者总数)×100%	NCIS
(十一)住院患者中药注射剂静脉输液使用率	使用中药注射剂静脉输液的住院患者数占同期住院患者总数的比例。	(使用中药注射剂静脉输液住院患者数/同期住院患者总数)×100%	NCIS
(十二)急诊患者糖皮质激素静脉输液使用率	急诊静脉使用糖皮质激素的患者数占同期急诊患者总数的比例。	(急诊患者静脉使用糖皮质激素人数/同期急诊患者总数)×100%	NCIS
(十三)住院患者使用质子泵抑制药注射剂静脉使用率	静脉使用质子泵抑制药注射剂的住院患者数占同期住院患者总数的比例。	(静脉使用质子泵抑制药注射剂的住院患者数/同期住院患者总数)×100%	NCIS

第四章 单病种(术种)质量控制指标

51个单病种(术种)选取"平均住院日、次均费用、病死率"等指标进行评价。51个单病种(术种)按照《三级医院评审标准(2020年版)》(国卫医发〔2020〕26号)执行。

指标	定义	计算公式	数据来源
平均住院日	年度内符合单病种纳入条件的某病种出院患者平均住院时间。	某病种出院患者占用总床日数/同期某病种例数	湖北省住院医疗服务绩效评估平台/国家单病种质量监测平台/HQMS
次均费用	年度内符合单病种纳入条件的某病种出院患者平均住院费用。	某病种总出院费用/同期某病种例数	
病死率	年度内符合单病种纳入条件的某病种出院患者死亡人数占同期同病种出院人数的比例。	(某病种死亡人数/同期某病种例数)×100%	

第五章 重点医疗技术临床应用质量控制指标

一、限制类医疗技术(数据来源：湖北省医疗技术临床应用信息化管理平台)

(一)造血干细胞移植技术临床应用质量控制指标(2017年版)

指标	定义	计算公式
1.1 造血干细胞移植适应证符合率	造血干细胞移植术适应证选择正确的例数占同期造血干细胞移植术总例数的比例。	(造血干细胞移植术适应证选择正确的例数/同期造血干细胞移植术总例数)×100%

续表

指标	定义	计算公式
1.2 异基因造血干细胞移植植入率	异基因造血干细胞移植术后100天内，实现造血重建(患者外周血中性粒细胞>$0.5×10^9$/L与血小板>$20×10^9$/L)的患者例次数占同期异基因造血干细胞移植患者总例数的比例。	(异基因造血干细胞移植术后100天内实现造血重建的患者例次数/同期异基因造血干细胞移植患者总例次数)×100%
1.3 重度(Ⅲ-Ⅳ度)急性移植物抗宿主病发生率	(异基因造血干细胞移植术后发生重度(Ⅲ-Ⅳ度)急性移植物抗宿主病患者例次数占同期异基因造血干细胞移植患者总例次数的比例。	[重度(Ⅲ-Ⅳ度)异基因造血干细胞移植术后发生急性移植物抗宿主病患者例次数/同期异基因造血干细胞移植患者总例次数]×100%
1.4 慢性移植物抗宿主病发生率	异基因造血干细胞移植术后发生慢性移植物抗宿主病患者例次数占同期异基因造血干细胞移植患者总例次数的比例。	(异基因造血干细胞移植术后发生慢性移植物抗宿主病患者例次数/同期异基因造血干细胞移植患者总例次数)×100%
1.5 异基因造血干细胞移植相关死亡率	异基因造血干细胞移植术后100天内非复发死亡患者数占同期异基因造血干细胞移植患者总数的比例。	(异基因造血干细胞移植术后100天内非复发死亡患者数/同期异基因造血干细胞移植患者总数)×100%
1.6 异基因造血干细胞移植总体生存率	异基因造血干细胞移植后1年和3年随访(失访者按未存活患者统计)尚存活的患者数占同期异基因造血干细胞移植患者总数的比例。	(异基因造血干细胞移植后1年、3年随访尚存活患者数/同期异基因造血干细胞移植患者总数)×100%
1.7 异基因造血干细胞移植无病生存率	异基因造血干细胞移植后1年和3年随访(失访者按未存活患者统计)无病存活的患者数占同期异基因造血干细胞移植患者总数的比例。	(异基因造血干细胞移植后1年和3年随访无病存活患者数/同期异基因造血干细胞移植患者总数)×100%
1.8 平均住院日	实施异基因造血干细胞移植治疗的患者出院时占用总床日数与同期异基因造血干细胞移植患者出院人数之比。	出院时所有患者占用总床日数/同期异基因造血干细胞移植治疗患者出院人数
1.9 平均住院费用	实施异基因造血干细胞移植治疗的患者出院时住院总费用与同期异基因造血干细胞移植治疗患者出院人数之比。	出院时所有患者住院总费用/同期异基因造血干细胞移植治疗患者出院人数
1.10 平均住院药费	实施异基因造血干细胞移植治疗的患者出院时住院药品总费用与同期异基因造血干细胞移植治疗患者出院人数之比。	出院时所有患者住院药品总费用/同期异基因造血干细胞移植治疗患者出院人数

(二)同种胰岛移植技术临床应用质量控制指标(2017年版)

指标	定义	计算公式
2.1 胰岛纯度	采用双硫腙(DTZ)染色法进行胰岛计数。胰岛纯度是指DTZ染色阳性的胰岛数占纯化的细胞团总数的比例。	DTZ染色阳性胰岛数/纯化的细胞团总数)×100%

续表

指标	定义	计算公式
2.2 总胰岛当量	胰岛当量(Islet equivalent quantity，IEQ)是一种胰岛计数方法，一个直径150μm的胰岛为1个胰岛当量。总胰岛当量是指样本中胰岛当量总数。	[3次计数的胰岛当量(IEQ)之和/3]×20×样本量(mL)
2.3 胰岛活率	采用活细胞染色技术进行胰岛计数。胰岛活率是指活胰岛数占胰岛总数的比例。	(活胰岛数/胰岛总数)×100%
2.4 胰岛产物微生物培养阳性率	胰岛产物微生物(细菌、真菌、支原体等)培养阳性的样本数占同期胰岛产物微生物培养总样本数的比例。	(胰岛产物微生物培养阳性的样本数/同期胰岛产物微生物培养总样本数)×100%
2.5 胰岛产物内毒素超标率	胰岛产物内毒素检测超标(>5EU/mL/胰岛受者每公斤体重)的样本数占同期胰岛产物内毒素检测总样本数的比例。	(胰岛产物内毒素检测超标的样本数/同期胰岛产物内毒素检测总样本数)×100%
2.6 围手术期并发症发生率	围手术期并发症是指同种胰岛移植治疗术后30天内发生的并发症，包括出血、感染、门静脉血栓形成等。围手术期并发症发生率是指围手术期并发症发生的例次数占同期同种胰岛移植治疗总例次数的比例。	(围手术期并发症发生的例次数/同期同种胰岛移植治疗总例次数)×100%
2.7 术后死亡率	术后死亡是指实施同种胰岛移植治疗的患者，在术后住院期间内死亡(包括因不可逆疾病而自动出院的患者)。术后死亡率是指术后死亡患者人数占同期同种胰岛移植治疗患者总数的比例。	(术后患者死亡人数/同期同种胰岛移植治疗患者总数)×100%
2.8 患者随访率	同种胰岛移植治疗后1年、3年、5年内进行随访的例次数占同期同种胰岛移植治疗总例次数的比例。	(同种胰岛移植治疗后一定时间内完成随访的例次数/同期同种胰岛移植治疗总例次数)×100%
2.9 移植后有效率(1年、3年、5年)	符合下列条件之一同种胰岛移植术后患者，可认为移植后有效： 1. 糖基化血红蛋白<7.0%； 2. 无严重低血糖(血糖浓度低于3.9mmol/L)； 3. 血清C-肽水平≥0.3ng/mL； 4. 胰岛素用量较前明显减少。 移植后有效率是指同种胰岛移植治疗后1年、3年和5年随访，移植后有效的患者数占同期同种胰岛移植治疗患者总数的比例。	(移植后有效的患者数/同期同种胰岛移植治疗患者总数)×100%

(三)同种异体运动系统结构性组织移植技术临床应用质量控制指标(2017年版)

指标	定义	计算公式
3.1 各类来源移植物比例	该类来源移植物数占同期移植物总数的比例,主要反映移植物来源的规范性。	(该类来源移植物数/同期移植物总数)×100%
3.2 术中移植物微生物培养阳性率	术中移植物微生物(细菌、真菌、支原体等)培养阳性的样本数占同期术中移植物微生物培养总样本数的比例。主要反映同种异体运动系统结构性组织移植术中感染风险。	(术中移植物微生物培养阳性的样本数/同期术中移植物微生物培养总样本数)×100%
3.3 围手术期并发症发生率	围手术期并发症是指同种异体运动系统结构性组织移植术后30天内发生的并发症,包括感染、血栓形成、移植失败等。围手术期并发症发生率是指围手术期并发症发生的例次数占同期同种异体运动系统结构性组织移植手术总例次数的比例。反映同种异体运动系统结构性组织移植手术的安全性。	(围手术期并发症发生的例次数/同期同种异体运动系统结构性组织移植手术总例次数)×100%
3.4 移植后临床满意率	实施同种异体运动系统结构性组织移植的患者,移植后临床满意的例次数占同期同种异体运动系统结构性组织移植手术总例次数的比例。	(移植后临床满意的例次数/同期同种异体运动系统结构性组织移植手术总例次数)×100%
3.5 移植后影像学和电生理学评估优良率	移植后影像学和电生理学评估优良,是指同种异体运动系统结构性组织移植后,按骨关节各亚专科优良率评估标准,影像学(X线片、CT或MRI)和电生理学评估较术前同类检查优良。移植后影像学和电生理学评估优良率是指移植后影像学和电生理学评估优良的例次数占同期同种异体运动系统结构性组织移植手术总例次数的比例。反映同种异体运动系统结构性组织移植手术效果。	(移植后影像学和电生理学评估优良的例次数/同期同种异体运动系统结构性组织移植手术总例次数)×100%
3.6 微创手术比例	微创同种异体运动系统结构性组织移植手术例次数占同期同种异体运动系统结构性组织移植手术总例次数的比例。反映同种异体运动系统结构性组织移植手术水平。	(微创同种异体运动系统结构性组织移植手术例次数/同期同种异体运动系统结构性组织移植手术总例次数)×100%
3.7 患者随访率	同种异体运动系统结构性组织移植后,1年、3年、5年内完成随访的例次数占同期同种异体运动系统结构性组织移植手术总例次数的比例。反映同种异体运动系统结构性组织移植治疗患者的远期疗效及管理水平。	(一定时间内完成随访的例次数/同期同种异体运动系统结构性组织移植手术总例次数)×100%

(四)同种异体角膜移植技术临床应用质量控制指标(2017 年版)

指标	定义	计算公式
4.1 供体使用率	用于临床同种异体角膜移植的供体材料数占同期获取的同种异体角膜移植供体材料总数的比例。	(用于临床同种异体角膜移植的供体材料数/同期获取的同种异体角膜移植供体材料总数)×100%
4.2 成分供体使用率		
4.2.1 同种异体角膜内皮移植供体使用率	用于临床同种异体角膜内皮移植的供体材料数占同期获取的同种异体角膜移植供体材料总数的比例。	(用于临床同种异体角膜内皮移植的供体材料数/同期获取的同种异体角膜移植供体材料总数)×100%
4.2.2 同种异体穿透角膜移植供体使用率	用于临床同种异体穿透角膜移植的供体材料数占同期获取的同种异体角膜移植供体材料总数的比例。	(用于临床同种异体穿透角膜移植的供体材料数/同期获取的同种异体角膜移植供体材料总数)×100%
4.2.3 同种异体板层角膜移植供体使用率	用于临床同种异体板层角膜移植的供体材料数占同期获取的同种异体角膜移植供体材料总数的比例。	(用于临床同种异体板层角膜移植的供体材料数/同期获取的同种异体角膜移植供体材料总数)×100%
4.2.4 同种异体角膜缘干细胞移植供体使用率	用于临床同种异体角膜缘干细胞移植的供体材料数占同期获取的同种异体角膜移植供体材料总数的比例。	(用于临床同种异体角膜缘干细胞移植的供体材料数/同期获取的同种异体角膜移植供体材料总数)×100%
4.3 同种异体角膜移植成功率	同种异体角膜移植成功是指通过同种异体角膜移植手术达到预期目的(增视、治疗、美容等),植片与植床对合良好无脱落。同种异体角膜移植成功率是指同种异体角膜移植成功的例数占同期同种异体角膜移植总例数的比例。	(同种异体角膜移植成功的例数/同期同种异体角膜移植总例数)×100%
4.4 角膜植片透明率	角膜植片透明是指同种异体角膜移植术后,植片保持透明,或植片与植床对合良好无脱落。角膜植片透明率是指角膜植片透明的例数占同期同种异体角膜移植总例数的比例。	(角膜植片透明的例数/同期同种异体角膜移植总例数)×100%
4.5 角膜原发疾病控制率	同种异体角膜移植术后,角膜原发疾病基本改善或治愈的例数占同期同种异体角膜移植总例数的比例。	(角膜原发疾病基本改善或治愈的例数/同期同种异体角膜移植总例数)×100%
4.6 并发症发生率	同种异体角膜移植术后发生并发症(排斥反应、眼部感染、青光眼、角膜缝线松脱以及术后屈光不正等)的例数占同期同种异体角膜移植总例数的比例。	(同种异体角膜移植术后发生并发症的例数/同期同种异体角膜移植总例数)×100%

续表

指标	定义	计算公式
4.7 术后视力提高率	术后视力提高是指同种异体角膜移植术后，视力提高视力表两行及以上。术后视力提高率是指术后视力提高的例数占同期同种异体角膜移植总例数的比例。	(术后视力提高的例数/同期同种异体角膜移植总例数)×100%
4.8 诊断符合率	诊断符合是指同种异体角膜移植患者的术后诊断(包括病理诊断)与入院诊断符合。诊断符合率是指诊断符合的例数占同期同种异体角膜移植总例数的比例。	(诊断符合的例数/同期同种异体角膜移植总例数)×100%
4.9 患者随访率	同种异体角膜移植术后1年、3年进行随访的例次数占同期同种异体角膜移植手术总例次数的比例。	(同种异体角膜移植术后一定时间内完成随访的例次数/同期同种异体角膜移植手术总例次数)×100%
4.10 角膜组织存活率		
4.10.1 角膜组织存活率(1年)	同种异体角膜移植术后，1年随访尚存活(失访者按角膜组织未存活统计)的角膜组织数占同期同种异体角膜移植角膜组织总数的比例。	(1年随访尚存活的角膜组织数/同期同种异体角膜移植角膜组织总数)×100%
4.10.2 角膜组织存活率(3年)	同种异体角膜移植术后，3年随访(失访者按角膜组织未存活统计)尚存活的角膜组织数占同期同种异体角膜移植角膜组织总数的比例。	(3年随访尚存活的角膜组织数/同期同种异体角膜移植角膜组织总数)×100%

(五)同种异体皮肤移植技术临床应用质量控制指标(2017年版)

指标	定义	计算公式
5.1 深度创面比例	深度创面是指深Ⅱ度以上烧伤创面或全层皮肤缺损。深度创面比例是指深度创面面积占全身体表面积的比例。	(深度创面面积/全身体表面积)×100%
5.2 异体移植皮肤面积比例	异体移植皮肤面积占受体体表面积的比例。	(异体移植皮肤面积/受体体表面积)×100%
5.3 异体移植皮肤成活率	异体移植皮肤成活是指异体皮肤移植1周内无脱落、感染、溶解等现象，与基底粘附好。异体移植皮肤成活率是指异体移植皮肤成活面积占同期异体移植皮肤总面积的比例。	(异体移植皮肤成活面积/同期异体移植皮肤总面积)×100%

续表

指标	定义	计算公式
5.4 异体移植皮肤感染率	异体移植皮肤感染指异体皮肤移植部位1周内有较多分泌物形成,移植皮肤溶解、脱落(以临床判断为准)。异体移植皮肤感染率是指异体移植皮肤感染例次数占同期异体移植皮肤移植总例次数的比例。	(异体移植皮肤感染例次数/同期异体移植皮肤移植总例次数)×100%
5.5 自异体皮肤混合移植率	自异体皮肤混合移植例次数占同期皮肤移植总例次数的比例。	(自异体皮肤混合移植例次数/同期皮肤移植总例次数)×100%
5.6 救治成功率	救治成功是指特重度烧伤患者经过救治最终存活。救治成功率是指救治成功的患者数占同期特重度烧伤患者总数的比例。	(救治成功的患者数/同期特重度烧伤患者总数)×100%
5.7 活体供体供皮区平均愈合时间	活体供体是指临床健康自愿捐献皮肤的活体捐献者。活体供体供皮区平均愈合时间是指活体供体从手术取皮到供皮区愈合的平均时间(以天数为单位)。	活体供体供皮区愈合时间总和/同期活体供体总数
5.8 活体供体供皮区并发症发生率	活体供体供皮区并发症是指活体供体供皮区发生感染、创面延迟愈合(超过3周)等。活体供体供皮区并发症发生率是指活体供体供皮区并发症发生的例次数占同期同种异体活体皮肤移植总例次数的比例。	(活体供体供皮区并发症发生的例次数/同期同种异体活体皮肤移植总例次数)×100%
5.9 活体供体平均住院日	出院时所有活体供体占用总床日数与同期活体供体出院人数之比。	出院时所有活体供体占用总床日数/同期活体供体出院人数
5.10 受体平均住院日	出院时所有受体占用总床日数与同期受体出院人数之比。	出院时所有受体占用总床日数/同期受体出院人数

(六)性别重置技术临床应用质量控制指标(2017年版)

指标	定义	计算公式
6.1 术中输血率	性别重置技术手术对象术中接受400mL及以上输血治疗的手术例数占同期性别重置技术总例数的比例。	(性别重置技术手术对象术中接受400mL及以上输血治疗的手术例数/同期性别重置技术总例数)×100%
6.2 术后输血率	性别重置技术手术对象术后接受400mL及以上输血治疗的例数占同期性别重置技术总例数的比例。	(性别重置技术手术对象术后接受400mL及以上输血治疗的例数/同期性别重置技术总例数)×100%
6.3 术中自体血输注率	性别重置技术手术对象术中接受400mL及以上自体血(包括自体全血及自体血红细胞)输注例数占同期术中接受400mL及以上输血治疗的总例数的比例。	[术中接受400mL及以上自体血(包括自体全血及自体血红细胞)输注例数/同期术中接受400mL及以上输血治疗的总例数]×100%

续表

指标	定义	计算公式
6.4 手术对象满意度	性别重置术后随访手术对象满意的例数占同期性别重置手术总例数的比例。	（性别重置术后随访手术对象满意的例数/同期性别重置手术总例数）×100%
6.5 术后1年随访率	性别重置术后1年完成随访的例数占同期性别重置手术总例数的比例。	（性别重置术后1年完成随访的例数/同期性别重置手术总例数）×100%
6.6 术后2周内感染率	性别重置术后2周内发生感染的例数占同期性别重置手术总例数的比例。	（性别重置术后2周内发生感染的例数/同期性别重置手术总例数）×100%
6.7 尿瘘发生率	性别重置术后尿瘘发生的例数占同期性别重置手术总例数的比例。	（性别重置术后尿瘘发生的例数/同期性别重置手术总例数）×100%
6.8 再造尿道狭窄率	性别重置术后半年内发生再造尿道狭窄的例数占同期女变男性别重置手术总例数的比例。	（性别重置术后半年内发生再造尿道狭窄的例数/同期女变男性别重置手术总例数）×100%
6.9 再造阴道狭窄率	性别重置术后半年内发生再造阴道狭窄的例数占同期男变女性别重置手术总例数的比例。	（性别重置术后半年内发生再造阴道狭窄的例数/同期男变女性别重置手术总例数）×100%
6.10 直肠阴道瘘发生率	性别重置术后发生直肠阴道瘘的例数占同期性别重置手术总例数的比例。	（性别重置术后发生直肠阴道瘘的例数/同期性别重置手术总例数）×100%
6.11 皮瓣坏死发生率	性别重置术后，再造器官应用的皮瓣发生坏死（部分或全部）的例数占同期性别重置手术总例数的比例。	（性别重置术后再造器官应用的皮瓣发生坏死的例数/同期性别重置手术总例数）×100%
6.12 术后1周内死亡率	术后1周内死亡是指性别重置手术对象术后1周内死亡（包括因不可逆疾病而自动出院）。术后1周内死亡率是指术后1周内手术对象死亡人数占同期性别重置手术对象总数的比例。	（术后1周内手术对象死亡人数/同期性别重置手术对象总数）×100%

（七）质子和重离子加速器放射治疗技术临床应用质量控制指标（2017年版）

指标	定义	计算公式
7.1 适应证符合率	符合质子或重离子放射治疗临床适应证的患者例次数占同期质子或重离子放射治疗总例次数的比例。	（符合该机构制定的临床治疗适应证的例次数/同期质子或重离子放射治疗总例次数）×100%
7.2 病理诊断率	实施质子或重离子放射治疗前有明确病理诊断的患者数占同期质子或重离子放射治疗患者总数的比例。	（接受质子或重离子放射治疗前有明确病理诊断的患者数/同期质子或重离子放射治疗患者总数）×100%

续表

指标	定义	计算公式
7.3 临床TNM分期比例	根据AJCC/UICC临床TNM分期标准,对于接受质子或重离子放射治疗的患者进行分期。临床TNM分期比例是指对实施质子或重离子放射治疗的患者进行各临床TNM分期的患者数占同期质子或重离子放射治疗患者总数的比例。	(进行各临床TNM分期的患者数/同期质子或重离子放射治疗患者总数)×100%
7.4 MDT执行率	MDT(Multidiciplinary Team)是指多学科综合治疗团队。MDT执行率是指实施质子或重离子放射治疗的患者,治疗前执行MDT的患者数占同期质子或重离子放射治疗患者总数的比例。	(治疗前执行MDT的患者数/同期质子或重离子放射治疗患者总数)×100%
7.5 知情同意书签署率	实施质子或重离子放射治疗的患者,治疗前签署知情同意书的患者数占同期质子或重离子放射治疗患者总数的比例。	(治疗前签署知情同意书的患者数/同期质子或重离子放射治疗患者总数)×100%
7.6 治疗方案完成率	实施质子或重离子放射治疗的患者,完成既定治疗方案的患者数占同期质子或重离子放射治疗患者总数的比例。	(完成既定治疗方案的患者数/同期质子或重离子放射治疗患者总数)×100%
7.7 不良反应发生率	不良反应是指按照常用药物毒性标准(common toxicity criteria, CTC)≥3级的副反应。不良反应发生率是指实施质子或重离子放射治疗,发生不良反应的患者数占同期质子或重离子放射治疗患者总数的比例。	(发生不良反应的患者数/同期质子或重离子放射治疗患者总数)×100%
7.8 6个月内死亡率	6个月内死亡是指患者从第一次接受质子或重离子放射治疗起,6个月之内死亡。6个月内死亡率是指实施质子或重离子放射治疗的患者,6个月内死亡的患者数占同期质子或重离子放射治疗患者总数的比例。	(6个月内死亡的患者数/同期质子或重离子放射治疗患者总数)×100%
7.9 患者随访率(1年、2年、5年)	质子或重离子放射治疗后一定时间(1年、2年、5年)内完成随访的例次数占同期质子或重离子放射治疗总例次数的比例。	(质子或重离子放射治疗后一定时间内完成随访的例次数/同期质子或重离子放射治疗总例次数)×100%
7.10 在线IGRT使用率	实施质子或重离子放射治疗的患者,使用在线IGRT的例次数占同期质子或重离子放射治疗总例次数的比例。	(使用在线IGRT的例次数/同期质子或重离子放射治疗总例次数)×100%
7.11 输出射束精度达标率	输出射束精度达标是指质子或重离子加速器输出射束的均匀性评估符合相关标准,达到临床诊疗基本要求。输出射束精度达标率是指达标的输出射束数占同期检测的输出射束总数的比例。	(达标的输出射束数/同期检测的输出射束总数)×100%
7.12 输出剂量精度达标率	输出剂量精度达标是指质子或重离子加速器输出剂量评估符合相关标准,达到临床诊疗基本要求。输出剂量精度达标率是指输出剂量达标的检测次数占同期输出剂量检测总次数的比例。	(输出剂量达标的检测次数/同期输出剂量检测总次数)×100%

指标	定义	计算公式
7.13 能量精度达标率	能量精度达标是指质子或重离子加速器治疗线束能量评估符合相关标准，在模体内布拉格峰深度准确，达到临床诊疗基本要求。能量精度达标率是指能量精度达标的检测次数占同期能量精度检测总次数的比例。	（能量精度达标的检测次数/同期能量精度检测总次数）×100%
7.14 放疗计划三维验证达标率	放疗计划三维验证达标是指质子或重离子放射治疗计划实施照射的三维剂量分布通过标准值。放疗计划三维验证达标率是指达标的放疗计划三维验证数占同期放疗计划三维验证总数的比例。	（达标的放疗计划三维验证数/同期放疗计划三维验证总数）×100%
7.15 设备开机率（半年、1年）	质子或重离子加速器一定时间（半年、1年）内正常工作的天数占同期法定工作天数的比例。	（质子或重离子加速器一定时间内正常工作的天数/同期法定工作天数）×100%

（八）放射性粒子植入治疗技术临床应用质量控制指标（2017年版）

指标	定义	计算公式
8.1 植入指征正确率	放射性粒子植入治疗技术应用适应证选择正确的例数占同期放射性粒子植入治疗总例数的比例。	（放射性粒子植入应用适应证选择正确的例数/同期放射性粒子植入治疗总例数）×100%
8.2 术前制订治疗计划率	术前制订治疗计划，是指放射性粒子植入治疗前，根据患者影像学表现和病理学类型，使用放射性粒子植入治疗计划系统完成植入治疗计划（包括靶区设计、处方剂量、粒子活度等）的制订工作。术前制订治疗计划率，是指放射性粒子植入治疗前，完成植入治疗计划的患者例数占同期放射性粒子植入治疗总例数的比例。	[术前完成植入治疗计划（TPS）的患者例数/同期放射性粒子植入治疗总例数]×100%
8.3 术后放射剂量验证率	术后放射剂量验证，是指放射性粒子植入术后进行影像学检查，并通过放射性粒子植入治疗计划系统完成放射剂量验证。术后放射剂量验证率，是指放射性粒子植入治疗后，完成术后放射剂量验证的患者例数占同期放射性粒子植入治疗总例数的比例。	（术后完成放射剂量验证的患者例数/同期放射性粒子植入患者总例数）×100%
8.4 术中及术后30天内主要并发症发生率		
8.4.1 穿刺相关主要并发症总发生率	放射性粒子植入术中及术后30天内发生主要并发症的例数占同期放射性粒子植入治疗总例数的比例。	（发生穿刺操作相关主要并发症的例数/同期放射性粒子植入治疗总例数）×100%
8.4.2 感染发生率	放射性粒子植入术后发生的与穿刺相关的感染的病例数占同期放射性粒子植入病例总数的比例	（发生穿刺相关感染患者例数/同期放射性粒子植入治疗总例数）×100%

续表

指标	定义	计算公式
8.4.3 出血发生率	放射性粒子植入术中及术后发生的与穿刺相关的出血的病例数占同期放射性粒子植入病例总数的比例	(发生穿刺相关出血患者例数/同期放射性粒子植入治疗总例数)×100%
8.4.4 气胸发生率	放射性粒子植入术后发生的与粒子植入操作相关的病例数占同期放射性粒子植入病例总数的比例	(发生穿刺相关气胸患者例数/同期放射性粒子植入治疗总例数)×100%
8.4.5 穿刺相关神经损伤发生率	指的是因粒子植入操作造成的患者神经损伤。	(发生穿刺相关神经损伤患者数/同期放射性粒子植入治疗总例数)×100%
8.5 放射性粒子植入治疗有效率	放射性粒子植入治疗有效率,是指放射性粒子植入治疗有效的患者例数占同期放射性粒子植入治疗总例数的比例(放射性粒子植入治疗有效,是指对放射性粒子植入术后进行疗效评价,按照实体瘤疗效评价新标准(RECIST)达到完全缓解、部分缓解、肿瘤稳定状态)。	(放射性粒子植入治疗有效的患者例数/同期放射性粒子植入治疗总例数)×100%
8.6 术后30天内全因死亡率	放射性粒子植入术后30天内死亡患者(不论何种原因)例数占同期放射性粒子植入治疗总例数的比例。	(放射性粒子植入术后30天内全因死亡患者例数/同期放射性粒子植入治疗总例数)×100%
8.7 患者随访率	放射性粒子植入治疗后各随访时间点完成随访的例次数占同期放射性粒子植入治疗总例次数的比例。	(放射性粒子植入治疗后一定时间内完成随访的例次数/同期放射性粒子植入治疗总例数)×100%
8.8 患者术后生存率	放射性粒子植入治疗后某一时间(2个月、4个月、半年、1年、2年)随访(失访者按未存活患者统计)尚存活的患者数占同期放射性粒子植入治疗患者总数的比例。	(放射性粒子植入后某一时间随访尚存活的患者数/同期放射性粒子植入治疗患者总数)×100%

(九)肿瘤深部热疗和全身热疗技术临床应用质量控制指标(2017年版)

指标	定义	计算公式
9.1 适应证符合率	肿瘤深部热疗或全身热疗技术适应证选择正确且无技术应用禁忌证的患者例数占同期肿瘤深部热疗或全身热疗技术总患者例数的比例。	(肿瘤深部热疗或全身热疗技术适应证选择正确且无禁忌证的患者例数/同期肿瘤深部热疗或全身热疗技术总患者例数)×100%
9.2 肿瘤热疗治疗温度和时间选择正确率	肿瘤深部热疗或全身热疗温度和时间选择正确的例数占同期肿瘤深部热疗或全身热疗技术总例数的比例。	(肿瘤深部热疗或全身热疗温度和时间选择正确的例数/同期肿瘤深部热疗或全身热疗技术总例数)×100%
9.3 围手术期并发症发生率	围手术期(术后30天内)并发症发生的例次数占同期肿瘤深部热疗或全身热疗技术总例次数的比例。	(围手术期并发症发生的例次数/同期肿瘤深部热疗或全身热疗技术总例次数)×100%

续表

指标	定义	计算公式
9.4 术后死亡率	术后死亡率是指术后患者死亡人数(包括因不可逆疾病而自动出院的患者)占同期肿瘤深部热疗或全身热疗治疗患者总数的比例。	(术后患者死亡人数/同期肿瘤深部热疗或全身热疗治疗患者总数)×100%
9.5 实体肿瘤热疗有效率与控制率		
9.5.1 实体肿瘤热疗有效率	实体肿瘤热疗有效率(RR)是指实体肿瘤热疗有效(完全缓解或部分缓解)的患者数占同期实体肿瘤热疗治疗患者总数的比例。	(实体肿瘤热疗有效的患者数/同期实体肿瘤热疗治疗患者总数)×100%
9.5.2 实体肿瘤热疗控制率	实体肿瘤热疗控制率(DCR)是指实体肿瘤热疗控制(完全缓解、部分缓解或稳定)的患者数占同期实体肿瘤热疗治疗患者总数的比例。	(实体肿瘤热疗控制的患者数/同期实体肿瘤热疗治疗患者总数)×100%
9.6 实体肿瘤坏死率	实体肿瘤热疗治疗后,CT扫描肿瘤最大直径层面肿瘤坏死面积与治疗前CT扫描肿瘤最大直径层面肿瘤面积的比值。	(CT扫描肿瘤最大直径层面肿瘤坏死面积/治疗前CT扫描肿瘤最大直径层面肿瘤面积)×100%
9.7 胸(腹、盆)腔积液消退率	肿瘤热疗治疗前后胸(腹、盆)腔积液体积差值的绝对值与治疗前胸(腹、盆)腔积液体积的比值。	[肿瘤热疗治疗前后胸(腹、盆)腔积液体积差值的绝对值/治疗前胸(腹、盆)腔积液体积]×100%
9.8 患者生活质量改善率	肿瘤热疗治疗后生活质量改善的患者数占同期肿瘤热疗治疗患者总数的比例。	(肿瘤热疗治疗后生活质量改善的患者数/同期肿瘤热疗治疗患者总数)×100%

(十)肿瘤消融治疗临床应用质量控制指标(2017年版)

指标	定义	计算公式
10.1 肿瘤消融治疗指征正确率	实施肿瘤消融治疗的患者,符合治疗指征的例次数占同期肿瘤消融治疗总例次数的比例。	(符合治疗指征的例次数/同期肿瘤消融治疗总例次数)×100%
10.2 肿瘤消融治疗完成率	按照肿瘤消融计划,实际完成消融治疗的病灶总数占同期计划完成消融治疗的病灶总数的比例。	(实际完成消融治疗的病灶总数/同期计划完成消融治疗的病灶总数)×100%
10.3 肿瘤消融治疗后临床症状有效缓解率	肿瘤消融治疗后临床症状有效缓解的例次数占同期有症状的肿瘤消融治疗总例次数的比例。	(肿瘤消融治疗后临床症状有效缓解的例次数/同期有症状的肿瘤消融治疗总例次数)×100%
10.4 肿瘤消融治疗后局部病灶有效控制率	肿瘤消融治疗后局部病灶有效控制的例次数占同期肿瘤消融治疗总例次数的比例。	(肿瘤消融治疗后局部病灶有效控制的例次数/同期肿瘤消融治疗总例次数)×100%
10.5 肿瘤消融治疗后30天内严重并发症发生率	肿瘤消融治疗后30天内发生的严重并发症,包括导致患者护理级别提升或住院时间延长、需要进一步住院治疗或者临床处理、致残或者死亡等。肿瘤消融治疗后30天内严重并发症发生率是指肿瘤消融治疗后30天内严重并发症发生的例次数占同期肿瘤消融治疗总例次数的比例。	(肿瘤消融治疗后30天内严重并发症发生的例次数/同期肿瘤消融治疗总例次数)×100%

续表

指标	定义	计算公式
10.6 肿瘤消融治疗后30天内死亡率	肿瘤消融治疗后30天内死亡(包括因不可逆疾病而自动出院的患者)患者数占同期肿瘤消融治疗患者总数的比例。患者死亡原因包括患者本身病情严重、手术、麻醉以及其他任何因素。	(肿瘤消融治疗后30天内死亡患者数/同期肿瘤消融治疗患者总数)×100%
10.7 患者随访率(6个月、1年、2年、3年、5年)	肿瘤消融治疗后一定时间(6个月、1年、2年、3年、5年)内完成随访的例次数占同期肿瘤消融治疗总例次数的比例。	(肿瘤消融治疗后一定时间内完成随访的例次数/同期肿瘤消融治疗总例次数)×100%
10.8 患者术后生存率(6月、1年、3年、5年)	肿瘤消融治疗后某一时间(6月、1年、3年、5年)随访尚存活(失访者按未存活患者统计)的患者数占同期肿瘤消融治疗患者总数的比例。	(肿瘤消融治疗后某一时间随访尚存活的患者数/同期肿瘤消融治疗患者总数)×100%
10.9 平均住院日	实施肿瘤消融治疗的患者出院时占用总床日数与同期肿瘤消融治疗患者出院人数之比。	(出院时所有患者占用总床日数/同期肿瘤消融治疗患者出院人数)

(十一)心室辅助技术临床应用质量控制指标(2017年版)

指标	定义	计算公式
11.1 心室辅助技术应用适应证选择正确率	心室辅助技术应用适应证选择正确的例数占同期心室辅助装置应用总例数的比例。	(心室辅助技术应用适应证选择正确的例数/同期心室辅助装置应用总例数)×100%
11.2 心室辅助装置有效撤除率	心室辅助装置有效撤除,是指心脏功能衰竭D期应用心室辅助装置的患者,经积极治疗后心功能改善而撤除心室辅助装置。心室辅助装置有效撤除率,是指有效撤除心室辅助装置例次数占同期心室辅助装置应用总例次数的比例。	(有效撤除心室辅助装置例次数/同期心室辅助装置应用总例次数)×100%
11.3 术后30天死亡率	心室辅助装置植(介)入术后30天内死亡患者数(不论何种原因)占同期心室辅助装置植(介)入患者总数的比例。	[心室辅助装置植(介)入术后30天内全因死亡患者数/同期心室辅助装置植(介)入患者总数]×100%
11.4 心室辅助转换心脏移植率	心室辅助转换心脏移植,是指患者心脏功能衰竭D期应用心室辅助装置持续治疗期间,转行心脏移植手术治疗。心室辅助转换心脏移植率,是指心室辅助转换心脏移植例数占同期心室辅助装置应用总例数的比例。	(心室辅助转换心脏移植例数/同期心室辅助装置应用总例数)×100%
11.5 术中及术后30天内主要并发症发生率		
11.5.1 术中及术后30天内血源性感染发生率	心室辅助装置植(介)入术中及术后30天内,发生主要并发症的患者数占同期心室辅助装置植(介)入患者总数的比例。	[心室辅助装置植(介)入术中及术后30天内发生血源性感染患者数/同期心室辅助装置植(介)入患者总数]×100%

指标	定义	计算公式
11.5.2 术中及术后30天内出血发生率	（主要并发症包括血源性感染、出血、溶血、血栓栓塞、右心功能衰竭、神经系统并发症、肾功能衰竭、机械故障）	[心室辅助装置植（介）入术中及术后30天内发生出血并发症患者数/同期心室辅助装置植（介）入患者总数]×100%
11.5.3 术中及术后30天内溶血发生率		[心室辅助装置植（介）入术中及术后30天内发生溶血并发症患者数/同期心室辅助装置植（介）入患者总数]×100%
11.5.4 术中及术后30天内血栓栓塞发生率		[心室辅助装置植（介）入术中及术后30天内发生血栓栓塞并发症患者数/同期心室辅助装置植（介）入患者总数]×100%
11.5.5 术中及术后30天内右心功能衰竭发生率		[心室辅助装置植（介）入术中及术后30天内发生右心功能衰竭患者数/同期心室辅助装置植（介）入患者总数]×100%
11.5.6 术中及术后30天内神经系统并发症发生率		[心室辅助装置植（介）入术中及术后30天内发生神经系统并发症患者数/同期心室辅助装置植（介）入患者总数]×100%
11.5.7 术中及术后30天内肾功能衰竭发生率		[心室辅助装置植（介）入术中及术后30天内发生肾功能衰竭患者数/同期心室辅助装置植（介）入患者总数]×100%
11.5.8 术中及术后30天内机械故障发生率		[心室辅助装置植（介）入术中及术后30天内发生机械故障患者数/同期心室辅助装置植（介）入患者总数]×100%
11.6 术后随访率（1年、3年）	心室辅助装置植（介）入后1年和3年随访的例次数占同期心室辅助装置植（介）入总例次数的比例。	[心室辅助装置植（介）入后1年和3年完成随访的例次数/同期心室辅助装置植（介）入总例次数]×100%
11.7 患者术后生存率（1年、3年）	心室辅助装置植（介）入后1年和3年随访尚存活（失访者按未存活患者统计）的患者数占同期心室辅助装置植（介）入患者总数的比例。	[心室辅助装置植（介）入后1年和3年随访尚存活的患者数/同期心室辅助装置植（介）入总数]×100%

(十二)人工智能辅助诊断技术临床应用质量控制指标(2017年版)

指标	定义	计算公式
12.1 诊断准确率	诊断准确是指实施人工智能辅助诊断技术所得的诊断与患者病理诊断相符合。诊断准确率是指诊断准确的例数占同期人工智能辅助诊断技术总例数的比例。	(诊断准确的例数/同期人工智能辅助诊断技术总例数)×100%
12.2 信息采集准确率	信息采集准确是指采集的信息样本能满足人工智能辅助诊断技术需要。信息采集准确率是指信息采集准确的样本数占同期采集的信息样本总数的比例。	(信息采集准确的样本数/同期采集的信息样本总数)×100%
12.3 人工智能辅助诊断平均时间	从下达人工智能辅助诊断医嘱到发出诊断报告的平均时间(以分钟为单位)。	人工智能辅助诊断时间总和/同期采用人工智能辅助诊断技术总例数
12.4.1 人工智能辅助诊断准确率增益率	单位时间、单位人员条件下,人工智能辅助诊断准确率和人工诊断准确率差值与人工智能辅助诊断准确率和人工诊断准确率中高值的比例。	(单位时间、单位人员条件下,人工智能辅助诊断准确率和人工诊断准确率差值/人工智能辅助诊断准确率与人工诊断准确率中的高值)×100%
12.4.2 人工智能辅助诊断日人均诊断量增益率	单位时间、单位人员条件下,日人均人工智能辅助诊断量和日人均人工诊断量差值与日人均人工智能辅助诊断量和日人均人工诊断量中高值的比例。	(单位时间、单位人员条件下,日人均人工智能辅助诊断量和日人均人工诊断量差值/日人均人工智能辅助诊断量和日人均人工诊断量中的高值)×100%
12.4.3 人工智能辅助诊断平均时间增益率	单位时间、单位人员条件下,人工智能辅助诊断平均时间和人工诊断平均时间差值与人工智能辅助诊断平均时间和人工诊断平均时间中高值的比例。	(单位时间、单位人员条件下,人工智能辅助诊断平均时间和人工诊断平均时间差值/人工智能辅助诊断平均时间和人工诊断平均时间中的高值)×100%

(十三)人工智能辅助治疗技术临床应用质量控制指标(2017年版)

指标	定义	计算公式
13.1 平均术前准备时间	从开始麻醉至手术医师开始实施人工智能辅助治疗技术的平均时间(以分钟为单位)。反映人工智能辅助治疗技术术前准备的熟练程度。	人工智能辅助治疗术前准备时间总和/同期人工智能辅助治疗技术患者总数
13.2 平均手术时间	同一术种从手术医师开始实施人工智能辅助治疗技术到手术完成的平均时间(以分钟为单位)。反映手术操作者人工智能辅助治疗技术熟练程度。	同一术种人工智能辅助治疗技术手术时间总和/同一术种同期人工智能辅助治疗技术患者总数
13.3 重大并发症发生率	同一术种实施人工智能辅助治疗技术的患者,术中、术后(住院期间内)发生重大并发症(包括需有创处理的术后出血、重要脏器损伤及功能不全、重症感染、吻合口瘘、麻醉意外等)的例数占同期人工智能辅助治疗技术总例数的比例。反映医疗机构人工智能辅助治疗技术水平及安全性。	(同一术种术中、术后发生重大并发症的例数/同一术种同期人工智能辅助治疗技术总例数)×100%

指标	定义	计算公式
13.4 手术中转率	同一术种实施人工智能辅助治疗技术的患者,术中因各种原因转为其他手术方式的例数占同期人工智能辅助治疗技术总例数的比例。反映医疗机构人工智能辅助治疗技术水平及规范性。	(同一术种术中因各种原因转为其他手术方式的例数/同一术种同期人工智能辅助治疗技术总例数)×100%
13.5 术中设备不良事件发生率	实施人工智能辅助治疗技术的患者,术中发生设备不良事件(是指实施人工智能辅助治疗技术过程中,机器人手术系统发生影响手术操作的事件,包括设备故障、手术器械意外损坏等)的例数占同期人工智能辅助治疗技术总例数的比例。反映医疗机构人工智能辅助治疗技术手术系统设备管理和维护能力,以及患者安全保障能力。	(术中发生设备不良事件的例数/同期人工智能辅助治疗技术总例数)×100%
13.6 术中及术后死亡率	术中及术后死亡是指实施人工智能辅助治疗技术的患者,术中及术后(住院期间内)死亡,包括因不可逆疾病而自动出院的患者。术中及术后死亡率是指术中及术后患者死亡人数占同期实施人工智能辅助治疗技术患者总数的比例。反映医疗机构人工智能辅助治疗技术水平的重要结果指标之一。	(同一术种术中、术后患者死亡人数/同一术种同期实施人工智能辅助治疗技术患者总数)×100%
13.7 各专业月手术量及人工智能辅助治疗技术比例	各专业月手术量是指各专业(普通外科、泌尿外科、胸外科、心脏大血管外科、妇科、骨科等)每个月开展人工智能辅助治疗(机器人手术系统辅助实施手术,以下同)技术的例数。人工智能辅助治疗技术比例是指同一类型疾病,实施人工智能辅助治疗技术的例次数占同期该类疾病手术治疗总例次数的比例。反映医疗机构相关专业选择人工智能辅助治疗技术的适宜性和科学性。	(实施人工智能辅助治疗技术的例次数/同期该类疾病手术治疗总例次数)×100%
13.8 平均住院日	同一病种实施人工智能辅助治疗技术的患者出院时占用总床日数与同期实施人工智能辅助治疗技术的患者出院人数的比例。体现人工智能辅助治疗技术的效率,是反映医疗机构人工智能治疗技术医疗质量的重要结果指标之一。	实施人工智能辅助治疗技术的患者总床日数/同期实施人工智能辅助治疗技术的患者出院人数

(十四)颅颌面畸形颅面外科矫治技术临床应用质量控制指标(2017年版)

指标	定义	计算公式
14.1 医患比	各学科(口腔颌面外科、整形外科、小儿外科、神经外科、眼科、耳鼻喉科、口腔正畸科等)开展颅颌面畸形颅面外科矫治技术的固定在岗(本医疗机构)医师总数占同期完成颅颌面畸形颅面外科矫治技术总例次数(万例次)的比例。	各学科开展颅颌面畸形颅面外科矫治技术的固定在岗(本医疗机构)医师总数/同期完成颅颌面畸形颅面外科矫治技术总例次数(万例数)

续表

指标	定义	计算公式
14.2 各类手术患者比例	各类手术患者比例是指该类手术患者数占同期颅颌面畸形颅面外科矫治技术患者总数的比例(根据颅颌面畸形颅面外科矫治技术管理规范,颅颌面畸形颅面外科矫治技术包括颅眶外科手术、正颌外科手术、面部骨轮廓手术)。	(该类手术患者数/同期颅颌面畸形颅面外科矫治技术患者总数)×100%
14.3 正颌术前正畸比例	正颌术前给予正畸治疗的患者数占同期正颌外科手术患者总数的比例。	(正颌术前给予正畸治疗的患者数/同期正颌外科手术患者总数)×100%
14.4 颅眶外科手术术前CT检查率	颅眶外科手术患者,完成术前CT检查的患者数占同期颅眶外科手术患者总数比例。	(完成术前CT检查的患者数/同期颅眶外科手术患者总数)×100%
14.5 术前计算机辅助设计系统使用率		
14.5.1 正颌外科术前计算机辅助设计系统使用率	正颌外科手术患者,术前使用计算机辅助设计系统的患者数占同期正颌外科手术或面部骨轮廓手术患者总数的比例。	(术前使用计算机辅助设计系统的患者数/同期正颌外科手术患者总数)×100%
14.5.2 面部骨轮廓术前计算机辅助设计系统使用率	面部骨轮廓手术患者,术前使用计算机辅助设计系统的患者数占同期正颌外科手术或面部骨轮廓手术患者总数的比例。	(术前使用计算机辅助设计系统的患者数/同期面部骨轮廓手术患者总数)×100%
14.6 意外骨折发生率	意外骨折是指颅颌面畸形颅面外科矫治技术实施过程中出现的、非实施该技术而必须发生的骨折(包括颅骨、上颌骨或下颌骨骨折)。意外骨折发生率是指发生意外骨折的患者数占同期颅颌面畸形颅面外科矫治技术患者总数的比例。	(发生意外骨折的患者数/同期颅颌面畸形颅面外科矫治技术患者总数)×100%
14.7 输血率	颅颌面畸形颅面外科矫治技术患者,术中、术后(住院期间内)接受400mL及以上输血治疗的患者数占同期颅颌面畸形颅面外科矫治技术患者总数的比例。	(颅颌面畸形颅面外科矫治技术患者术中、术后接受400mL及以上输血治疗的患者数/同期颅颌面畸形外科矫治技术患者总数)×100%
14.8 术中自体血输注率	颅颌面畸形颅面外科矫治技术患者,术中接受400mL及以上自体血(包括自体全血及自体血红细胞)输注患者数占同期术中接受400mL及以上输血治疗的患者总数的比例。	[术中接受400mL及以上自体血(包括自体全血及自体血红细胞)输注患者数/同期术中接受400mL及以上输血治疗的患者总数]×100%
14.9 失血性休克发生率	颅颌面畸形颅面外科矫治技术患者,术中、术后(住院期间内)发生失血性休克的患者数占同期颅颌面畸形颅面外科矫治技术患者总数的比例。	(术中、术后发生失血性休克的患者数/同期颅颌面畸形颅面外科矫治技术患者总数)×100%
14.10 术后并发症发生率	颅颌面畸形颅面外科矫治技术患者,术后发生各种并发症(面神经损伤、视神经损伤、下牙槽神经损伤、伤口感染、固定夹板松脱/折断、脑脊液漏、颅内感染)的例数占同期颅颌面畸形颅面外科矫治技术总例数的比例。	

续表

指标	定义	计算公式
14.10.1 术后面神经损伤发生率	颅颌面畸形颅面外科矫治技术患者，术后发生面神经损伤的例数占同期颅颌面畸形颅面外科矫治术患者的比例	（术后发生面神经损伤的例数/同期颅颌面畸形颅面外科矫治技术患者总数）×100%
14.10.2 术后视神经损伤发生率	颅颌面畸形颅面外科矫治技术患者，术后发生视神经损伤的例数占同期颅颌面畸形颅面外科矫治术患者的比例	（术后发生视神经损伤的例数/同期颅颌面畸形颅面外科矫治技术患者总数）×100%
14.10.3 术后下牙槽神经损伤发生率	颅颌面畸形颅面外科矫治技术患者，术后发生下牙槽神经损伤的例数占同期颅颌面畸形颅面外科矫治术患者的比例	（术后发生下牙槽神经损伤的例数/同期颅颌面畸形颅面外科矫治技术患者总数）×100%
14.10.4 术后伤口感染发生率	颅颌面畸形颅面外科矫治技术患者，术后发生伤口感染的例数占同期颅颌面畸形颅面外科矫治术患者的比例	（术后发生伤口感染的例数/同期颅颌面畸形颅面外科矫治技术患者总数）×100%
14.10.5 术后固定夹板松脱、折断发生率	颅颌面畸形颅面外科矫治技术患者，术后发生固定夹板松脱、折断的例数占同期颅颌面畸形颅面外科矫治术患者的比例	（术后发生固定夹板松脱、折断的例数/同期颅颌面畸形颅面外科矫治技术患者总数）×100%
14.10.6 术后脑脊液漏发生率	颅颌面畸形颅面外科矫治技术患者，术后发生脑脊液漏的例数占同期颅颌面畸形颅面外科矫治术患者的比例	（术后发生脑脊液漏的例数/同期颅颌面畸形颅面外科矫治技术患者总数）×100%
14.10.7 术后颅内感染发生率	颅颌面畸形颅面外科矫治技术患者，术后发生颅内感染的例数占同期颅颌面畸形颅面外科矫治术患者的比例	（术后发生颅内感染的例数/同期颅颌面畸形颅面外科矫治技术患者总数）×100%
14.11 非计划二次手术率	非计划二次手术是指患者颅颌面畸形颅面外科矫治术后出现出血、固定夹板松脱或折断、气道梗阻需气管切开等情况，非计划再次手术。非计划二次手术率是指非计划二次手术患者数占同期颅颌面畸形颅面外科矫治技术患者总数的比例。	（非计划二次手术患者数/同期颅颌面畸形颅面外科矫治技术患者总数）×100%
14.12 术后抢救率、术后抢救成功率		
14.12.1 术后抢救率	术后抢救率是指术后抢救的患者例次数占同期颅颌面畸形颅面外科矫治技术患者总数的比例。术后抢救是指颅颌面畸形颅面外科矫治技术患者，术后因紧急情况（上气道梗阻、休克、颅内感染等）出现生命危险，需立即进行气管插管或切开、心肺复苏等治疗。	（术后抢救的患者例次数/同期颅颌面畸形颅面外科矫治技术患者总数）×100%
14.12.2 术后抢救成功率	术后抢救成功率是指术后抢救成功的患者例次数占同期术后抢救患者总例次数的比例。同一患者24小时内行多次抢救，记为"一例次"（术后抢救成功是指经抢救的术后患者存活超过24小时）。	（术后抢救成功的患者例次数/同期术后抢救患者总例次数）×100%

续表

指标	定义	计算公式
14.13 术中及术后死亡率	术中及术后死亡是指颅颌面畸形颅面外科矫治技术患者,术中及术后(住院期间内)死亡,包括因不可逆疾病而自动出院的患者。术中及术后死亡率是指术中及术后患者死亡人数占同期颅颌面畸形颅面外科矫治技术患者总数的比例。	(术中及术后患者死亡人数/同期颅颌面畸形颅面外科矫治技术患者总数)×100%

(十五)心血管系统疾病介入治疗技术医疗质量控制指标(2021年版)

指标	定义	计算公式
15.1 先心病介入治疗成功率	单位时间内,行先心病介入治疗成功的患者数,占同期行先心病介入治疗的患者总数的比例。	(行先心病介入治疗成功的患者数/同期行先心病介入治疗的患者总数)×1000‰
15.2 先心病介入治疗住院死亡率	单位时间内,行先心病介入治疗住院期间死亡的患者数,占同期行先心病介入治疗的患者总数的比例。	(行先心病介入治疗住院期间死亡的患者数/同期行先心病介入治疗的患者总数)×1000‰
15.3 急性ST段抬高型心肌梗死(STEMI)患者到院10分钟内完成12导联(及以上)心电图检查率	单位时间内,到院10分钟内完成12导联(及以上)心电图检查的急性STEMI患者数,占同期急性STEMI患者总数的比例。	[到院10分钟内完成12导联(及以上)心电图检查的急性STEMI患者数/同期急性STEMI患者总数]×100%
15.4 急性STEMI患者到院1小时内双抗治疗率	单位时间内,到院1小时内给予双抗的急性STEMI患者数,占同期急性STEMI患者总数的比例。	(到院1小时内给予双抗的急性STEMI患者数/同期急性STEMI患者总数)×100%
15.5 发病24小时内急性STMI患者到院90分钟内进行直接经皮冠状动脉介入治疗(PCI)的比例	单位时间内,发病24小时内急性STEMI患者中,从到院至进行直接PCI治疗导丝通过靶血管(Door to Device,DTD)的时间小于等于90分钟的患者数,占同期发病24小时内急性STEMI患者总数的比例。	(发病24小时内急性STEMI患者中DTD的时间小于等于90分钟的患者数/同期发病24小时内急性STEMI患者总数)×100%
15.6 急性STEMI患者住院死亡率	单位时间内,住院期间死亡的急性STEMI患者数,占同期急性STEMI患者总数的比例。	(住院期间死亡的急性STEMI患者数/同期急性STEMI患者总数)×100%
15.7 冠脉介入治疗术后即刻冠状动脉造影成功率	单位时间内,冠脉介入治疗术后即刻冠状动脉造影成功的例数,占同期接受冠脉介入治疗的总例数的比例。	(冠脉介入治疗术后即刻冠状动脉造影成功的例数/同期接受冠脉介入治疗的总例数)×100%
15.8 冠脉介入治疗临床成功率	单位时间内,冠脉介入治疗临床成功的例数,占同期接受冠脉介入治疗的总例数的比例。	(冠脉介入治疗临床成功的例数/同期接受冠脉介入治疗的总例数)×100%
15.9 冠脉介入治疗住院死亡率	单位时间内,本次接受冠脉介入治疗住院期间死亡的患者数,占同期接受冠脉介入治疗的患者总数的比例。	(择期冠脉介入治疗本次住院期间死亡的患者数/同期接受择期冠脉介入治疗的患者总数)×100%

续表

指标	定义	计算公式
15.10 冠脉介入治疗严重并发症发生率	单位时间内,接受冠脉介入治疗住院期间发生严重并发症的患者数,占同期接受冠脉介入治疗的患者总数的比例。	(接受冠脉介入治疗住院期间发生严重并发症的患者数/同期接受冠脉介入治疗的患者总数)×100%
15.11 STEMI 患者发病 12 小时内接受直接 PCI 率	STEMI 患者发病 12 小时内接受直接 PCI 的患者数,占同期发病 12 小时内到院的 STEMI 患者总数的比例。	(STEMI 患者发病 12 小时内接受直接 PCI 的患者数/同期发病 12 小时内到院的 STEMI 患者总数)×100%
15.12 接受 PCI 治疗的非 ST 段抬高型急性冠脉综合征(NSTE ACS)患者进行危险分层的比率	接受 PCI 治疗的 NSTE ACS 患者进行危险分层的患者数,占同期接受 PCI 治疗的 NSTE ACS 患者总数的比例。	(接受 PCI 治疗的 NSTE ACS 患者进行危险分层的患者数/同期接受 PCI 治疗的 NSTE ACS 患者总数)×100%
15.13 心脏植入型电子器械(CIED)植入术住院死亡率	单位时间内,行 CIED 植入术住院期间死亡的患者数,占同期行 CIED 植入术的患者总数的比例。	(行 CIED 植入术住院期间死亡的患者数/同期行 CIED 植入术的患者总数)×100%
15.14 CIED 植入术导线脱位发生率	单位时间内,行 CIED 植入术发生导线脱位的患者数,占同期行 CIED 植入术的患者总数的比例。	(行 CIED 植入术发生导线脱位的患者数/同期行 CIED 植入术的患者总数)×100%
15.15 阵发性室上性心动过速(PSVT)导管消融治疗成功率	单位时间内,行 PSVT 导管消融治疗成功的患者数,占同期行 PSVT 导管消融治疗的患者总数的比例。	(行 PSVT 导管消融治疗成功的患者数/同期行 PSVT 导管消融治疗的患者总数)×100%
15.16 导管消融治疗后严重房室传导阻滞发生率	单位时间内,行导管消融治疗术中或术后发生严重房室传导阻滞的患者数,占同期行导管消融治疗的患者总数的比例。	(行导管消融治疗术中或术后发生严重房室传导阻滞的患者数/同期行导管消融治疗的患者总数)×100%
15.17 导管消融治疗心脏压塞发生率	单位时间内,行导管消融治疗发生心脏压塞的患者数,占同期行导管消融治疗的患者总数的比例。	(行导管消融治疗发生心脏压塞的患者数/同期行导管消融治疗的患者总数)×100%
15.18 导管消融治疗住院死亡率	单位时间内,行导管消融治疗住院期间死亡的患者数,占同期行导管消融治疗的患者总数的比例。	(行导管消融治疗期间死亡的患者数/同期行导管消融治疗的患者总数)×100%

二、人体器官捐献、获取与移植技术

(数据来源:中国人体器官分配与共享计算机系统(COTRS)、各器官移植专业国家质控中心相关系统)

指标	定义	计算公式
(一)向人体器官获取组织报送的潜在器官捐献者人数与院内死亡人数比	向人体器官获取组织报送的潜在器官捐献者人数占同期院内死亡人数的比例。	(年度向 OPO 报送的院内潜在器官捐献者人数/同期院内死亡人数)×100%
(二)实现器官捐献的人数与院内死亡人数比	实现器官捐献的人数占同期院内死亡人数的比例。	(年度院内完成器官捐献的人数/同期院内死亡人数)×100%
(三)人体器官获取组织质量控制指标(2019 年版)		

续表

指标	定义	计算公式
3.1 器官捐献转化率	在人体器官获取组织(OPO)服务区域内,年度完成器官获取的器官捐献者数量占潜在捐献者总数的比例。	(年度获取捐献者的数量/同期潜在的捐献者总数)×100%
3.2 平均器官产出率	在OPO服务区域内,年度获取并完成移植的器官数量与器官捐献者总数的比例。	(年度移植的器官数量/同期器官捐献者总数)×100%
3.3 器官捐献分类占比	脑死亡来源器官捐献者(DBD)、心死亡来源器官捐献者(DCD)、脑心双死亡来源器官捐献者(DBCD)数量分别占同期器官捐献者总数的比例。	[年度(DBD、DCD、DBCD)数量/同期器官捐献者总数]×100%
3.4 获取器官利用率	器官获取后用于移植的器官数量占同期获取器官总数的比例。	(年度用于移植的器官数量/同期获取器官总数)×100%
3.5 器官病理检查率	捐献器官获取前对捐献器官进行活体组织病理检查的数量占同期获取器官的比例。	(获取后病检器官数量/同期器官总数)×100%
3.6 边缘供器官比率	边缘供器官数量占同期获取器官总数的比例。	(边缘供器官数量/同期获取器官总数)×100%
3.7 器官保存液病原菌培养阳性率	OPO获取的器官其保存液中细菌培养阳性者器官数占器官获取总例数的比例。	(细菌培养阳性者例数/同期获取器官总例数)×100%
3.8 移植器官原发性无功能(PNF)发生率	同年度捐献器官移植术后PNF并发症发生比例,包括总PNF发生率、DBD来源器官PNF发生率、DCD来源器官PNF发生率、DBCD来源器官PNF发生率。	(年度PNF病例数/同期移植病例总数)×100%
3.9 移植器官术后功能延迟性恢复(DGF)发生率	同年度捐献器官移植术后DGF并发症发生比例,包括总DGF发生率、DBD来源器官DGF发生率、DCD来源器官DGF发生率、DBCD来源器官DGF发生率。	(年度DGF病例数/同期移植病例总数)×100%
(四)肝脏移植技术医疗质量控制指标(2020年版)		
4.1 肝癌肝脏移植指标		
4.1.1 肝癌肝脏移植受者比例	肝癌肝脏移植受者人数占同期肝脏移植手术受者总人数的比例。	(肝癌肝脏移植受者人数/同期肝脏移植手术受者总人数)×100%
4.1.2 单发肿瘤,直径不超过5cm的肝癌肝脏移植受者比例	单发肿瘤,直径不超过5cm的肝癌肝脏移植受者人数占同期肝癌肝脏移植手术受者总人数的比例。	(单发肿瘤,直径不超过5cm的肝癌肝脏移植受者人数/同期肝癌肝脏移植手术受者总人数)×100%
4.1.3 多发肿瘤,肿瘤数目不超过3个,最大直径不超过3cm的肝癌肝脏移植受者比例	多发肿瘤,肿瘤数目不超过3个,最大直径不超过3cm的肝癌肝脏移植受者人数占同期肝癌肝脏移植手术受者总人数的比例。	多发肿瘤,肿瘤数目不超过3个,最大直径不超过3cm的肝癌肝脏移植受者人数/同期肝癌肝脏移植手术受者总人数
4.2 肝脏移植手术指标		
4.2.1 冷缺血时间比例		

续表

指标	定义	计算公式
4.2.1.1 冷缺血时间≤6小时比例	冷缺血时间比例为冷缺血时间在不超过6小时(h)，6~12h和12h以上三个时间段中的肝脏移植手术人数分别占同期肝脏移植手术总人数的比例。	(冷缺血时间不超过6h的手术人数/同期肝脏移植手术总人数)×100
4.2.1.2 6h<冷缺血时间≤12h比例		(冷缺血时间在6~12h的手术人数/同期肝脏移植手术总人数)×100%
4.2.1.3 冷缺血时间>12小时比例		(冷缺血时间12h以上的手术人数/同期肝脏移植手术总人数)×100%
4.2.2 无肝期比例		
4.2.2.1 无肝期≤60min比例	无肝期比例为无肝期时间不超过60分钟(min)，60~120min和120min以上三个时间段中的肝脏移植手术人数分别占同期肝脏移植手术总人数的比例。	(无肝期不超过60分钟的手术人数/同期肝脏移植手术总人数)×100%
4.2.2.2 60min<无肝期≤120min比例		(无肝期在60~120分钟的手术人数/同期肝脏移植手术总人数)×100%
4.2.2.3 无肝期>120min比例		(无肝期120分钟以上的手术人数/同期肝脏移植手术总人数)×100%
4.2.3 手术时间比例		
4.2.3.1 手术时间≤6h比例	手术时间比例为手术时间在不超过6h，6~10h和10h以上三个时间段中的肝脏移植手术人数分别占同期肝脏移植手术总人数的比例。	(手术时间不超过6小时的手术人数/同期肝脏移植手术总人数)×100%
4.2.3.2 6h<手术时间≤10h比例		(手术时间在6~10小时的手术人数/同期肝脏移植手术总人数)×100%
4.2.3.3 手术时间>10h比例		(手术时间在10小时以上的手术人数/同期肝脏移植手术总人数)×100%
4.2.4 术中大出血发生率	成人肝脏移植手术受者术中出血量在2000mL及以上的手术人数占同期成人肝脏移植手术总人数的比例。	(成人肝脏移植手术受者术中出血量在2000mL及以上的手术人数/同期成人肝脏移植手术总人数)×100%
4.3 术后主要并发症指标		
4.3.1 术后早期肝功能不全(EAD)发生率	肝脏移植手术后发生EAD的手术人数占同期肝脏移植手术总人数的比例。	(发生EAD的手术人数/同期肝脏移植手术总人数)×100%
4.3.2 术后非计划二次手术率	肝脏移植手术后发生非计划二次手术的手术人数占同期肝脏移植手术总人数的比例。	(进行非计划二次手术的手术人数/同期肝脏移植手术总人数)×100%

续表

指标	定义	计算公式
4.3.3 术后血管并发症发生率(1周内、1个月内、3月内)	肝脏移植手术后发生血管并发症的手术人数占同期肝脏移植手术总人数的比例。	(发生血管并发症的手术人数/同期肝脏移植手术总人数)×100%
4.3.4 术后超急性排斥反应、急性排斥反应发生率(1周内、1个月内、6个月内、1年内)	肝脏移植手术后发生超急性排斥反应、急性排斥反应的手术人数占同期肝脏移植手术总人数的比例。	(发生超急性或急性排斥反应的手术人数/同期肝脏移植手术总人数)×100%
4.3.5 术后胆道并发症发生率(1个月内、6个月内、1年内)	肝脏移植手术后发生胆道并发症的手术人数占同期肝脏移植手术总人数的比例。	(术后发生胆道并发症的手术人数/同期肝脏移植手术总人数)×100%
4.3.6 术后耐药菌感染发生率(1周内、1个月内、6个月内、1年内)	肝脏移植手术后发生耐药菌感染的手术人数占同期肝脏移植手术总人数的比例。	(发生术后耐药菌感染的手术人数/同期肝脏移植手术总人数)×100%
4.4 受者术后生存指标		
4.4.1 术后早期死亡率	肝脏移植术后30天内受者全因死亡人数占同期肝脏移植手术受者总人数的比例。	(肝脏移植术后30天内受者全因死亡人数/同期肝脏移植手术受者总人数)×100%
4.4.2 受者术后生存率(1年、3年、5年)		
4.4.2.1 良性肝病肝脏移植受者术后生存率	肝脏移植某一时间(1年、3年、5年)随访尚存活的受者人数占同期肝脏移植手术受者总人数的比例。	(肝脏移植手术后某一时间随访尚存活的良性肝病受者人数/同期良性肝病肝脏移植手术受者总人数)×100%
4.4.2.2 肝癌肝脏移植受者术后生存率		(肝脏移植手术后某一时间随访尚存活的肝癌肝脏移植受者人数/同期肝癌肝脏移植手术受者总人数)×100%
4.4.3 肝癌肝脏移植受者术后无瘤生存率(1年、3年、5年)	肝癌肝脏移植某一时间(1年、3年、5年)无瘤存活的受者人数占同期肝癌肝脏移植手术受者总人数的比例。	(肝癌肝脏移植受者移植后某一时间无瘤存活的受者人数/同期肝癌肝脏移植手术受者总人数)×100%
4.5 中国肝移植注册系统(CLTR)数据报送质量指标		
4.5.1 数据完整度	向中国肝移植注册系统(CLTR)系统所报送数据的完整度累计值与同期肝脏移植总人数的比例。	(每例肝脏移植病例数据完整度得分之和/同期肝脏移植手术总人数)×100%
4.5.2 数据及时性	完成肝脏移植手术后72小时内向CLTR系统报送的病例数占同期肝脏移植总人数的比例。	(术后72小时内报送的病例数/同期肝脏移植手术受者总人数)×100%

指标	定义	计算公式
4.5.3 数据真实性	向CLTR系统所报送数据的真实性总得分与同期肝脏移植总人数的比例。	(每例肝脏移植病例数据真实得分之和/同期肝脏移植手术受者总人数)×100%
4.5.4 有效随访率	肝脏移植手术后在CLTR系统中报送的有效随访例次数占同期肝脏移植应完成总例次数的比例。	(每例肝脏移植病例有效随访例次数之和/同期肝脏移植手术应完成随访总例次数之和)×100%
4.5.5 受者失访率	肝脏移植手术后一定时间内失访的受者人数占同期肝脏移植手术受者总人数的比例。	(肝脏移植手术后一定时间内失访的受者人数/同期肝脏移植手术受者总人数)×100%

(五)肾脏移植技术医疗质量控制指标(2020年版)

5.1 冷热缺血时间

指标	定义	计算公式
5.1.1 冷缺血时间的比例 5.1.2 热缺血时间的比例	热缺血时间≤10分钟(min)、冷缺血时间≤24小时(h)的肾脏移植人数分别占同期肾脏移植总人数的比例。 热缺血时间：从供者心跳停止或肾动脉阻断(亲属间活体捐献)到冷灌注的时间。 冷缺血时间：从供肾冷灌注开始到植入体内恢复血液再灌注的时间。	(冷缺血时间≤24h的人数/同期肾脏移植总人数)×100% (热缺血时间≤10min的人数/同期肾脏移植总人数)×100%
5.2 亲属间活体捐献者重大并发症发生率	亲属间活体肾脏捐献者，术后30天内发生的重大并发症的人数占同期亲属间活体肾脏捐献者总人数的比例，包括围手术期死亡和2000mL以上的大出血。	(亲属间活体肾脏捐献者术后30天内重大并发症发生人数/同期亲属间活体肾脏移植总人数)×100%
5.3 术后30天内死亡率	肾脏移植术后30天内受者全因死亡人数占同期肾脏移植总人数的比例。	(肾脏移植术后30天内受者全因死亡人数/同期肾脏移植总人数)×100%
5.4 移植肾功能延迟恢复发生率	肾脏移植术后发生移植肾功能延迟恢复(DGF)的受者人数占同期肾脏移植总人数的比例。DGF指肾脏移植术后一周内需要透析治疗或术后一周血肌酐未下降至400μmol/L以下。	(肾脏移植术后发生DGF受者人数/同期肾脏移植总人数)×100%
5.5 血管并发症发生率	肾脏移植术后1年内发生血管并发症的受者人数占同期肾脏移植总人数的比例。主要包括移植肾动静脉破裂和血栓、移植肾动静脉狭窄、移植肾动脉瘤。	(肾脏移植术后1年内发生血管并发症的受者人数/同期肾脏移植总人数)×100%
5.6 急性排斥反应发生率	肾脏移植术后1年内发生急性排斥反应的受者人数占同期肾脏移植总人数的比例。急性排斥反应是肾移植术后最常见的一种排斥反应，一般发生在肾移植术后几个小时至6个月内，临床上表现为发热、全身不适、移植肾肿大和疼痛，同时伴有移植肾功能突然减退。	(肾脏移植术后1年内发生急性排斥反应的受者人数/同期肾脏移植总人数)×100%

续表

指标	定义	计算公式
5.7 术后感染发生率	肾脏移植术后100天内发生感染的受者人数占同期肾脏移植总人数的比例。肾移植术后无症状的小尿路感染不在统计之列。	(肾脏移植术后100天内发生感染的受者人数/同期肾脏移植总人数)×100%
5.8 中国肾脏移植科学登记系统(CSRKT)数据报送质量指标		
5.8.1 数据完整度	向中国肾脏移植科学登记系统(CSRKT)报送数据的完整度得分累计值与同期肾脏移植总人数的比例。	(所有病例的完整度得分累计值/同期肾脏移植总人数)×100%
5.8.2 数据及时性	完成肾脏移植手术后72小时内向CSRKT系统报送患者数占同期肾脏移植总人数的比例。	(术后72小时内报送的患者数/同期肾脏移植总人数)×100%
5.8.3 数据真实性	向CSRKT系统所报送数据的真实性总得分与同期肾脏移植总人数的比例。	(每例肾脏移植病例数据真实性相加总得分/同期肾脏移植总人数)×100%
5.8.4 受者总体随访质量	该医疗机构所有病例的随访质量得分的平均值。	(随访质量得分总和/该机构同期肾脏移植总人数)
5.9 移植肾生存率	接受肾脏移植手术后,在某段时间(1年、3年、5年等),移植肾脏的生存率。	采用乘积极限法(Kaplan-Meier法)
(六)心脏移植技术医疗质量控制指标(2020年版)		
6.1 伦理委员会决议通过率	单位时间内,术前经医疗机构伦理委员会讨论通过的心脏移植患者数占心脏移植总人数的比例。	(通过伦理委员会讨论的心脏移植手术人数/同期心脏移植手术总人数)×100%
6.2 术前有创肺动脉压监测率	单位时间内,术前进行有创肺动脉压监测的人数占心脏移植人数的比例。	(术前进行有创肺动脉压监测的人数/同期心脏移植手术总人数)×100%
6.3 术前心肺运动试验检查率	单位时间内,术前进行心肺运动试验(CPET)检查的心脏移植人数占心脏移植总人数的比例。	(术前进行CPET检查的心脏移植手术人数/同期心脏移植手术总人数)×100%
6.4 供体心脏缺血时间小于等于6小时的比例	单位时间内,医疗机构获取的供体心脏的缺血时间小于等于6小时的心脏移植例数占总例数的比例。	(供体心脏缺血时间小于等于6小时的心脏移植例数/同期心脏移植手术总例数)×100%
6.5 术中术后生命支持应用率		
6.5.1 ECMO应用率	单位时间内,心脏移植术中术后使用体外膜肺氧合(ECMO)、主动脉内球囊反搏(IABP)和连续性肾脏替代治疗(CRRT)的人数占同期心脏移植总人数的比例。	(术中术后使用ECMO的心脏移植手术人数/同期心脏移植手术总人数)×100%
6.5.2 IABP应用率		(术中术后使用IABP的心脏移植手术人数/同期心脏移植手术总人数)×100%
6.5.3 CRRT应用率		(术中术后使用CRRT的心脏移植手术人数/同期心脏移植手术总人数)×100%

续表

指标	定义	计算公式
6.6 术后机械通气时间小于等于48小时的比例	单位时间内，心脏移植手术受者术后接受机械通气的时间小于等于48小时的人数占心脏移植总人数的比例。	(术后机械通气时间小于等于48小时的人数/同期心脏移植手术总人数)×100%
6.7 术后并发症发病率	单位时间内，心脏移植手术受者术后(自手术开始至出院)发生的手术相关并发症人数占同期心脏移植总人数的比例。	(术后出现并发症的心脏移植人数/同期心脏移植手术总人数)×100%
6.8 术后院内死亡率	单位时间内，心脏移植手术受者术后(自手术开始至出院)全因死亡人数占同期心脏移植总人数的比例。	(心脏移植手术受者术后全因死亡人数/同期心脏移植手术总人数)×100%
6.9 术后存活率	根据术后随访数据计算心脏移植术后30天、1年、3年、5年和10年存活的心脏移植受者人数占同期应随访心脏移植总人数的比例。	[术后(30天、1年、3年、5年、10年)存活的心脏移植人数/同期应随访心脏移植手术总人数]×100%
6.10 中国心脏移植注册登记数据报送质量指标		
6.10.1 数据完整度	向中国心脏移植注册系统报送数据的完整度得分与同期心脏移植总人数的比例。	(每例心脏移植手术上报数据完整度得分累计值/同期心脏移植总人数)×100%
6.10.2 数据及时性	完成心脏移植手术后72小时内向中国心脏移植注册系统报送病例数占同期心脏移植总人数的比例。	(及时报送数据的手术例数/同期心脏移植手术总人数)×100%
6.10.3 随访完整度	向中国心脏移植注册系统报送的随访数据完整度得分与同期心脏移植总人数的比例。	(每例心脏移植受者出院随访数据完整度得分累计值/同期心脏移植总人数)×100%
(七)肺脏移植技术医疗质量控制指标(2020年版)		
7.1 肺脏移植绝对适应证占比	符合临床肺脏移植手术绝对适应证的手术人数占同期肺脏移植手术总数的比例。	(符合肺脏移植手术绝对适应证的手术人数/同期肺脏移植手术总人数)×100%
7.2 热缺血时间≤1分钟(min)比例	热缺血时间≤1分钟的肺脏移植手术人数占同期肺脏移植手术总人数的比例。	(热缺血时间≤1分钟的肺脏移植人数/同期肺脏移植手术总人数)×100%
7.3 冷缺血时间≤12小时(h)比例	冷缺血时间≤12小时的肺脏移植手术人数占同期肺脏移植手术总人数的比例。	(冷缺血时间≤12小时的肺脏移植人数/同期肺脏移植手术总人数)×100%
7.4 术中异体输血≤1000毫升手术比例	术中输入异体血≤1000毫升的肺脏移植手术例数(包括未输血例数)占同期肺脏移植手术例数的比例。	(术中输入异体血≤1000毫升的肺脏移植手术例数/同期肺脏移植手术总例数)×100%
7.5 术后二次开胸率	肺脏移植术后一个月内再次开胸的人数占同期肺脏移植总人数的比例。	(肺脏移植术后一个月内再次开胸的人数/同期肺脏移植手术总人数)×100%

续表

指标	定义	计算公式
7.6 术后3个月内感染发生率		
7.6.1 术后3个月内细菌感染发生率	肺脏移植术后3个月内发生感染的人数占同期肺脏移植总人数的比例。	(肺脏移植术后3个月内发生细菌感染的人数/同期肺脏移植手术总人数)×100%
7.6.2 术后3个月内真菌感染发生率		(肺脏移植术后3个月内发生真菌感染的人数/同期肺脏移植手术总人数)×100%
7.6.3 术后3个月内病毒感染发生率		(肺脏移植术后3个月内发生病毒感染的人数/同期肺脏移植手术总人数)×100%
7.7 术后6个月内气道吻合口并发症发生率	肺脏移植术后6个月内发生气道吻合口并发症的人数占同期肺脏移植总人数的比例。	(术后6个月内发生气道吻合口并发症的肺脏移植人数/同期肺脏移植手术总人数)×100%
7.8 诊断符合率	诊断符合的人数占同期肺脏移植总人数的比例。	(肺脏移植术后病理诊断与入院诊断相符合的人数/同期肺脏移植总人数)×100%
7.9 术后(6个月、1年、3年、5年、10年)生存率	肺脏移植术后(6个月、1年、3年、5年、10年)随访(失访者按未存活统计)尚存活的肺脏移植患者数占同期肺脏移植总人数的比例。	[肺脏移植术后(6个月、1年、3年、5年、10年)随访尚存活的肺脏移植患者人数/同期肺脏移植总人数]×100%
7.10 中国肺脏移植注册登记数据报送质量指标		
7.10.1 数据完整度	向中国肺脏移植注册系统报送数据的完整度得分与同期肺脏移植总人数的比例。	(每例肺脏移植手术上报数据完整度得分累计值/同期肺脏移植手术总人数)×100%
7.10.2 数据及时性	完成肺脏移植手术后72小时内向中国肺脏移植注册系统报送病例数占同期肺脏移植总人数的比例。	(及时报送数据的肺脏移植手术例数/同期肺脏移植手术总人数)×100%
7.10.3 随访完整度	向中国肺脏移植注册系统报送的肺脏移植术后随访的例次数占同期肺脏移植术后应当进行随访的总例次数的比例。	(肺脏移植术后随访的例次数/同期肺脏移植术后应当进行随访的总例次数)×100%
(八)其他器官移植技术医疗质量控制指标		
8.1 肝脏移植平均住院日	一定时期内肝移植患者的平均住院天数(若出院一周内再次入院,则住院天数累加)。	出院肝脏移植患者的总住院天数/同期肝脏移植患者的出院人数
8.2 肾脏移植平均住院日	一定时期内肾移植患者的平均住院天数(若出院一周内再次入院,则住院天数累加)。	出院肾脏移植患者的总住院天数/同期肾脏移植患者的出院人数

续表

指标	定义	计算公式
8.3 心脏移植平均住院日	一定时期内心脏移植患者的平均住院天数（若出院一周内再次入院，则住院天数累加）。	出院心脏移植患者的总住院天数/同期心脏移植患者的出院人数
8.4 肺脏移植平均住院日	一定时期内肺脏移植患者的平均住院天数（若出院一周内再次入院，则住院天数累加）。	出院肺脏移植患者的总住院天数/同期肺脏移植患者的出院人数